MONOGRAPHIEN AUS DEM GESAMTGEBIETE DER PSYCHIATRIE

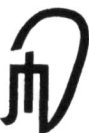

MONOGRAPHIEN AUS DEM GESAMTGEBIETE DER PSYCHIATRIE

Herausgegeben von
H. Hippius, München · H. Saß, Aachen · H. Sauer, Jena

Band 84   **Psychische Störungen bei Krankenhauspatienten**
Eine epidemiologische Untersuchung zu Diagnostik, Prävalenz und
Behandlungsbedarf psychiatrischer Morbidität
bei internistischen und chirurgischen Patienten
Von V. Arolt (ISBN 3-540-63142-9)

Band 85   **Subsyndrome der chronischen Schizophrenie**
Untersuchungen mit bildgebenden Verfahren
zur Heterogenität schizophrener Psychosen
Von J. Schröder (ISBN 3-540-63830-X)

Band 86   **Kosten und Kostenwirksamkeit der gemeindepsychiatrischen Versorgung
von Patienten mit Schizophrenie**
Von H. J. Salize und W. Rössler (ISBN 3-540-64540-3)

Band 87   **Psychosen des schizophrenen Spektrums bei Zwillingen**
Ein Beitrag zur Frage von Umwelt und Anlage
in der Ätiologie „endogener" Psychosen
Von E. Franzek und H. Beckmann (ISBN 3-540-64786-4)

Band 88   **Arbeitsrehabilitation in der Psychiatrie**
Prospektive Untersuchungen zu Indikationen, Verläufen und zur Effizienz
arbeitsrehabilitativer Maßnahmen
Von T. Reker (ISBN 3-7985-1141-1)

Band 89   **Borna Disease Virus**
Mögliche Ursache neurologischer und psychiatrischer Störungen des Menschen
Von K. Bechter (ISBN 3-7985-1140-3)

Band 90   **Psychiatrische Komorbidität bei Alkoholismus und Verlauf der Abhängigkeit**
Von M. Driessen (ISBN 3-7985-1169-1)

Band 91   **Psychopathologische und SPECT-Befunde bei der produktiven Schizophrenie**
Von R. D. Erkwoh (ISBN 3-7985-1187-X)

Band 92   **Soziokulturelle Faktoren und die Psychopathologie der Depression**
Empirische Untersuchungen zum pathoplastischen Einfluß
soziokultureller Lebensformen bei der Melancholie
Von D. Ebert (ISBN 3-7985-1185-3)

Band 93   **Selbstbild und Objektbeziehungen bei Depressionen**
Untersuchungen mit der Repertory Grid-Technik und dem Gießen-Test
an 139 PatientInnen mit depressiven Erkrankungen
Von H. Böker (ISBN 3-7985-1202-7)

Band 94   **Elektrokrampftherapie**
Untersuchungen zum Monitoring, zur Effektivität und zum pathischen Aspekt
Von H. W. Folkerts (ISBN 3-7985-1204-3)

Band 95   **Der Nerve Growth Factor bei neuropsychiatrischen Erkrankungen**
Ein pleiotroper Modulator mit peripherer und zentralnervöser Wirkung
Von R. Hellweg (ISBN 3-7985-1205-1)

Band 96   **Aufklärung und Einwilligung in der Psychiatrie**
Ein Beitrag zur Ethik in der Medizin
Von J. Vollmann (ISBN 3-7985-1206-X)

Band 97   **Tabakabhängigkeit**
Biologische und psychosoziale Entstehungsbedingungen
und Therapiemöglichkeiten
Von A. Batra (ISBN 3-7985-1212-4)

Band 98   **Die psychosozialen Folgen schwerer Unfälle**
Von U. Schnyder (ISBN 3-7985-1213-2)

PD Dr. Ulrich Schnyder
Universitätsspital Zürich
Psychiatrische Poliklinik
Culmannstraße 8
CH - 8091 Zürich
e-mail: uschnyder@psyp.unizh.ch

Die Deutsche Bibliothek – CIP-Einheitsaufnahme
Schnyder, Ulrich: Die psychosozialen Folgen schwerer Unfälle / Ulrich Schnyder.

(Monographien aus dem Gesamtgebiete der Psychiatrie; Bd. 98)
ISBN 978-3-662-11530-5   ISBN 978-3-662-11529-9 (eBook)
DOI 10.1007/978-3-662-11529-9

© 2000 by Springer-Verlag Berlin Heidelberg
Ursprünglich erschienen bei Dr. Dietrich Steinkopff Verlag, GmbH & Co. KG Darmstadt 2000

Verlagsredaktion: Sabine Ibkendanz – Herstellung: Renate Münzenmayer
Umschlaggestaltung: Erich Kirchner, Heidelberg

SPIN 10755136   85/7231-5 4 3 2 1 0 – Gedruckt auf säurefreiem Papier

Ulrich Schnyder

Die psychosozialen Folgen schwerer Unfälle

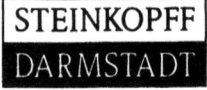

STEINKOPFF
DARMSTADT

Inhaltsverzeichnis

1 .	**Psychotraumatologie in der Unfallmedizin**	**1**
1.1	**Zur Häufigkeit von Unfällen**	**2**
1.2	**Psychologische Reaktionen nach Unfallerfahrungen**	**3**
1.3	**Subjektive Unfallerfahrung aus stresstheoretischer Sicht**	**4**
1.3.1	Unfallereignis und subjektives Unfallerleben	4
1.3.2	Unfall als Distress-Erfahrung	5
1.4	**Nosologie posttraumatischer Störungen nach Unfällen**	**7**
2 .	**Eine prospektive Studie über die psychosozialen Folgen schwerer Unfälle**	**1 2**
2.1	**Ausgangslage: Aktueller Stand der Forschung und offene Fragen**	**1 2**
2.2	**Zielsetzungen der Studie**	**1 5**
2.3	**Fragestellungen und Hypothesen**	**1 5**
2.4	**Methodik**	**1 8**
2.4.1	Design	18
2.4.2	Stichprobe	18
2.4.3	Untersuchungsablauf	19
2.4.4	Instrumente	20
2.4.5	Datenverarbeitung und Statistik	28
2.5	**Merkmale der Stichprobe**	**3 2**
2.5.1	Untersuchte Stichprobe	32
2.5.2	Verweigerer	37
2.5.3	Drop-outs	38
2.6	**Entwicklung der somatischen und psychosozialen Befunde**	**3 9**
2.6.1	Rahmenbedingungen und somatische Merkmale des Behandlungsverlaufs	40
2.6.2	Globaleinschätzung der Erholungsfähigkeit	42
2.6.3	Psychopathologische Symptome	43
2.6.4	Soziale Ressourcen und Belastungen	45
2.6.5	Persönliche Ressourcen	46
2.6.6	Zusammenfassung und Kommentar	47
2.6.7	Diskussion der Entwicklung somatischer und psychosozialer Befunde	48
2.7	**Skalenanalysen**	**5 1**

2.7.1	Clinician-Administered PTSD Scale (CAPS-2)	51
2.7.2	Impact of Event Scale (IES)	54
2.7.3	Symptom Checklist (SCL-90-R)	54
2.7.4	Hospital Anxiety and Depression Scale (HADS)	54
2.7.5	Life Events / soziales Netz / soziale Unterstützung / chronischer Alltagsstress (LUNST)	
	55	
2.7.6	Freiburger Fragebogen zur Krankheitsverarbeitung (FKV)	56
2.7.7	Sense of Coherence (SOC)	56
2.7.8	Übersicht	56
2.8	**Diskussion der gewählten Methodik**	**58**
2.8.1	Stichprobenselektion	58
2.8.2	Forschungsansatz und Methodik	61
2.8.3	Studiendesign	63
2.8.4	Stichprobenmerkmale	63
3.	**Die Häufigkeit posttraumatischer psychischer Störungen**	**66**
3.1	**Stand der epidemiologischen Forschung**	**66**
3.2	**Eigene Resultate**	**70**
3.2.1	Typische Symptome einer posttraumatischen Belastungsstörung	71
3.2.2	Posttraumatische Belastungsstörungen	74
3.2.3	Depressionen und Angststörungen	76
3.2.4	Klinisch relevante psychische Störungen ein Jahr nach dem Unfall	77
3.2.5	Zusammenfassung und Kommentar	78
3.3	**Diskussion der Häufigkeit posttraumatischer psychischer Störungen**	**79**
4.	**Zusammenhänge zwischen Verletzung, psychosozialen Merkmalen und posttraumatischen Störungen**	**87**
4.1	**Stand der Forschung**	**87**
4.1.1	Zusammenhänge zwischen Verletzungsbefund und posttraumatischen Störungen	87
4.1.2	Zusammenhänge psychosozialer Merkmale mit posttraumatischen Störungen	87
4.2	**Eigene Resultate**	**88**
4.2.1	Korrelationen mit dem CAPS-2-Gesamtscore zum Messzeitpunkt T1	88
4.2.2	Korrelationen mit dem CAPS-2-Gesamtscore zum Messzeitpunkt T2	91
4.2.3	Korrelationen mit dem CAPS-2-Gesamtscore zum Messzeitpunkt T3	93
4.2.4	Korrelationen mit HADS zum Messzeitpunkt T3	95
4.2.5	Zusammenfassung und Kommentar	95

4.3   Diskussion der Korrelationsberechnungen   **9 6**

5 . Wodurch unterscheiden sich Unfallpatienten mit und ohne posttraumatische Störungen?   **1 0 1**

5.1   Stand der Forschung   **1 0 1**

5.2   Eigene Resultate: "Highly Symptomatic Group" versus "Less Symptomatic Group"1 0 1

5.2.1   Biographische Faktoren und Selbsteinschätzung des Unfallschweregrades   103

5.2.2   Posttraumatische psychosoziale Variablen im Verlauf   106

5.2.3   Zusammenfassung und Kommentar   117

5.3   Diskussion der Gruppenvergleiche   **1 1 7**

6 . Prädiktoren für den Heilungsverlauf nach Unfällen   **1 2 2**

6.1   Stand der Forschung   **1 2 2**

6.1.1   Prädiktoren für die Entwicklung posttraumatischer Belastungsstörungen   122

6.1.2   Prädiktoren für die Dauer der Arbeitsunfähigkeit nach Unfällen   123

6.2   Eigene Resultate   **1 2 4**

6.2.1   Prädiktoren für die Entwicklung posttraumatischer Belastungsstörungen   124

6.2.2   Prädiktoren für die Dauer der unfallbedingten Arbeitsunfähigkeit   127

6.2.3   Prädiktoren für die Entwicklung allgemeiner psychischer Morbidität   130

6.2.4   Zusammenfassung und Kommentar   132

6.3   Diskussion der Prädiktionsmodelle   **1 3 3**

7 . Fallbeispiele   **1 3 9**

7.1   Rangierunfall   **1 3 9**

7.2   Traumatische Amputation beider Beine   **1 4 1**

7.3   Unverschuldeter Verkehrsunfall   **1 4 3**

7.4   Verkehrsunfall nach Streit mit Ehepartner   **1 4 5**

7.5   Querschnittslähmung nach Motorradunfall   **1 4 7**

8 . Zusammenfassung und Schlussfolgerungen   **1 4 9**

9 . Anhang   **1 5 5**

9.1   Untersuchungsinstrumente   **1 5 6**

9.1.1   Soziodemographische Angaben   156

9.1.2	Biographische Faktoren	158
9.1.3	Klinische Globaleinschätzung	159
9.1.4	Functional Independence Measure (FIM)	160
9.1.5	Clinician-Administered PTSD Scale (CAPS-2)	162
9.1.6	Life Events (LUNST)	171
9.1.7	Soziales Netz, soziale Unterstützung und chronischer Alltagsstress (LUNST)	175
9.2	**Ergänzendes Datenmaterial**	**179**
9.2.1	Drop-outs	179
9.2.2	Korrelationen zwischen den in der Studie eingesetzten Skalen	182
9.2.3	Somatische und psychosoziale Befunde	183
9.2.4	Korrelationen	186
9.2.5	Gruppenvergleich	188
10.	**Literaturverzeichnis**	**195**

1. Psychotraumatologie in der Unfallmedizin

John Erichsen beschrieb 1866 erstmals ein Syndrom mit kognitiven und (psycho-)somatischen Beeinträchtigungen, das in der Folge von Eisenbahnunfällen beobachtet wurde (Erichsen 1866). Erichsens "railway spine" kann aus heutiger Sicht als eine der historischen Wurzeln der Psychotraumatologie angesehen werden (Harrington 1996). In der Folge wandte sich die Traumaforschung aber zunächst den gesundheitlichen Auswirkungen von Kampfeinsätzen im Krieg ("shell shock", "combat fatigue"), später auch den psychischen Auffälligkeiten bei den Überlebenden des Holocaust zu. Die psychosozialen Folgen von unfallbedingten Verletzungen wurden hingegen bis heute noch wenig untersucht. Dies mag damit zusammenhängen, dass insbesondere Verkehrsunfälle in unserer Gesellschaft als etwas so Alltägliches angesehen werden, dass sie uns nicht als Ereignissse "ausserhalb des üblichen menschlichen Erlebens" (APA 1987) erscheinen. Jedenfalls werden Unfälle, solange es sich nicht um Grossereignisse wie beispielsweise das ICE-Zugsunglück von Eschede (1997) oder den Absturz eines Swissair-Flugzeugs bei Halifax (1998) handelt, eher selten mit den Konzepten der Psychotraumatologie in Zusammenhang gebracht.

Gross angelegte epidemiologische Studien aus den USA belegen, dass mehr als 50% (Kessler et al. 1995), möglicherweise sogar fast 90% (Breslau et al. 1998) aller Menschen im Verlauf ihres Lebens mindestens einmal mit einem traumatischen Ereignis konfrontiert werden, das die Stressor-Kriterien der posttraumatischen Belastungsstörung erfüllt. Es überrascht deshalb nicht, dass die posttraumatische Belastungsstörung heute zu den häufigsten psychischen Störungen zählt. Ihre Lebenszeitprävalenz liegt gemäss neueren Untersuchungen bei 8-9% (Breslau et al. 1998; Kessler et al. 1995). Frauen tragen bei vergleichbarer lebenslanger Trauma-Exposition ein etwa doppelt so grosses Risiko, an einer posttraumatischen Belastungsstörung zu erkranken; ob dies an einer höheren Vulnerabilität liegt, oder daran, dass Frauen schwereren Traumata ausgesetzt sind, ist noch nicht geklärt (Breslau et al. 1998; Kessler et al. 1995; Resnick et al. 1993; Solomon und Davidson 1997). Möglicherweise sind Frauen vor allem in der Kindheit vulnerabler im Hinblick auf die Entwicklung einer posttraumatischen Belastungsstörung (Breslau et al. 1997a). Frauen haben zudem im Vergleich zu Männern längere Krankheitsverläufe, wenn sie einmal an einer posttraumatischen Belastungsstörung erkrankt sind (Breslau et al. 1998).

Es liegt auf der Hand, dass nicht alle Menschen nach einem traumatischen Erlebnis psychisch krank werden. Gemäss einer jüngeren Übersichtsarbeit entwickelt etwa ein Viertel der Betroffenen das Vollbild einer posttraumatischen Belastungsstörung (Green 1994). Diese Quote stimmt allerdings nicht mit den Resultaten einer erst kürzlich publizierten repräsentativen Umfrage in den USA überein (Breslau et al. 1998): Die Autorinnen dieser Studie kamen zum Schluss, dass die Prävalenz der posttraumatischen Belastungsstörung wahrscheinlich bisher zu hoch geschätzt wurde. Sie errechneten über alle Trauma-Arten ein "conditional risk" für die Erkrankung an einer posttraumatischen Belastungsstörung von 9.2%. Unterschiede in der Epidemiologie lassen sich zum Teil mit unterschiedlichen Forschungsansätzen erklären (klinische versus epidemiologische Forschung). Jedenfalls ist das Erkrankungsrisiko je nach Art des Traumas unterschiedlich. Hierzu einige Beispiele:

15% der Vietnam-Veteranen leiden 15 Jahre nach ihrem Kampfeinsatz immer noch an einer posttraumatischen Belastungsstörung (Schlenger et al. 1992), ihre Lebenszeit-Prävalenz liegt sogar bei 30%; zusätzlich weisen 20% eine sogenannte partielle oder subsyndromale Form der posttraumatischen Belastungsstörung auf (Weiss et al. 1992). Folter stellt eine besonders pathogene Kombination eines durch Mitmenschen verursachten Traumas mit einer Verletzung der körperlichen Integrität dar, beides prognostisch ungünstige Faktoren. Die Lebenszeit-Prävalenz für posttraumatische Belastungsstörungen bei Folteropfern liegt bei 33% (Basoglu et al. 1994), bei gefolterten Flüchtlingen und Asylbewerbern sogar bei über 50% (van Velsen et al. 1996). Ein ähnliches Bild finden wir bei sexuellen Traumata: Die meisten Vergewaltigungsopfer zeigen in den ersten zwei Wochen nach dem Ereignis die Symptome einer posttraumatischen Belastungsstörung (Dahl 1989). Im Langzeitverlauf entwickeln etwa 30% der Vergewaltigungsopfer chronische posttraumatischen Belastungsstörungen (Dahl 1993; Resnick et al. 1993; Winfield et al. 1990).

Die volkswirtschaftliche Bedeutung unfallbedingter Verletzungen ergibt sich aus deren Häufigkeit. Die durch Unfälle jährlich verursachten direkten Kosten (Heilkosten, Taggelder, Renten) sind in der Schweiz zwischen 1986 und 1996 von 2.0 auf über 3.3 Milliarden Franken gestiegen. Davon betreffen rund 27% Heilkosten, 39% Taggelder und 33% Renten, wobei in den letzten Jahren die Heilkosten prozentual gestiegen und die Taggelder gesunken sind (Kommission für die Statistik der Unfallversicherung 1997). Fortschritte im Bereich der Unfallchirurgie haben zwar dazu geführt, dass heute viel mehr Menschen schwere Unfälle überleben und in ihren physischen Funktionen weitgehend wiederhergestellt werden können. Wohl nicht zuletzt dank dieser Fortschritte sind aber die Behandlungskosten pro Unfall in den letzten 20 Jahren um fast 100% gestiegen (Kommission für die Statistik der Unfallversicherung 1997).

1.1 Zur Häufigkeit von Unfällen

In der Schweiz verunfallen jährlich etwa 1.1 Millionen Menschen, 3'300 erleiden dabei tödliche Verletzungen (Spuhler et al. 1993). Rund ein Drittel entfallen auf sogenannte Berufsunfälle; diese haben in den vergangenen 50 Jahren um etwa 20% abgenommen. Trotzdem erleiden immer noch jährlich 140 von 1'000 Vollbeschäftigten einen Unfall am Arbeitsplatz. Zwei Drittel aller Unfälle sind den Nichtberufsunfällen zuzuschreiben. Dies entspricht einer Unfallhäufigkeit von 112 pro 1'000 Personen. Im einzelnen verunfallen jährlich ca. 320'000 Menschen im Haushalt, Garten und in der Freizeit, ca. 260'000 beim Sport, und ca. 120'000 im Verkehr (Spuhler et al. 1993). Die Schweizerische Beratungsstelle für Unfallverhütung (bfu) geht davon aus, dass diese Zahlen bis ins Jahr 2010 bei gleichbleibenden Unfallverhütungsaktivitäten lediglich konstant gehalten, aber nicht gesenkt werden können. Die Gründe hierfür liegen gemäss bfu in der zu erwartenden Zunahme und strukturellen Veränderung der Wohnbevölkerung, in der Zunahme der verfügbaren Freizeit, sowie im veränderten Risikoverhalten (bfu 1996).

Im Jahre 1996 bezogen in der Schweiz rund 18'000 Personen eine Invalidenrente aufgrund einer unfallbedingten Erwerbsunfähigkeit, was etwa 11% aller Invalidenrenten entspricht. Die gesamten Ausgaben der Schweizerischen Invalidenversicherung betrugen 1996 7.24 Milliarden Franken (Bundesamt für Sozialversicherung, Invalidenstatistik 1996).

Wie bereits erwähnt, werden über die Hälfte aller Menschen im Verlauf ihres Lebens mindestens einmal mit einer traumatischen Erfahrung konfrontiert, welche die Stressor-Kriterien erfüllt, die für die Diagnose einer posttraumatischen Belastungsstörung Voraussetzung sind. Neben Naturkatastrophen und dem Miterleben, wie eine andere Person schwer verletzt oder getötet wurde, gehören Unfälle zu den am häufigsten vorkommenden Traumatypen: In den USA werden 25% der Männer und 14% der Frauen im Laufe ihres Lebens Opfer eines lebensbedrohlichen Unfalls (Kessler et al. 1995). In einer anderen Publikation wird berichtet, dass 23.4% (Männer: 28%, Frauen: 20%) im Laufe ihres Lebens einen Verkehrsunfall erleiden, bei dem mindestens ein Passagier verletzt wird (Norris 1992). Die Lebenszeitexposition mit anderen Traumatypen wie Folter, Vergewaltigung oder kriegerischen Kampfhandlungen ist wesentlich geringer (Kessler et al. 1995; Norris 1992). Norris wies darauf hin, dass gewisse Traumatypen (z.B. tragische Todesfälle) noch häufiger vorkommen, und andere (z.B. Vergewaltigung) häufiger eine posttraumatische Belastungsstörung zur Folge haben, dass sich aber Verkehrsunfälle durch eine besonders ungünstige Kombination von Häufigkeit und Auswirkung auszeichnen. Der Autor berechnete, dass in den USA 28 von 1000 Erwachsenen unter gravierenden Stress-Symptomen infolge eines Verkehrsunfalls leiden (Norris 1992).

1.2 Psychologische Reaktionen nach Unfallerfahrungen

In den ersten Stunden und Tagen nach einer unfallbedingten Verletzung machen die meisten Patienten[1] zumindest Phasen durch, in denen sie sich emotional aufgewühlt, ängstlich oder besorgt fühlen. Dissoziative Symptome wie z.B. Derealisationen treten bei etwa 15% der Patienten auf, sind aber mei-

---

[1] Die überwiegende Mehrzahl der Unfallopfer sind männlichen Geschlechts. Auch in der hier präsentierten Studie bestand die Stichprobe zu 75% aus Männern. Es wird deshalb im folgenden Text mehrheitlich die männliche Form verwendet, wenn von Unfallopfern die Rede ist.

stens von kurzer Dauer (Malt und Olafsen 1992; Schnyder und Malt 1998). Gleichzeitig setzen aber in der Regel auch kognitive Prozesse ein, die dazu dienen sollen, das Unfallereignis einzuordnen: Die Patienten befassen sich mit der Schuldfrage (Delahanty et al. 1997) und denken darüber nach, ob sie etwas zur Verhinderung des Unfalls hätten beitragen können (Davis et al. 1996); viele stellen sich auch die Frage, weshalb gerade sie und niemand anders ("why me?") diesen Unfall erlitten haben (Bulman und Wortman 1977). Es wird vermutet, dass diese *frühen emotionalen Reaktionen* und *kognitiven Prozesse* (Attributionen) einen Einfluss auf den weiteren Verlauf der Bewältigung von Unfallereignissen haben.

Einige Studien, davon mehrere an Unfallopfern mit Querschnittslähmungen, befassten sich mit den *Bewältigungsstrategien* der Betroffenen. Ein allgemein hohes Copingniveau und emotionsfokussiertes Coping (Buckelew et al. 1990; Malt 1992; Spurrell und McFarlane 1993), vermeidendes Verhalten, Grübeln und Wunschdenken (Buckelew et al. 1990; Hagström 1995; Moore et al. 1994), sowie die subjektive Einschätzung, dass das Ereignis hätte verhindert werden können (Bulman und Wortman 1977; Rogner et al. 1987), wurden dabei als maladaptive Strategien identifiziert. Widersprüchlich waren dagegen die Befunde hinsichtlich der Schuldzuschreibung: Selbstbeschuldigung wurde sowohl als adaptive (Bulman und Wortman 1977) wie auch als maladaptive (Buckelew et al. 1990; Delahanty et al. 1997; Rogner et al. 1987) Copingstrategie bewertet.

Wichtig ist die Beobachtung, dass nicht alle Unfallopfer gleich rasch psychisch reagieren. Psychologische Reaktionen können unter bestimmten Umständen auch erst nach einer gewissen Latenz auftreten (Buckley et al. 1996; Haefliger und Schnyder 1997; Mayou et al. 1997). Es wurden Fälle von unfallbedingten posttraumatischen Belastungsstörungen mit bis zu 4-jährigen Latenzzeiten berichtet (Briggs 1993; Burstein 1985; Lim 1991).

1.3 Subjektive Unfallerfahrung aus stresstheoretischer Sicht

1.3.1 Unfallereignis und subjektives Unfallerleben

In der psychosomatischen Forschung wird der Bedeutung der subjektiven Bewertungen von Krankheiten und Behinderungen gegenwärtig grosse Beachtung geschenkt (Leventhal et al. 1997; Weinman und Petrie 1997). Über die Beziehung zwischen objektivem Ereignis und subjektivem Erleben im Zusammenhang mit Unfällen ist allerdings bis heute erst relativ wenig bekannt. Malt befasste sich mit der Frage und konnte zeigen, dass kaum Zusammenhänge bestehen zwischen dem Schweregrad der Verletzung und der "objektiven" Lebensbedrohung des Unfalls einerseits, und der subjektiven

Bewertung der Lebensbedrohung und den emotionalen Reaktionen der Betroffenen andererseits (Malt und Olafsen 1992).

1.3.2 Unfall als Distress-Erfahrung

Die transaktionale Stress- und Bewältigungstheorie von Lazarus und Mitarbeitern ist seit den siebziger Jahren zu einem der einflussreichsten psychologischen Stressmodelle geworden (Lazarus und Folkman 1984; Vollrath 1997). Stress wird als ein Zustand bezeichnet, in dem äussere und/oder innere Anforderungen die Anpassungsfähigkeit eines Individuums, eines sozialen Systems oder eines organischen Systems beanspruchen oder übersteigen (Lazarus und Launier 1981). Die Forschergruppe vertritt eine prozessorientierte, interaktionale Sichtweise: Person und Umwelt stehen in einer dynamischen Beziehung und beeinflussen sich gegenseitig. Dieser zirkuläre Vorgang wird in der Terminologie von Lazarus als transaktional bezeichnet. Im weiteren wird zwischen primärer und sekundärer Bewertung unterschieden. Bei der primären Bewertung (primary appraisal) geht es im wesentlichen um die Frage "Was steht auf dem Spiel?". Stressauslösend wirkt eine Situation dann, wenn sie zum einen als relevant für das Wohlbefinden und zum andern als schädigend, bedrohlich oder herausfordernd eingeschätzt wird. Gleichzeitig zur primären findet auch die sekundäre Bewertung (secondary appraisal) statt. Bei ihr steht die Frage "Was kann ich tun?" im Zentrum (Folkman 1984; Lazarus und Launier 1981).

Relevant für die Ausbildung einer Stressreaktion ist also nicht ein objektiv messbarer Stressor, sondern die subjektive Bewertung eines Ereignisses. Wird ein Ereignis in diesem Sinn als belastend erlebt, versucht die betroffene Person durch den Einsatz geeignet erscheinender Bewältigungs- oder Copingmassnahmen regulierend einzugreifen. Heim definiert Coping in Anlehnung an Lazarus und Folkmann als das Bemühen, "bereits bestehende oder zu erwartende Belastungen ... innerpsychisch (emotional, kognitiv) oder durch zielgerichtetes Handeln zu reduzieren, auszugleichen oder zu verarbeiten" (Heim 1988). Auch die Bewältigung eines Unfallereignisses und dessen Auswirkungen in Form einer Verletzung kann aus diesem Blickwinkel betrachtet werden.

Im Sinne der Psychotraumatologie kann ein schwerer Unfall zunächst als Stressor aufgefasst werden. Er ist durch eine intensive Belastung bei in der Regel kurzer Dauer des Ereignisses gekennzeichnet, nur in geringem Masse subjektiv kontrollierbar und vor allem kaum vorhersehbar (Weis et al. 1993). Wenn der Unfall mit einer Bedrohung des Lebens oder der körperlichen Integrität des Betroffenen oder einer ihm nahestehenden Person verbunden ist, erfüllt er die Anforderungen an das Stressor-Kriterium A gemäss DSM-IV (APA 1994). Stress im engeren Sinne ("Distress") entsteht aber gemäss Stresstheorie erst dann, wenn zwischen der äusseren Anforderung des Unfalls und dessen unmittelbaren Folgen (Verletzung, Schmerzen, juristische, finanzielle, soziale Konsequenzen) einerseits und den individuellen Bewältigungsmöglichkeiten andererseits ein Missverhältnis besteht.

In der neueren Stressforschung wurde diese zweidimensionale Sicht (Belastung versus individuelle Bewältigungsmöglichkeiten) durch die Perspektive der sozialen Unterstützung erweitert: Karasek und Theorell definieren Stress entsprechend ihrem relationalen, systemischen Konzept als einen Zustand, in dem zwischen psychosozialen Anforderungen, deren Kontrollierbarkeit bzw. Regulierbarkeit durch das Individuum und dessen sozialer Unterstützung ein Missverhältnis besteht (Karasek und Theorell 1990). Je höher die Anforderungen an den Einzelnen, je geringer seine Möglichkeiten, persönlich darauf Einfluss zu nehmen, und je geringer die Unterstützung im sozialen Umfeld, desto grösser ist die Stressbelastung und deren gesundheitsschädigende Wirkung. Der Zusammenhang zwischen Stressbelastung und Morbidität konnte in medizinsoziologischen Untersuchungen für den Bereich der kardiovaskulären Erkrankungen eindrücklich nachgewiesen werden (Berkman 1995; Marmot 1994; Siegrist 1996; Williams et al. 1992).

Anhaltend hohe Anforderungen, die sich der Regulierbarkeit und Kontrolle des Individuums entziehen, verbunden mit einer geringen sozialen Unterstützung und Anerkennung konstellieren also eine sogenannte Distresserfahrung, in welcher die Wahrscheinlichkeit zu erkranken deutlich erhöht ist (Buddeberg und Laederach 1998). Ein schwerer Unfall bedeutet aus dieser Sicht ohne Zweifel eine Distresserfahrung. Die Dauer einer solchen Distresserfahrung wird wesentlich davon abhängen, wie rasch der Patient seine Situation wieder als zumindest teilweise kontrollierbar erleben kann, und in welchem Mass äussere Ressourcen im Sinne der sozialen Unterstützung wirksam werden. Ein schwerer Unfall mit lebensbedrohlichen Verletzungen macht in den meisten Fällen initial eine Behandlung auf einer Intensivstation unumgänglich. Intensivmedizinische Behandlungen sind zwangsläufig mit einem hohen Mass an Kontrollverlust verbunden: Der Patient erlebt sich zumindest in den ersten Stunden bis Tagen weitgehend hilflos den verschiedensten medizinischen (diagnostischen, therapeutischen) und pflegerischen Massnahmen ausgeliefert, die zudem nicht selten mit Schmerzen verbunden sind. Zum gestörten Tag-Nacht-Rhythmus und längerdauernden Schlafentzug, zur sensorischen Monotonie bei gleichzeitiger Überstimulation kommen die Ungewissheit über den Verlauf, die oft ungenügende Information über bevorstehende Interventionen, und schliesslich das Fehlen von konstanten Bezugspersonen durch häufigen Schichtwechsel des Behandlungteams hinzu. Die Möglichkeiten des Patienten, regulierend einzugreifen und auf seine Situation Einfluss zu nehmen, sind gering. Von Seiten der Ärzte und des Pflegepersonals wird in erster Linie passive Kooperation erwartet. Ist auch noch die soziale Unterstützung eingeschränkt (z.B. durch Schwierigkeiten in der Familie oder am Arbeitsplatz), so ist die psychosoziale Ausgangssituation für die Bewältigung des Unfalls ungünstig, insbesondere dann, wenn das Ereignis selbst, unabhängig vom objektiven Schweregrad, vom Betroffenen subjektiv als gravierend beurteilt wird.

In der *Akutphase* sind Unfallpatienten einem Maximum an äusseren Anforderungen und Belastungen bei einem gleichzeitigen Minimum an persönlicher Kontrollierbarkeit und Regulierbarkeit ausgesetzt. Sie erhalten aber in der Regel ein hohes Mass an Zuwendung und Unterstützung, einerseits von professioneller Seite (Ärzte, Pflegepersonal, Physiotherapie, etc.), andererseits durch Angehörige, wodurch die pathogene Wirkung der Stressbelastung relativiert und abgeschwächt werden dürfte.

In der *Rehabilitationsphase* nimmt die unmittelbare Belastung durch gesundheitliche Bedrohungen, medizinische Eingriffe und Schmerzen ab. Statt passiver Kooperation wird vom Patienten nun aktive Teilnahme, beispielsweise in der Physiotherapie, erwartet. Damit wachsen seine Möglichkeiten der persönlichen Einflussnahme auf den Heilungsverlauf. Auf der anderen Seite ist häufig zu beobachten, dass die soziale Unterstützung durch die Angehörigen während der Zeit der stationären und ambulanten Rehabilitation eher wieder abnimmt. Als neue Belastung kommen unter Umständen die Verunsicherung durch ungeklärte versicherungsrechtliche Fragen und dadurch bedingte finanzielle Sorgen hinzu.

In der *Phase der Reintegration* in die Berufswelt, wenn die medizinischen und physiotherapeutischen Behandlungen abgeschlossen sind, sieht die Bilanz von Belastungen und Ressourcen noch einmal anders aus: Das Ausmass der zurückbleibenden körperlichen Beeinträchtigung oder Behinderung und damit auch die Auswirkung des Unfallereignisses auf das private und berufliche Leben des Betroffenen werden nun klarer ersichtlich. Rasche und grosse Heilungsschritte sind nun nicht mehr zu erwarten. Die Hoffnung auf Besserung muss einer realistischen Einschätzung des Gesundheitszustandes Platz machen. Der Patient muss sich unter Umständen damit abfinden, dass der Unfall die Verwirklichung einzelner Aspekte seines Lebensplans unmöglich gemacht hat. Er muss sich privat oder beruflich neu ausrichten.

Die hier kurz zusammengefasste neuere Stressforschung bietet einen theoretischen Rahmen, an dem sich die Behandlung von Unfallpatienten in den verschiedenen Phasen der Rehabilitation orientieren kann.

1.4 Nosologie posttraumatischer Störungen nach Unfällen

Die bio-psycho-sozialen Auswirkungen traumatischer Erlebnisse finden seit etwa 20 Jahren zunehmende wissenschaftliche Beachtung. Entsprechende Krankheitsbilder wurden im DSM zunächst als "gross stress reaction" (APA 1952) und im DSM-II als "transient situational disturbance" (APA 1968) bezeichnet. Mit dem Erscheinen des DSM-III im Jahre 1980 (APA 1980) wurde der Begriff "posttraumatic stress disorder", auf Deutsch "posttraumatische Belastungsstörung", eingeführt, der schliesslich im DSM-IV noch durch die diagnostische Kategorie "acute stress disorder" ergänzt wurde (APA 1994). Im ICD-10 wird zwischen akuten Belastungsreaktionen, posttraumatischen Belastungsstörungen und andauernden Persönlichkeitsänderungen nach Extrembelastung unterschieden (WHO 1992; WHO 1993).

Die *akute Belastungsreaktion* (ICD-10: F 43.0) ist eine vorübergehende Störung von beträchtlichem Schweregrad, die sich "bei einem psychisch nicht manifest gestörten Menschen als Reaktion auf eine aussergewöhnliche körperliche oder seelische Belastung entwickelt, und im Allgemeinen innerhalb von Stunden oder Tagen abklingt" (WHO 1992). Der Betroffene muss ein überwältigendes traumatisches Erlebnis durchgemacht haben, das mit einer ernsthaften Bedrohung für seine eigene Sicherheit oder körperliche Unversehrtheit oder die einer geliebten Person einherging. Die Reaktion entwickelt sich in der Regel innerhalb weniger Minuten nach dem Trauma und ist geprägt durch ein gemischtes und rasch wechselndes Zustandsbild: Nach anfänglicher Betäubung werden depressive Symptome, Angst, Ärger, Verzweiflung, Überaktivität oder sozialer Rückzug bis hin zum dissoziativen Stupor beobachtet. Eine Einengung der Aufmerksamkeit und Desorientierung unterschiedlichen Ausmasses sind häufig. Nicht selten bleibt eine teilweise oder vollständige psychogene Amnesie für diese Episode bestehen. Das Auftreten der Störung hängt von prätraumatischen Persönlichkeitsmerkmalen wie auch von der momentanen Vulnerabilität und den verfügbaren Copingstrategien der betroffenen Person ab. Körperliche Erschöpfung und Verletzungen erhöhen das Risiko, eine akute Belastungsreaktion zu entwickeln. Die Symptomatik klingt meistens innerhalb weniger Stunden ab. Auch wenn der Stressor persistiert, sollten die Symptome in der Regel nach drei Tagen kaum mehr vorhanden sein.

Das der akuten Belastungsreaktion entsprechende Syndrom heisst im DSM-IV "acute stress disorder" (DSM-IV: 308.3) (APA 1994). Mit dieser Bezeichnung wird bereits angedeutet, dass die Anforderungen zur Diagnosestellung im Akutbereich nach einem traumatischen Erlebnis im DSM-IV höher liegen. So werden beispielsweise dissoziative Symptome zwingend verlangt. Auch ist die Dauer der Störung mit mindestens zwei Tagen und längstens einem Monat festgelegt, womit im DSM-IV durch diese Diagnose der gesamte Akutbereich abgedeckt wird, bis dann - nach frühestens einem Monat, siehe unten - bei Persistenz der Symptomatik die Diagnose einer posttraumatischen Belastungsstörung gestellt werden kann.

Die *posttraumatische Belastungsstörung* (ICD-10: F 43.1) entsteht als "eine verzögerte oder protrahierte Reaktion auf ein belastendes Ereignis oder eine Situation aussergewöhnlicher Bedrohung oder katastrophenartigen Ausmasses ..., die bei fast jedem eine tiefe Verzweiflung hervorrufen würde" (WHO 1992). Solch belastende Erlebnisse können durch Naturereignisse oder von Menschen verursachte Katastrophen, Kampfhandlungen oder schwere Unfälle sein. Folter, Terrorismus, Verge-waltigung oder sonstige Gewaltverbrechen sind andere Beispiele. Auch Zeuge des gewaltsamen Todes anderer zu werden, gehört hierzu. Typisch und nahezu pathognomonisch, jedenfalls für die Diagnosestellung unabdingbar sind die sogenannten Symptome des Wiedererlebens, die sich den Betroffenen tagsüber in Form von Erinnerungen an das Trauma, Tagträumen oder Flashbacks, sowie nachts in Angstträumen aufdrängen. Gewissermassen das Gegenstück dazu sind die Vermeidungs-symptome, die aber in der klinischen Realität meistens parallel zu den Symptomen des Wiedererle-bens auftreten: emotionale Stumpfheit, Gleichgültigkeit und Teilnahmslosigkeit gegenüber der Um-gebung und anderen Menschen, aktive Vermeidung von Aktivitäten und Situationen, die Erinnerun-gen an das Trauma wachrufen könnten. Meistens liegt eine mehr oder weniger ausgeprägte Angst-symptomatik vor, weshalb die Störung im DSM-IV nicht wie im ICD-10 unter den Anpassungsstörun-gen, sondern nach wie vor im Kapitel der Angststörungen aufgeführt wird (DSM-IV: 309.81). Manch-mal können wichtige Aspekte des traumatischen Erlebnisses nicht mehr vollständig oder gar nicht mehr erinnert werden. Häufig kommt ein Zustand vegetativer Übererregtheit dazu, der sich in Form von Schlafstörungen, Reizbarkeit, Konzentrationsschwierigkeiten, Hypervigilanz, oder einer erhöhten Schreckhaftigkeit manifestieren kann. Die posttraumatische Belastungsstörung geht mit einer Dysre-gulation einer ganzen Reihe von neurobiologischen Systemen einher. Als wichtigste seien die norad-renergen und serotonergen Systeme, die endogenen Opiate sowie die Hypothalamus-Hypophysen-Nebennierenrinden-Achse genannt (van der Kolk 1997).

Auch hier finden sich einige Unterschiede zwischen ICD und DSM (Malt et al. 1996). Ein wichtiger Unterschied betrifft die Stressor-Kriterien, die im DSM-IV erstmals neben den Ereignis-bezogenen Merkmalen auch Opfer-bezogene Merkmale einbeziehen: Das Ereignis muss beim Betroffenen eine Reaktion von Angst, Hilflosigkeit oder Grauen hervorrufen, um als traumatisch eingestuft zu werden. Die Einführung eines subjektiven Bewertungskriteriums ist sicherlich sinnvoll, weil das gleiche Ereig-nis bei verschiedenen Menschen sehr unterschiedliche Reaktionen hervorrufen kann: Je nach bio-graphischem Hintergrund, vorbestehender Vulnerabilität, momentaner Lebenssituation und aktuel-lem Bewältigungsvermögen wird ein belastendes Ereignis individuell bewertet und entfaltet eine mehr oder weniger ausgeprägte pathogene Wirkung. So kann beispielsweise die traumatische Amputation des Endgliedes des linken Kleinfingers für einen Berufsmusiker eine Tragödie bedeuten, während der gleiche Unfall von einem Schreiner problemlos verarbeitet wird, ja unter Umständen sogar dessen Berufsstolz erhöht. Auf der anderen Seite bringt die Einführung dieses zusätzlichen Aspekts auch Probleme mit sich, beispielsweise bei den Fällen, in denen das Trauma mit einer organisch bedingten oder psychogenen Amnesie verbunden ist, wie das insbesondere bei schweren Unfällen mit Schä-delhirntrauma in der Regel der Fall ist. Es sind gut dokumentierte Fälle bekannt, in denen sich nach einem Schädelhirntrauma trotz vollständiger organisch bedingter Amnesie für das Unfallereignis das Vollbild einer posttraumatischen Belastungsstörung entwickelte (McMillan 1991; McMillan 1996).

Die posttraumatische Belastungsstörung ist zwar als psychoreaktive Störung anzusehen. Sie klingt jedoch nicht immer so rasch ab, wie man das beispielsweise bei den Anpassungsstörungen erwarten kann. Nach neuesten Untersuchungen heilt nur etwa ein Viertel der Fälle innerhalb von 6 Monaten aus, und mehr als ein Drittel dauert länger als 5 Jahre (Breslau et al. 1998).

Die posttraumatische Belastungsstörung ist zudem mit einem hohen *psychiatrischen Komorbiditäts-Risiko* verbunden. Depressionen, somatoforme Störungen, vor allem aber auch Substanzmissbrauch und -abhängigkeit (Alkohol, Benzodiazepine, Opiate) sind die häufigsten konkomitierenden psychischen Erkrankungen (Bleich et al. 1997; Brady 1997; Breslau et al. 1991; Davidson et al. 1991). In einer neueren Arbeit konnte gezeigt werden, dass Frauen mit einer posttraumatischen Belastungsstörung im Vergleich zur Normalbevölkerung ein wesentlich höheres Risiko haben, erstmals an einer Depression (Faktor 2.1) oder einer Alkoholabhängigkeit (Faktor 3.0) zu erkranken (Breslau et al. 1997b).

Eine *andauernde Persönlichkeitsänderung nach Extrembelastung* (ICD-10: F62.0) kann sich nach traumatischen Erlebnissen in einem Konzentrationslager, nach Folter, Katastrophen oder andauernden lebensbedrohlichen Situationen wie Geiselhaft oder langer Gefangenschaft mit drohender Todesgefahr entwickeln. Sie kann sich aus einer posttraumatischen Belastungsstörung entwickeln und wird dann als irreversible Folge der extremen Belastung angesehen. Die Diagnose darf erst gestellt werden, wenn eine solche Persönlichkeitsänderung über mindestens zwei Jahre bestanden hat. Sie äussert sich in einem Muster unflexiblen und unangepassten Verhaltens, das die zwischenmenschlichen privaten und beruflichen Beziehungen erheblich beeinträchtigt. Typisch ist eine feindliche oder misstrauische Haltung der Welt gegenüber, sozialer Rückzug sowie Gefühle der Leere oder Hoffnungslosigkeit. Häufig berichten die Betroffenen über ein chronisches Gefühl von Nervosität, wie wenn sie ständig bedroht wären. Viele empfinden auch mehr oder weniger quälende Gefühle der Entfremdung.

Im DSM-IV gibt es keine entsprechende diagnostische Kategorie. Es wird jedoch gegenwärtig diskutiert, eine zusätzliche Diagnose einzuführen, die den komplexen psychopathologischen Zustandsbildern Rechnung trägt, welche bei Opfern zeitextendierter und wiederholter Traumatisierungen nicht selten zu beobachten sind. Im Englischen wird dieses Syndrom "Complex PTSD" oder "DESNOS" (Disorder of extreme stress not otherwise specified) genannt. Die vorläufige Konzeption dieses Syndroms schliesst eine Vielfalt von Symptomen ein, die über die typischen Symptome der posttraumatischen Belastungsstörung hinausgehen (z.B. Somatisierung, Dissoziation, affektive Veränderungen). Andererseits weisen DESNOS-Patienten charakteristische Persönlichkeitsänderungen auf, die sich in erster Linie in einem veränderten, gestörten Beziehungsverhalten und Identitätserleben äussern, ähnlich wie man sie bei Menschen mit emotional instabiler Persönlichkeit (Borderline-Persönlichkeit) beobachtet. Zudem sind solche Menschen offenbar besonders anfällig, als Opfer oder Täter immer wieder in Traumatisierungen verwickelt zu werden (Herman 1993).

Es sei schliesslich noch erwähnt, dass viele Menschen im Anschluss an einen Unfall *unspezifische posttraumatische Störungen* entwickeln, d.h. psychische Störungen, deren Auftreten nicht zwangsläufig ein traumatisches Erlebnis vorangegangen sein muss. Dazu gehören in erster Linie Depressionen, Angststörungen und somatoforme Störungen.

2. Eine prospektive Studie über die psychosozialen Fol gen schwerer Unfälle

2.1 Ausgangslage: Aktueller Stand der Forschung und offene Fragen

Unmittelbar nach einer unfallbedingten Verletzung fühlen sich die meisten Patienten zumindest zeitweise emotional aufgewühlt, ängstlich oder besorgt, gelegentlich treten auch kurzdauernde dissoziative Symptome auf. Gleichzeitig setzen kognitive Prozesse ein, die dazu dienen sollen, das Unfallereignis einzuordnen. Psychologische Reaktionen können aber auch erst nach einer gewissen Latenz auftreten. In den ersten Wochen nach einem Unfall leiden etwa 20-50% der Patienten an psychischen Störungen. Nach 6 Monaten werden noch in 10-25% posttraumatische Belastungsstörungen beobachtet. Auch im längerfristigen Verlauf wurden ähnliche Inzidenzraten beschrieben. Fünf Jahre nach einem Unfall haben noch etwa 8% der Patienten eine chronische posttraumatische Belastungsstörung. Neben posttraumatischen Belastungsstörungen treten auch depressive Syndrome, Angststörungen und somatoforme Störungen auf.

Objektive Unfallkriterien und der Schweregrad der Verletzung scheinen nicht mit dem Auftreten von psychischen Störungen zu korrelieren. Ein Schädelhirntrauma stellt allerdings möglicherweise eine Art Schutz gegen die Entwicklung einer posttraumatischen Belastungsstörung dar. Auf der anderen Seite korreliert offenbar eine Reihe von prätraumatischen (unfallunabhängigen) und posttraumatischen (unfallbezogenen) psychosozialen Merkmalen mit dem Auftreten posttraumatischer psychischer Störungen. Als wichtigste seien noch einmal psychische und soziale Probleme vor dem Unfall sowie initial ausgeprägte Symptome des Wiedererlebens erwähnt.

Unfallpatienten mit posttraumatischen Belastungsstörungen unterscheiden sich von Unfallopfern ohne posttraumatische Belastungsstörungen durch höhere Werte hinsichtlich der subjektiv erlebten Todesbedrohung und mehr psychopathologische Symptome. Die bisherigen Ergebnisse bezüglich somatischer und psychosozialer Prädiktoren im Hinblick auf die Entwicklung einer posttraumatischen Belastungsstörung nach unfallbedingten Verletzungen sind trotzdem noch uneinheitlich. Tendenziell scheint aber der prädiktive Wert objektiver Unfallkriterien und soziodemographischer Merkmale gering zu sein. Die Rolle prätraumatischer psychischer Morbidität wird noch kontrovers beurteilt. Den höchsten prädiktiven Wert haben offensichtlich Variablen, die mit der subjektiven Einschätzung des traumatischen Ereignisses zu tun haben, wie beispielsweise das Gefühl eine tödlichen Bedrohung oder früh einsetzende Symptome des Wiedererlebens.

Nach Durchsicht der aktuellen Forschungsliteratur zum Thema der psychosozialen Folgen unfallbedingter Verletzungen bleibt eine Reihe von Fragen offen, die in der Folge kurz angeschnitten werden
sollen:

Die bisher untersuchten *Stichproben* von Unfallpatienten waren hinsichtlich der Verletzungsmerkmale
mehr oder weniger heterogen. In den meisten Studien wurden Patienten mit leichten bis mittelschweren Verletzungen untersucht, einige Untersuchungen schlossen auch einen Anteil schwerverletzter
Patienten mit ein. Eine homogene Stichprobe mit ausschliesslich schwerverletzten Unfallpatienten
wurde meines Wissens bisher nicht untersucht. Auch hinsichtlich der Verletzungsursache waren nicht
alle Stichproben homogen: In einigen ansonsten methodisch guten und interessanten Studien wurde zu wenig klar getrennt zwischen unfallbedingten Verletzungen und solchen, die durch eine Gewalttat oder einen Suizidversuch zustandegekommen waren.

Ebenso wurde die Frage der Stichprobenrekrutierung nicht in allen Studien befriedigend gelöst. Eine
Zufallsstichprobe im eigentlichen Sinne wurde bisher nur von Malt untersucht (Malt 1988). Wie später
am Beispiel der Studie von Blanchard und Mitarbeitern gezeigt werden soll (Blanchard et al. 1995c),
hat die bisherige psychotraumatologische Forschung an Unfallpatienten die Problematik von Selektionseffekten und damit verbundenen Stichprobenverzerrungen unseres Erachtens zu wenig beachtet (siehe Kapitel 3.1, Seiten 66 ff.).

Hinsichtlich der *Forschungsmethodik* fällt auf, dass in den bisherigen Studien durchwegs ein störungsorientierter und damit traditionell medizinischer Ansatz gewählt wurde. Das Unfalltrauma wurde in
seinem somatischen Ausmass erfasst und als objektiv gegeben angenommen. Die subjektive Bedeutung des Unfalls und seiner Folgen für das Individuum vor dem Hintergrund seiner individuellen Biographie und aktuellen Lebenssituation wurde nur ansatzweise untersucht. Neben der Suche nach
Risikofaktoren für die Entwicklung einer posttraumatischen Belastungsstörung fanden protektive bzw.
salutogene Faktoren, die die pathogene Wirkung einer traumatischen Erfahrung abschwächen oder
die psychosoziale Rehabilitation fördern können, kaum Beachtung. Mit anderen Worten: In der psychotraumatologischen Forschung fehlt bisher ein mehrdimensionaler Forschungsansatz, der sowohl
kausale als auch systemische und finale Aspekte der posttraumatischen Belastungsstörungen berücksichtigt.

Im weiteren wurde zwar vereinzelt versucht, den Einfluss prätraumatischer Merkmale auf den posttraumatischen Verlauf zu erfassen. Die dabei entstehenden methodischen Schwierigkeiten wurden
bis heute jedoch nicht befriedigend gelöst. Beispielsweise ist es problematisch, prätraumatische Persönlichkeitsmerkmale oder -störungen retrospektiv zu messen, weil die Datenerhebung zwangsläufig
durch die Unfallerfahrung konfundiert wird. Hierfür wären im Grunde genommen prospektive Studien

erforderlich, in denen sehr viele Menschen psychometrisch erfasst werden, von denen dann ein kleiner Teil später einen Unfall erleidet.

Auch hinsichtlich der Messinstrumente besteht noch eine erhebliche Heterogenität, was die vergleichende Beurteilung der bisherigen Forschungsergebnisse erschwert. Beispielsweise liegt die Impact of Event Scale, das am weitesten verbreitete Untersuchungsinstrument in der Psychotraumatologie, in mindestens drei verschiedenen Versionen mit unterschiedlicher Anzahl Items vor. Die posttraumatische Belastungsstörung wird im ICD-10 und in den verschiedenen Ausgaben des DSM unterschiedlich definiert. Es gibt zwar neuerdings eine ganze Reihe von operationalisierten Instrumenten, teilweise mit ausgezeichneten Gütekriterien, zur Erfassung der typischen posttraumatischen Symptome, z.B. die Clinician-administered PTSD Scale (CAPS-1 und CAPS-2), das Structured Clinical Interview for DSM-III-R (SCID), den Clinical Interview Schedule (CIS), die PTSD Section des Diagnostic Interview Schedule (DIS), die Post-Traumatic Symptom Scale (PTSS), die Mississippi PTSD Scale, die MMPI subscale for PTSD, und andere. Jedes dieser Instrumente misst aber die gleichen Symptome wieder auf eine etwas andere Weise. Auch über die Operationalisierung der subsyndromalen Form der posttraumatischen Belastungsstörung herrscht noch keine Einigkeit.

Schliesslich sei noch darauf hingewiesen, dass die Vergleichbarkeit der bisherigen Studien zusätzlich durch die z.T. sehr unterschiedliche Wahl der Messzeitpunkte in Frage gestellt wird. Während sich einzelne Autoren hauptsächlich für die kurzfristigen psychischen Reaktionen interessierten, begannen andere erst einen Monat nach dem Unfall mit ihren Patientenuntersuchungen und verzichteten auf Daten aus der Akutphase. Malt sammelte als einziger Daten unmittelbar (durchschnittlich 84 Stunden) nach dem Unfall und im Langzeitverlauf (Malt 1988). Seine Abschlussuntersuchung fand durchschnittlich 28 Monate nach dem Unfall statt, allerdings liess er bei diesem zweiten Messzeitpunkt eine grosse zeitliche Streuung zu (16-51 Monate).

Die Schwachpunkte der bisherigen psychotraumatologischen Forschung an Unfallpatienten lassen sich somit in folgenden Feststellungen zusammenfassen:
- Mangelnde Homogenität der untersuchten Stichproben und unzureichende Berücksichtigung von Selektionseffekten bei der Stichprobenrekrutierung;
- einseitig störungsorientierter Forschungsansatz bei gleichzeitiger Vernachlässigung subjektiver Bewertungen des Unfallerlebens und individueller sowie familiärer und anderer sozialer Ressourcen;
- Vielfalt von zum Teil nur ansatzweise validierten Untersuchungsinstrumenten und eine grosse Streubreite in den Untersuchungszeitpunkten nach dem Unfallereignis; und schliesslich
- ein Mangel an längerfristigen Verlaufsstudien.

2.2 Zielsetzungen der Studie

Die vorliegende Studie soll deshalb erstens Informationen über die Häufigkeit und Art psychischer Störungen nach schweren unfallbedingten Verletzungen sowie über den Verlauf dieser Störungen über einen Zeitraum von 12 Monaten liefern. Zweitens soll sie mögliche Zusammenhänge zwischen somatischen Befunden der Unfallverletzung, prä- und posttraumatischen psychosozialen Merkmalen, und dem Auftreten psychischer Störungen untersuchen. Dabei sollen neben potentiellen Risikofaktoren auch psychosoziale Ressourcen und protektive Faktoren erfasst werden. Schliesslich soll geprüft werden, ob sich aufgrund der in der akuten Behandlungsphase (5-30 Tage nach dem Unfall) erhobenen somatischen und psychosozialen Variablen objektive und subjektive Merkmale des Heilungsverlaufs vorhersagen lassen.

2.3 Fragestellungen und Hypothesen

Mit dem Forschungsprojekt sollen folgende *fünf Fragestellungen* untersucht werden:

1.   Wie entwickeln sich die somatischen und psychosozialen Befunde bei schwerverletzten Patienten in den ersten 12 Monaten nach dem Unfall?

2.   Wie häufig treten posttraumatische psychische Störungen auf?

3.   Bestehen Zusammenhänge zwischen objektivierbaren somatischen Verletzungsbefunden und psychosozialen Merkmalen schwerverletzter Unfallpatienten einerseits und dem Auftreten psychischer Störungen andererseits?

4.   Unterscheiden sich Patienten, die im Beobachtungszeitraum zu einem oder mehreren Messzeitpunkten eine posttraumatische Belastungsstörung aufweisen, von solchen mit geringer psychischer Symptomatik?

5.   Lässt sich die Entwicklung einer posttraumatischen Belastungsstörung und die Dauer der unfallbedingten Arbeitsunfähigkeit aufgrund somatischer Befunde und psychosozialer Merkmale in der akuten Behandlungsphase vorhersagen?

Aufgrund bisher vorliegender Studien wurden zu diesen Fragen folgende *Hypothesen* formuliert:

ad 1: *Somatischer Heilungsverlauf und psychische Reaktionen:* Hinsichtlich des Heilungsverlaufs der körperlichen Verletzungen wird erwartet, dass nach 6 Monaten die Mehrheit der Patienten nicht mehr in stationärer Behandlung, jedoch immer noch teilweise arbeitsunfähig ist. Nach 12 Monaten sind ca. zwei Drittel der Patienten wieder voll arbeitsfähig, etwa ein Drittel trägt eine bleibende körperliche Beeinträchtigung oder Behinderung davon, die ihre Erwerbsfähigkeit einschränkt. Die psychischen Reaktionen - messbar in Form von Bewältigungsstrategien, Befindlichkeitsstörungen und psychopathologischen Symptomen - sind unmittelbar nach dem Unfall am ausgeprägtesten. Sie nehmen in den ersten 6 Monaten deutlich ab. Dieser Normalisierungsprozess setzt sich in den zweiten 6 Monaten fort. Die Resultate zu dieser Fragestellung werden in Kapitel 2.6 (Seiten 39 ff.) präsentiert.

ad 2: *Inzidenz:* Unmittelbar nach einem Unfall mit schweren, mehrheitlich lebensbedrohlichen Verletzungen werden bei etwa 40% der Patienten klinisch relevante psychische Störungen auftreten. Diese Rate wird im Verlauf des Beobachtungsjahres abnehmen und nach 12 Monaten voraussichtlich noch bei ca. 20% liegen. Es ist in erster Linie mit posttraumatischen Belastungsstörungen, aber auch mit depressiven und Angststörungen zu rechnen. Die Resultate zu dieser Fragestellung werden in Kapitel 3.2 (Seiten 70 ff.) referiert.

ad 3: *Korrelationen:* Wir erwarten keine signifikanten Zusammenhänge zwischen objektivierbaren Verletzungsbefunden und posttraumatischen psychischen Störungen. Hingegen werden prätraumatische (z.B. Geschlecht, biographische protektive und Risikofaktoren, soziales Beziehungsnetz, Belastung durch Lebensereignisse) und posttraumatische psychosoziale Variablen (insbesondere die subjektive Bewertung des Ereignisses, die allgemeine Lebenseinstellung und das aktuelle unfallbezogene Copingmuster) mit dem Auftreten und der Persistenz psychischer Störungen nach dem Unfall korrelieren. Die Ergebnisse zu dieser Fragestellung werden in Kapitel 4.2 (Seiten 88 ff.) präsentiert.

ad 4: *Gruppenvergleich:* Patienten, die im Verlauf des Untersuchungszeitraums eine posttraumatische Belastungsstörung entwickeln, zeichnen sich durch eine erhöhte psychosoziale Vulnerabilität aus: Sie haben ein ungünstigeres Profil hinsichtlich biographischer protektiver und Risikofaktoren, standen unmittelbar vor dem Unfall unter höheren sozialen Belastungen und bewerten das Unfallgeschehen subjektiv als gravierender. Sie unterscheiden sich auch hinsichtlich ihrer allgemeinen Lebenseinstellung und ihrem aktuellen Bewältigungsmuster von den Patienten, die während des ganzen Beobachtungszeitraums nur wenig psychische Symptome entwickeln. Die Resultate zu dieser Fragestellung werden in Kapitel 5.2 (Seiten 101 ff.) präsentiert.

ad 5:   Vorhersage: Es lassen sich voraussichtlich eine Reihe von prä- und posttraumatischen psy-
        chosozialen Variablen als Risikofaktoren für die Entwicklung einer posttraumatischen Bela-
        stungsstörung ermitteln. Für die Vorhersage der Dauer der unfallbedingten Arbeitsunfähigkeit
        werden zudem auch die somatischen Befunde der Unfallverletzung eine Rolle spielen. Die
        Resultate zu dieser Fragestellung werden in Kapitel 6.2 (Seiten 124 ff.) referiert.

Abbildung 1 gibt einen Überblick über die in der Studie erhobenen unabhängigen und abhängigen
Variablen.

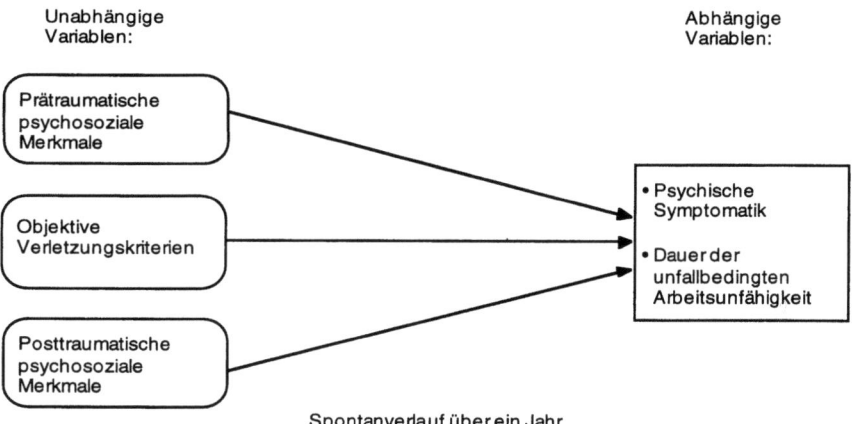

Abbildung 1:   Unabhängige und abhängige Variablen.

2.4 Methodik

2.4.1 Design

In dieser prospektiven Verlaufsuntersuchung wurden Patienten untersucht, die infolge eines Unfalls auf die Intensivstation der Klinik für Unfallchirurgie des Universitätsspitals Zürich eingewiesen und als schwerverletzt eingestuft wurden. Da sich gewisse Symptome der posttraumatischen Belastungsstörung kaum von jenen einer posttraumatischen hirnorganischen Beeinträchtigung unterscheiden (z.B. Konzentrationsstörungen), wurden alle Patienten mit einem schweren Schädelhirntrauma von der Studie ausgeschlossen. So wurde eine konsekutive Stichprobe von mehrheitlich lebensbedrohlich verletzten Patienten gesammelt, deren Verletzungs-Ursache und -Schweregrad klar definiert waren. Alle Patienten wurden in der akuten Behandlungsphase (5-30 Tage nach dem Unfall), nach 6 und nach 12 Monaten mit Hilfe von ausführlichen semistrukturierten Interviews und Selbstrating-Fragebogen untersucht.

2.4.2 Stichprobe

Ab Studienbeginn im Januar 1996 wurden während 18 Monaten konsekutiv alle neu aufgenommenen Patienten der Intensivstation der Unfallchirurgischen Klinik am Universitätsspital Zürich hinsichtlich ihrer Eignung zur Aufnahme in die Studie evaluiert. Um eine möglichst homogene Stichprobe schwerverletzter Unfallpatienten ohne massgebliches Schädelhirntrauma zu erhalten, wurden die Ein- und Ausschlusskriterien wie folgt festgelegt:

Einschlusskriterien:
- ISS (Injury Severity Score) von ≥10
- Ausführliches Interview innerhalb von 30 Tagen nach dem Unfall aufgrund des klinischen Zustands durchführbar
- Alter 18 bis 70 Jahre
- Hinreichende deutsche Sprachkenntnisse

Ausschlusskriterien:
- Schwere somatische und/oder psychische Erkrankung bzw. Behinderung im Jahr vor dem Unfall
- Schweres Schädelhirntrauma: GCS (Glasgow Coma Scale) Score von <9
- Verletzung als Folge einer Suizidhandlung
- Verletzung als Folge einer Gewalttat

Im Laufe der Rekrutierungsphase vom 1.1.1996 bis 30.6.1997 wurden insgesamt 568 Patienten mit unfallbedingten Verletzungen auf der Intensivstation der Unfallchirurgie USZ behandelt. 135 Patienten waren aufgrund der Ein- und Ausschlusskriterien für die Studie geeignet. 433 Patienten erfüllten unsere Studienkriterien nicht. Tabelle 1 gibt einen Überblick über die Gründe, die bei den 433 Patienten zum Ausschluss aus der Studie führten.

Tabelle 1: Ausschlussgründe von 433 Patienten, die nicht in die Studie aufgenommen werden konnten. Anzahl und % Patienten (Mehrfachnennungen möglich).

Ausschlusskriterium	N	%
ISS <10	201	46.4%
GCS <9	89	20.6%
Alter <18 oder >70	139	32.1%
Keine hinreichenden Deutschkenntnisse	40	9.2%
Schwere psychische und/oder somatische Vorerkrankung (meistens Alkohol- oder Drogenabhängigkeit)	41	9.5%
Schlechter klinischer Zustand (nicht innerhalb von 30 Tagen interviewbar)	51	11.8%
Auf Intensivstation verstorben	44	10.2%
Andere Ausschlussgründe	4	0.9%

Von den 135 für unsere Studie geeigneten Patienten waren 121 mit der Teilnahme einverstanden und unterzeichneten eine entsprechende Erklärung (informed consent). 14 Patienten verweigerten die Teilnahme.

2.4.3 Untersuchungsablauf

Die Pflegeteams der unfallchirurgischen Stationen des Universitätsspitals Zürich wurden zu Beginn der Stichprobenrekrutierung mündlich und schriftlich über die Studie informiert. Die Studienärztin kontrollierte sämtliche Eintritte auf der unfallchirurgischen Intensivstation im Hinblick auf die genannten Ein- und Ausschlusskriterien. Anschliessend nahm sie mit allen Patienten, die aufgrund dieser Selektion zur Aufnahme in die Studie in Frage kamen, möglichst rasch nach ihrer Verlegung von der unfallchirurgischen Intensivstation auf die Bettenstation persönlich Kontakt auf und informierte sie über die Zielsetzungen der Studie und die zeitliche Inanspruchnahme. War aufgrund des klinischen Zustandes ein Interview innerhalb von 30 Tagen nach dem Unfall nicht möglich, wurde der Patient nicht in die Studie aufgenommen. Erklärte sich ein Patient zur Teilnahme an der Untersuchung bereit,

so unterzeichnete er ein entsprechendes Formular (informed consent), mit welchem er die Studienärztin legitimierte, nach 6 und 12 Monaten erneut mit ihm Kontakt aufzunehmen. Die mittlere Aufenthaltsdauer auf der Intensivstation betrug 5.5 Tage (s = 5.0, Range = 1-26 Tage). Das Erst-Interview
fand im Durchschnitt 13.4 Tage nach dem Unfall statt (s = 6.6, Range = 3-29 Tage).

Man muss davon ausgehen, dass bei psychotraumatologischen Studien die Verweigerer wahrscheinlich eine Risikogruppe mit einem hohen Anteil an Patienten mit posttraumatischen Belastungsstörungen bilden, die aufgrund ihrer Angst vor psychischer Reexposition nicht an das traumatische Ereignis
erinnert werden wollen (Weisæth 1989). Deshalb bemühten wir uns, die Anzahl Verweigerer möglichst gering zu halten.

Die Studienärztin ist Fachärztin für Innere Medizin mit über 10-jähriger Berufserfahrung. Sie wurde
vom Projektleiter hinsichtlich des theoretischen Hintergrundes der Studie sowie der Besonderheiten
der Gesprächsführung mit psychisch traumatisierten Menschen vorbereitet (eingehende persönliche
Instruktion, Literaturstudium, Live-Supervision der ersten Interviews). Die Studienärztin führte alle
Interviews persönlich durch. Wegen der relativ grossen zeitlichen und teilweise auch psychischen
Belastung für die Patienten wurde die Befragung in der Regel in zwei Abschnitte aufgeteilt: In einer
ersten Sitzung wurden das semistrukturierte Interview durchgeführt und die klinische Globaleinschätzung vorgenommen; im zweiten Abschnitt der Befragung füllte der Patient die Selbstrating-Fragebogen aus.

5 und 11 Monate nach dem Unfall wurden die Patienten telefonisch kontaktiert, um einen Termin für
den 2. und 3. Messzeitpunkt zu vereinbaren. Die Gesprächstermine wurden so gewählt, dass 6 Monate (+/- 3 Wochen) nach dem Unfall die zweite und 12 Monate (+/- 3 Wochen) nach dem Unfall die dritte
Untersuchung stattfinden konnte. Patienten, die nicht in der Lage waren, zur Untersuchung ins Universitätsspital zu kommen, wurden von der Studienärztin zu Hause bzw. in der Rehabilitationsklinik
aufgesucht.

2.4.4 Instrumente

Im Anhang finden sich sämtliche in dieser Studie verwendeten Untersuchungsinstrumente (siehe
Kapitel 9.1, Seiten 156 ff.).

2.4.4.1 Semistrukturiertes Interview, Dokumentationsbogen mit soziodemographischen Daten

Das Interview diente zunächst der Herstellung einer vertrauensvollen Ärztin-Patient-Beziehung und einer guten Kooperationsbasis zwischen Patient und Studienärztin. Es wurde darauf geachtet, dass der Patient Inhalt und Verlauf des Gespräches mitgestalten konnte und sich der Interviewerin nicht ausgeliefert fühlen musste. Er wurde mit dem traumatischen Ereignis nur soweit konfrontiert, als dies für die Untersuchung unerlässlich war. Auf diese Weise wurde versucht, der Gefahr einer allfälligen "iatrogenen Retraumatisierung" (Schnyder 1998) infolge einer unangemessenen psychischen Reexposition des Traumas zu begegnen. Folgende Daten wurden im Rahmen des Interviews erhoben:

Unfallhergang: Im Sinne eines narrativen Interviews wurde der Patient als erstes gebeten, den Unfallhergang aus seiner Erinnerung detailliert zu schildern. Es wurde gezielt nach der Zuschreibung der Verantwortung für den Unfall und nach dem Gefühl einer tödlichen Bedrohung während des Unfalls gefragt. Es liess sich nicht vermeiden, dass in diesen Bericht auch Informationen einflossen, die der Patient im Intervall zwischen Unfall und Interview von Ärzten, Pflegepersonal, Angehörigen, oder auch aus den Medien erfahren hatte. Insbesondere bei der Einschätzung des Unfallschweregrades und der subjektiven Todesbedrohung erhielten wir also Informationen, die bereits einer gewissen Sekundärbewertung unterworfen waren.

Soziodemographische Daten: Erfasst wurden Geschlecht, Geburtsdatum, Staatsangehörigkeit, Zivilstand, Anzahl Kinder, Wohnsituation, Wohnort (Postleitzahl), schulische und berufliche Ausbildung, sowie die berufliche Stellung der Patienten.

Biographische protektive und Risikofaktoren für die Entstehung psychischer und psychosomatischer Störungen wurden entsprechend einer Zusammenstellung von Hoffmann und Hochapfel (1995) erfasst. Beispiele für wissenschaftlich gesicherte protektive Faktoren sind eine dauerhafte, gute Beziehung zu mindestens einer primären Bezugsperson, verlässlich unterstützende Bezugsperson(en) im Erwachsenenalter, oder das spätere Eingehen "schwer auflösbarer Bindungen". Als relevante biographische Risikofaktoren galten beispielsweise niedriger sozioökonomischer Status, Kontakte mit Einrichtungen der "sozialen Kontrolle", Kriminalität oder Dissozialität eines Elternteils, sexueller Missbrauch u. a. (Egle et al. 1997; Hoffmann und Hochapfel 1995).

Arbeits-Anamnese: Es wurde die Anzahl Tage erfasst, an denen der Patient im Jahr vor dem Unfall und im Beobachtungszeitraum (bis 12 Monate nach dem Unfall) aus gesundheitlichen Gründen arbeitsunfähig war.

2.4.4.2 Schweregrad der Verletzung

Injury Severity Score ISS (Baker und O'Neill 1976; Baker et al. 1974).
Mit dieser Skala bestimmt der Unfallchirurg den Schweregrad der Verletzungen: Jede betroffene Körperregion erhält einen Score (1 = minimale; 6 = tödliche Verletzung). Die Scores der drei am schlimmsten betroffenen Körperregionen werden quadriert und dann addiert, sodass ein maximaler Score von 75 (in der Regel mit dem Leben nicht vereinbar) erreicht werden kann. Patienten mit einem Score von 10 oder höher gelten allgemein als Schwerverletzte.

Glasgow Coma Scale GCS (Teasdale und Jennett 1974).
Fremdrating zur klinischen Einschätzung des Schweregrades des Komas nach einem Schädelhirntrauma. In drei Bereichen (motorische Reaktion, verbale Reaktion, Augenöffnung) werden je maximal fünf Punkte vergeben, sodass ein Patient ohne jegliche hirnorganische Beeinträchtigung einen Score von 15 erreicht. Patienten mit einem schweren Schädelhirntrauma haben initial in der Regel einen Score von unter 9. Die GCS wird als "the best single predictor of medical outcome" bei Schädelhirnverletzungen bezeichnet (Johnston et al. 1991).

ISS und CGS sind seit vielen Jahren internationaler Standard in der Unfallchirurgie. Sie dienen der initialen Einschätzung des Schweregrades von Verletzungen und werden auch zur Verlaufsmessung eingesetzt. Auch in der Klinik für Unfallchirurgie des Universitätsspitals Zürich werden diese beiden Ratingskalen routinemässig bei allen Patienten eingesetzt. In der chirurgischen Krankengeschichte wurde zudem nach Hinweisen auf eine retrograde Amnesie oder ein leichtes Schädelhirntrauma im Sinne einer Commotio cerebri gesucht.

Die Patienten wurden im Weiteren um ihre *subjektive Einschätzung* verschiedener Punkte gebeten: Wir fragten sie, ob sie zu irgendeinem Zeitpunkt bewusstlos gewesen seien, ob sie sich während des Unfalls tödlich bedroht gefühlt hätten, und wem sie die Verantwortung für den Unfall zuschrieben. Am Ende der Erstbefragung schätzten die Patienten zudem aus ihrer Sicht den Schweregrad ihres Unfalls auf einer Likertskala zwischen "1 = sehr leicht" und "5 = sehr schwer" ein.

2.4.4.3 Instrumente zum somatischen Verlauf

Paced Auditory Serial-Addition Task PASAT (Gronwall 1977).
Dieser neuropsychologische Test zur Erfassung der auditiven Informationsverarbeitung etablierte sich in den letzten Jahren zunehmend als verlässliches Instrument zur Erfassung leichter hirnorganischer Beeinträchtigungen. Besonders wertvoll erwies er sich bei "minor head injuries", wo eine hohe Korrelation zwischen initialer kognitiver Beeinträchtigung und reduzierter Informationsverarbeitung nachgewiesen wurde (Dikmen et al. 1986; Gronwall und Wrightson 1981; Levin et al. 1987; Wrightson und

Gronwall 1981). Der PASAT kann die Rückbildung einer hirnorganischen Störung nach Schädelverletzungen messen. Die Informationsverarbeitung ist wie die Konzentration eine basale kognitive Funktion und lässt sich ausgezeichnet mit der allfälligen Störung anderer kognitiver Funktionen in Verbindung setzen (Gronwall 1977; Lezak-Deutsch 1983). Die Durchführung dieser Untersuchung setzt die
Kooperation und eine gewisse Motivation des Probanden voraus und ist bei diesen Vorbedingungen
leicht durchführbar. Der Proband wird angehalten, die vom Tonband abgespielten einstelligen Zahlen
zu addieren, indem er die zweite zur ersten, die dritte zur zweiten Zahl usw. addiert und das Resultat
jeweils laut sagt. Der Versuchsleiter prüft die Richtigkeit des Resultats und notiert sie auf einem bestehenden Formular. Der Test umfasst fünf Durchgänge à jeweils 60 einstellige Zahlen. Der zeitliche
Abstand zwischen den Zahlen, das sogenannte Interstimulus-Intervall, ist pro Durchgang konstant. Es
verkürzt sich in jedem nächsten Durchgang und ist im fünften am kürzesten. Das vom Probanden erreichte Resultat wird in Normtabellen eingetragen, deren Werte in Perzentilen angegeben sind. Gemäss Originalliteratur (Gronwall 1977) besteht ein vernachlässigbarer Übungseffekt, womit der Test in
gleicher Form ohne Einfluss auf die Reliabilität der Messungen bei allen geplanten Untersuchungen in
gleicher Form verwendet werden kann.

Functional Independence Measure FIM (Hamilton et al. 1987).
Diese Fremdrating-Skala wurde zur Erfassung von (Unfall- oder nicht-Unfall-bedingten) Behinderungen entwickelt. Mit 18 Items werden die Fähigkeit eines Patienten, alltägliche körperliche Aktivitäten
unabhängig auszuführen, sowie eine Reihe von kognitiven Funktionen gemessen. Im Rahmen der
Major Trauma Outcome Study MTOS (Champion et al. 1986) wurde eine verkürzte Version bei 2638
Unfallpatienten zum Zeitpunkt ihrer Entlassung aus dem Spital eingesetzt: 63% erreichten vollständige Unabhängigkeit, die restlichen 37% wiesen eine Abhängigkeit unterschiedlichen Ausmasses auf.

2.4.4.4 Klinische Globaleinschätzung

Beim 1. Messzeitpunkt gaben der ärztliche Leiter der Unfallchirurgischen Intensivstation, die zuständige Pflegeperson der Intensivstation sowie die Studienärztin je unabhängig eine globale klinische
Beurteilung ab, indem sie die Frage "Wie schätzen Sie die Fähigkeit des Patienten ein, den Unfall und
seine somatischen und psychosozialen Folgen zu bewältigen?" auf einer Likert-Skala zwischen "1 =
sehr gering" und "5 = sehr hoch" einschätzten. Dieselben Fragen wurden, sprachlich angepasst, den
Patienten zum ersten und dritten Messzeitpunkt vorgelegt.

2.4.4.5 Instrumente zur Erfassung psychopathologischer Symptome

Clinician-Administered PTSD Scale CAPS (Blake et al. 1995; Blake et al. 1990; Weathers und Litz
1994).

Zur Erfassung der typischen Symptome der posttraumatischen Belastungsstörung wurde die CAPS eingesetzt. Wir verwendeten die "one-week symptom status version" (CAPS-2), die bei der Beantwortung einer Anzahl vorformulierter Fragen zu den drei Aspekten der posttraumatischen Belastungsstörung (Wiedererleben, Vermeidung und psychovegetative Übererregbarkeit) auf die Erfahrung des Patienten in der unmittelbar vorausgegangenen Woche Bezug nimmt. Das Instrument erlaubt die Quantifikation der Frequenz und Intensität aller 17 Symtpome der posttraumatischen Belastungsstörung gemäss DSM-III-R (APA 1987). Die CAPS-2 hat ausgezeichnete psychometrische Eigenschaften: Die Test-Retest-Reliabilität liegt über die 17 Items bei .90 bis .98, die interne Konsistenz (Cronbach's Alpha) bei .94 (Blake et al. 1995; Weathers und Litz 1994; Wilson und Keane 1997).

Der CAPS-2-Gesamtscore (Frequenz plus Intensität) kann zur Berechnung von Korrelationen benützt werden. Zudem können Patienten aufgrund ihrer Antworten eindeutig den Kategorien "posttraumatische Belastungsstörung" und "subsyndromale posttraumatische Belastungsstörung" zugeordnet werden. Die Diagnose einer *posttraumatischen Belastungsstörung* kann dann gestellt werden, wenn der Patient mindestens eines der vier Wiedererlebens-Symptome, drei der sieben Vermeidungs-Symptome, und zwei der sechs Symptome eines erhöhten Erregungsniveaus in hinreichender Frequenz (mindestens einmal in der vergangenen Woche) und Intensität (mindestens mässige Ausprägung) erlebt hat. Das Vollbild einer posttraumatischen Belastungsstörung gemäss DSM-III-R liegt also nur dann vor, wenn neben dem Stressor-Kriterium (Kriterium A) alle drei Symptom-Cluster (Kriterien B = Wiedererleben, C = Vermeidung und D = erhöhtes Erregungsniveau) erfüllt sind. Die *subsyndromale posttraumatische Belastungsstörung* wird in der bisherigen Literatur unterschiedlich definiert (Blanchard et al. 1995c; Carlier und Gersons 1995; Stein et al. 1997; Weiss et al. 1992). Da im Bereich der psychotraumatologischen Forschung mit Unfallpatienten einzig Blanchard und Mitarbeiter mit dieser Kategorie der subsyndromalen posttraumatischen Belastungsstörung gearbeitet haben, hielten wir uns in unserer Studie an deren Definition, die vergleichsweise restriktiv ist (Blanchard et al. 1995c): Eine subsyndromale posttraumatische Belastungsstörung liegt dann vor, wenn der Patient Kriterium B (Wiedererleben) sowie *entweder* Kriterium C (Vermeidung) *oder* Kriterium D (erhöhtes Erregungsniveau) erfüllt.

Impact of Event Scale IES (Horowitz et al. 1979).
Die IES wurde von M. Horowitz in den 70er Jahren entwickelt und stellt ein international anerkanntes und validiertes Instrument zur Selbst-Einschätzung der psychischen Einwirkung eines Traumas dar. Es gehört zu den am häufigsten eingesetzten Untersuchungsinstrumenten in der Psychotraumatologie. Der Fragebogen umfasst 15 Items und kann von Patienten in 5-10 Minuten bearbeitet werden. Bei der Auswertung können 2 Subskalen gebildet werden: "Intrusion" und "Vermeidung". Damit werden gemäss Horowitz die zentralen Stressreaktionstendenzen und Indikatoren für das Ausmass der individuellen Belastung durch ein traumatisches Ereignis erfasst. Die IES hat sich seit Jahren als

Screening-Instrument für posttraumatische Belastungsstörungen mit hoher Reliabilität und Validität erwiesen (Allen 1994; McFall et al. 1990). Cronbach's Alpha liegt für beide Subskalen (Intrusion und Vermeidung) bei .79 bis .92 (Weiss und Marmar 1997). Seit einigen Jahren gibt es nun auch eine autorisierte deutsche Version, die "Skala zur Erfassung von Erlebnisbelastungsreaktionen EBR" (Ferring und Filipp 1991; Ferring und Filipp 1994).

Symptom-Checklist SCL-90-R (Derogatis 1986; Franke 1992).

Die SCL-90-R (Selbstrating-Fragebogen) ist eine Weiterentwicklung der Hopkins Symptom-Checklist (Derogatis 1986) und liegt in einer deutschsprachigen Adaptation vor (Franke 1992). Sie erlaubt die Erfassung eines breiten Spektrums psychischer Beschwerden. In der Auswertung können 9 Symptomfaktoren gebildet werden: Somatisierung, Zwanghaftigkeit, Unsicherheit im Sozialkontakt, Depressivität, Ängstlichkeit, Aggressivität, Feindseligkeit, phobische Angst, paranoides Denken, und Psychotizismus. Die Subskalen korrelieren allerdings sehr hoch untereinander und erreichen z.T. die Höhe der internen Konsistenzen, sodass die Mehrdimensionalität des Fragebogens in jüngster Zeit zunehmend in Frage gestellt wird (Klaghofer und Brähler 1998). Vermutlich misst die SCL-90-R eher einen Generalfaktor psychischer Beschwerden. Cronbach's Alpha liegt für die einzelnen Subskalen zwischen .51 und .83, für den "Global Severity Index 90" (Gesamtscore) bei .94 (Franke 1992).

Hospital Anxiety and Depression Scale HADS (Zigmond und Snaith 1983).

Die HADS, ein Selbstrating-Fragebogen mit 14 Items, wurde 1983 von Zigmond und Snaith entwickelt, um klinisch wie wissenschaftlich tätigen Ärzten ein zuverlässiges, valides und leicht handhabbares Instrument zur Identifikation und quantitativen Erfassung der häufigsten Formen psychischer Störungen bei körperlich kranken Patienten zur Verfügung zu stellen. Der Fragebogen wurde seither in unzähligen Studien, v.a. im Bereich der Psychosomatischen Medizin und der Konsiliar- und Liaisonpsychiatrie eingesetzt. Die internen Konsistenzen liegen bei der Englischen wie bei der Deutschen Ausgabe für die Subskala "Ängstlichkeit" bei .80 bis .93, für die Subskala "Depressivität" bei .81 bis .90. Die HADS diskriminiert gut zwischen Untergruppen mit hohen, mittleren und niedrigen Prävalenzen von Angst- und depressiven Störungen (Herrmann 1997).

2.4.4.6 Instrumente zu sozialen Ressourcen und Belastungen

Life events / soziales Netz / soziale Unterstützung / chronischer Alltagsstress LUNST (Suter und Meyer-Fehr 1991).

Zur Erfassung dieser sozialen Variablen wurde ein aus verschiedenen Instrumenten zusammengesetzter Fragebogen mit 39 Items verwendet, wie er bereits in drei vom Schweizerischen Nationalfonds unterstützten Forschungsprojekten an der Psychiatrischen Poliklinik in Zürich eingesetzt wurde. Life events werden durch eine Auswahl von Fragen aus dem *Inventar zur Erfassung lebensverändernder*

Ereignisse (Siegrist und Dittmann 1983) erfragt. Der Bereich soziales Netz stellt eine überarbeitete Fassung des *Social Network Index* (Berkman und Syme 1979) dar. Durch eine adaptierte Fassung des *Social Support Questionnaire* (Schaefer et al. 1981) werden die soziale Unterstützung und - quasi als Gegenstück - chronischer Alltagsstress abgebildet. Die Testeigenschaften dieses zusammengesetzten LUNST-Fragebogens wurden in einer Methodenstudie untersucht. Die internen Konsistenzen liegen zwischen .52 und .73 und können zumindest für Forschungszwecke als gut bezeichnet werden (Suter und Meyer-Fehr 1991).

2.4.4.7 Instrumente zu persönlichen Ressourcen

Freiburger Fragebogen zur Krankheitsverarbeitung FKV (Muthny 1989).

Der FKV wurde von Muthny unter integrativer Bezugnahme auf die Ways of Coping Checklist WCC (Folkman und Lazarus 1988) und die Berner Bewältigungsformen BEFO (Heim et al. 1991) entwickelt. Entsprechend der transaktionalen Stress- und Copingtheorie der Lazarus-Gruppe wird die Verarbeitung einer Gesundheitsstörung als Prozess gesehen (Lazarus und Folkman 1984). Wie bei den BEFO werden die drei Beobachtungsebenen Verhalten, Kognition und Emotion auseinandergehalten, der FKV ist jedoch situativ weniger sensibel. Der Fragebogen hat in den letzten Jahren hauptsächlich im deutschsprachigen Raum Verbreitung und Anerkennung gefunden, es liegt aber auch eine englischsprachige Fassung vor. In unserer Studie wurde die Kurzfassung FKV-LIS verwendet, ein Selbstrating-Fragebogen, aus dessen 35 Items sich fünf zufriedenstellend unabhängige Skalen mit internen Konsistenzen zwischen .68 und .77 (Muthny 1989) bilden lassen: Depressive Verarbeitung, aktives problemorientiertes Coping, Ablenkung und Selbstaufbau, Religiosität und Sinnsuche, sowie Bagatellisierung und Wunschdenken. 12 Items werden als inhaltlich unabhängig interpretiert, z.B. "Andere verantwortlich machen", "Gefühle unterdrücken, Selbstbeherrschung", oder "Hilfe anderer in Anspruch nehmen". Die Copingstrategien "Depressive Verarbeitung" und "Bagatellisierung und Wunschdenken" werden als eher maladaptiv beurteilt (Muthny 1990).

Sense of Coherence SOC (Antonovsky 1979; Antonovsky 1987).

Dem Fragebogen liegt die von dem israelischen Medizinsoziologen Aaron Antonovsky vorgelegte Konzeption der Salutogenese zugrunde, eine gesundheitsorientierte Perspektive, die er dem in der Medizin üblichen pathogenetischen Denken zur Seite stellt. Antonovsky postuliert, dass "Gesundheit" und "Krankheit" im Grunde genommen keine klar definierbaren Zustände seien. Stattdessen postuliert er ein "ease-disease continuum", auf dem sich der Mensch im Laufe seines Lebens hin und her bewegt. Wohlbefinden bedeutet nicht unbedingt die Abwesenheit von pathologischen Befunden. Zudem - und das ist der Kern des Konzepts - kann Gesundheit durch protektive Faktoren bzw. gesundheitsrelevante Ressourcen direkt gefördert werden. Unter dem "sence of coherence" versteht Antonovsky "...a global orientation that expresses the extent to which one has a pervasive, though dynamic feeling of confidence that (1) the stimuli deriving from one's internal and external environments in the course of living are structured, predictable, and explicable; (2) the resources are available to one to meet the demands posed by these stimuli; and (3) these demands are challenges, worthy of investment and engagement." (Antonovsky 1987, p. 19).

Der SOC ist im Wesentlichen ein Mass für die Stressresistenz einer Person und ihre Fähigkeit, mit Belastungen umzugehen. Während konventionelle Copingskalen die Vorliebe für bestimmte Bewältigungsstrategien erfassen, misst der SOC eher die Fähigkeit eines Individuums, auf Belastungen mit der angemessenen Auswahl und Anwendung einer Vielzahl von Bewältigungsstrategien zu reagieren (Antonovsky 1993). Menschen mit hohem SOC-Score nehmen einen Stressor eher als vorhersehbar und verstehbar wahr, vertrauen in ihre Fähigkeit, Belastungen zu bewältigen, und empfinden es als lohnend, die Herausforderungen anzunehmen, die ihnen im Leben begegnen. Ein tiefer SOC steht für einen relativen Mangel an solchen Auffassungen. Das Konzept hat Ähnlichkeiten mit anderen Theorien der Stressresistenz, wie z.B. locus of control (Rotter 1966), self efficacy (Bandura 1977), hardiness (Kobasa 1979), dispositional optimism (Scheier und Carver 1985), oder psychological well-being (Ryff und Singer 1996). Der SOC ist aber ein breiteres Konzept, das individuelle wie auch gesellschaftliche Dimensionen der Sinnhaftigkeit einschliesst, sodass es auch in unterschiedlichen Kulturen eingesetzt werden kann.

Mit Hilfe des 29 Items umfassenden Selbstrating-Fragebogens lässt sich der SOC messen und in 3 Subskalen (comprehensibility, manageability, meaningfulness) abbilden. In einer jüngeren Übersichtsarbeit (Antonovsky 1993) sind die Testeigenschaften des Instruments dokumentiert (Cronbach's alpha .86 bis .95). Seit 1991 liegt eine autorisierte deutsche Version von Noack et al. vor.

Tabelle 2 auf Seite 28 gibt einen Überblick über den Einsatz der Untersuchungsinstrumente zu den drei Messzeitpunkten.

Tabelle 2:   Einsatz der Untersuchungsinstrumente zu den drei Messzeitpunkten.

Fremdrating-Skalen:	Items	t_1	t_2	t_3
Semistrukturiertes Interview				
• Unfallhergang und Behandlungsverlauf		✗	✗	✗
• Soziodemographische Daten		✗	✗	✗
• Biographische protektive und Risikofaktoren		✗		
• Arbeitsanamnese		✗	✗	✗
• Klinische Globaleinschätzung der Erholungsfähigkeit		✗		
PASAT (Paced Auditory Serial-Addition Task)	3		✗	✗
FIM (Functional Independence Measure)	18		✗	✗
CAPS-2 (Clinician-Administered PTSD Scale)	17	✗	✗	✗
LUNST (Life events, Soziales Netz, Alltagsstress)	39	✗	✗	✗

Selbstrating-Skalen:	Items	t_1	t_2	t_3
IES (Impact of Event Ecale)	15	✗	✗	✗
SCL-90-R (Symptom Checklist)	90	✗	✗	✗
HADS (Hospital Anxiety and Depression Scale)	14			✗
FKV (Freiburger Fragebogen zur Krankheitsverarbeitung)	35	✗	✗	✗
SOC (Sense of Coherence)	29	✗	✗	✗
Globaleinschätzung des Unfallschweregrades und der Erholungsfähigkeit	3	✗		✗

2.4.5 Datenverarbeitung und Statistik

2.4.5.1 Statistische Verfahren

Die erhobenen Daten wurden auf Macintosh mit der Statistik-Software SPSS, Version 6.1, ausgewertet. Zur Beantwortung der Fragestellungen 1 und 2 wurde die Stichprobe im Wesentlichen mittels deskriptiver Statistik hinsichtlich ihrer soziodemographischen und klinischen Merkmale im Verlauf über die drei Messzeitpunkte beschrieben. Dazu gehörte auch die Berechnung der Häufigkeit posttraumatischer psychischer Störungen.

Zur Prüfung der Hypothesen zu Fragestellung 3 wurden anschliessend für jeden Messzeitpunkt die Korrelationen (Rangkorrelationskoeffizienten nach Spearman) zwischen somatischen und psychosozialen Variablen einerseits und dem CAPS-2-Score andererseits errechnet.

Zur Berechnung von Gruppenunterschieden (Fragestellung 4) wurden varianzanalytische Verfahren eingesetzt.

Mit Hilfe von multiplen Regressionsanalysen wurden schliesslich zwei prädiktive Modelle gerechnet, die Aufschluss über das Ausmass der typischen Symptome der posttraumatischen Belastungsstörung (CAPS-2-Gesamtscore) 12 Monate nach dem Unfall sowie über die Dauer der unfallbedingten Arbeitsunfähigkeit geben sollten (Fragestellung 5). Mit einer logistischen Regression sollte ergänzend abgeklärt werden, in welchem Ausmass jene Patienten korrekt klassifiziert werden können, die 12 Monate nach dem Unfall klinisch relevante psychische Symptome einer posttraumatischen Belastungsstörung, einer Depression und/oder einer Angststörung aufwiesen.

Bei vielen der erhobenen Variablen darf angenommen werden, dass sie in einer Population von Unfallopfern intervallskaliert und näherungsweise normalverteilt sind. Das trifft beispielsweise auf das soziale Netz, auf verschiedene Coping-Subskalen des Freiburger Fragebogens zur Krankheitsverarbeitung (FKV) und auf den Sense of Coherence (SOC) zu. Bei einigen Variablen ist ein gewisses Misstrauen gegenüber einem Intervallskalenniveau (z.B. Injury Severity Score) oder einer näherungsweisen Normalverteilung (z.B. Skalen zur Erfassung psychopathologischer Symptome) angebracht. Dieser Ausgangslage wird in der statistischen Analyse Rechnung getragen, indem wenn immer möglich nicht-parametrische Verfahren eingesetzt werden. Es werden deshalb Rangkorrelationen nach Spearman berechnet, die sowohl für ordinal- als auch für intervallskalierte Daten eine adäquate Abschätzung des Zusammenhangs zweier Variablen ergeben.

Für verschiedene statistische Analysen konnten und wollten wir jedoch nicht auf parametrische Verfahren verzichten. Zum einen, weil es z.B. für die multiple Regression nur wenig valable Alternativen gibt und dieses Verfahren für die vorliegende Art von Untersuchungen eine Art Standard darstellt. Zum andern, weil beispielsweise parametrische Varianzanalysen den Vorteil bieten, auch Interaktionseffekte beurteilen zu können und insgesamt als relativ robust gegenüber Verletzungen der Voraussetzungen beurteilt werden (Hirsig 1996). Um eine allzu krasse Verletzung der Voraussetzungen für parametrische Verfahren zu vermeiden, wurde die für viele Auswertungen relevante Clinician-Administered PTSD Scale (CAPS-2) in logarithmierter Form verwendet. Diese Skala bietet sich für eine

solche Transformation besonders an, da sie in der Gesamtstichprobe (N=106) zu allen drei Messzeitpunkten eine rechts-schiefe (links-steile) Verteilung aufweist. Beispielsweise dient die CAPS-2 zum
Messzeitpunkt 3 als Kriteriumsvariable für die multiple Regressionsanalyse zur Beantwortung von
Fragestellung 5. Durch das Logarithmieren der CAPS-2-Skalenwerte kann angenommen werden,
dass sich die neu gebildete empirische Verteilung nur noch zufällig von einer Normalverteilung unter-
scheidet (Kolmogorov-Smirnov Goodness of Fit Test, K-S Z = 1.03, p = .24). Die Gütekriterien der
multiplen Regression (Normalität, Linearität) werden durch diese Datentransformation nun wesentlich
besser erfüllt. Bei einer Varianzanalyse (univariate, zweifaktorielle Varianzanalyse mit Messwiederholungen) mit der CAPS-2 als abhängige Variable zeigt sich, dass die logarithmische Datentransformation in diesem Fall praktisch keinen Einfluss auf die Resultate hat. In Tabelle 16 (Seite 73) sind die Resultate sowohl für die ursprünglichen als auch für die logarithmierten CAPS-2-Werte dargestellt. Bei
der Berechnung von Rangkorrelationen nach Spearman spielt es keine Rolle, ob ursprüngliche oder
logarithmierte CAPS-2-Werte verwendet werden. Da sich die Rangreihe der Daten nicht verändert,
bleibt das Ergebnis das gleiche.

2.4.5.2 Fehlende Daten

Die Daten aus dem Interview-Leitfaden (semistrukturiertes Interview, Fremdrating-Fragebogen) sind
für sämtliche 106 Patienten über alle drei Messzeitpunkte vollständig.

Einige Patienten lieferten z.T. unvollständig ausgefüllte Selbstrating-Fragebogen ab. Wenn pro Skala
mindestens 80% der Items beantwortet wurden, wurden die fehlenden Daten durch den Mittelwert
der vorhandenen Items ersetzt. Einzelne Patienten hatten jedoch zu viele Items offen gelassen, ganze Skalen nicht ausgefüllt oder sogar den ganzen Selbstrating-Fragebogen nicht zurückgeschickt.
Entsprechend ergaben sich für sie fehlende Werte in den Selbstratingskalen.

Für den Messzeitpunkt T1 sind in jeder Selbstratingskala Werte von mindestens 102 Patienten vorhanden. Für die Messzeitpunkte T2 und T3 sind dies Werte von mindestens 99, respektive mindestens 98 Patienten. Zu keinem Messzeitpunkt gehören die Patienten mit fehlenden Werten in über-
zufälligem Mass zur Patientengruppe mit subsyndromaler oder voll ausgebildeter posttraumatischer
Belastungsstörung. Zum Beispiel wurde die Subskala "Depressive Verarbeitung" des FKV zu T1 nur
von 102 Patienten genügend vollständig ausgefüllt. Entsprechend fehlen die Werte von vier Patienten, wovon zwei zur oben erwähnten Gruppe (zu T1: N = 27) gehören. Die Prüfung auf stochastische
Unabhängigkeit ergibt, dass kein signifikanter Zusammenhang zwischen fehlendem Wert auf dieser
FKV-Subskala und Zugehörigkeit zur Patientengruppe mit subsyndromaler oder voll ausgebildeter
posttraumatischer Belastungsstörung besteht (Fisher's Exact Test, p = .27). Auf diese Weise ist ge-

währleistet, dass betreffend Fragestellung 3 keine Verzerrung der Resultate infolge Unter- oder auch Überrepräsentation durch psychisch stark leidende Patienten auftreten sollte.

Über alle drei Messzeitpunkte betrachtet sind in jeder wiederholt erhobenen Selbstratingskala Werte von mindestens 95 Patienten vorhanden. Für Varianzanalysen mit Messwiederholungen (Fragestellung 4) stehen für diese Skalen entsprechend weniger als 106 Patienten zur Verfügung. Wie schon für jeden Messzeitpunkt allein, gilt allerdings auch über alle drei Messzeitpunkte zusammen, dass psychisch stärker betroffene Patienten nicht vermehrt fehlende Werte in den Selbstratingskalen aufweisen. Beispielsweise sind für 96 Patienten zu jedem Messzeitpunkt Werte auf der Skala des Sense of Coherence (SOC) vorhanden. Es fehlen also Daten von 10 Personen. 5 davon gehören zur "Highly Symptomatic Group" (HSG, N = 36), die anderen 5 zur "Less Symptomatic Group" (LSG, N = 70, vgl. 5.2, Seiten 101 ff.). Die Prüfung auf stochastische Unabhängigkeit ergibt, dass kein signifikanter Zusammenhang zwischen fehlendem Wert auf der SOC-Skala und Zugehörigkeit zur "Highly Symptomatic Group" besteht (Fisher's Exact Test, p = .22). Wiederum sollte hinsichtlich der Analyse von Selbstratingskalen keine unzulässige Verzerrung der Resultate durch Untervertretung psychisch stark leidender Patienten auftreten.

In die multiplen Regressionsanalysen (Fragestellung 5) konnten 104 (Kriteriumsvariable: Clinician-Administered PTSD Scale CAPS-2), resp. 100 Patienten (Kriteriumsvariable: Anzahl Tage Arbeitsunfähigkeit) eingeschlossen werden. Die nicht eingeschlossenen Patienten weisen entweder fehlende Daten in den Prädiktorvariablen auf oder es konnte für sie kein Wert für die Kriteriumsvariable ermittelt werden. Letzteres trifft auf vier Patienten zu, die bereits vor ihrem Unfall keiner geregelten Erwerbstätigkeit oder Ausbildung nachgingen und die deshalb keine Anzahl Tage Arbeitsunfähigkeit angeben konnten. Für die beiden multiplen Regressionen ist gewährleistet, dass Patienten mit subsyndromaler oder voll ausgebildeter posttraumatischer Belastungsstörung zum Messzeitpunkt T3 nicht untervertreten sind (Fisher's Exact Test, p = .26 für Kriterium CAPS-2, p = .27 für Kriterium Anzahl Tage Arbeitsunfähigkeit). Ebenso sind langzeitarbeitsunfähige Personen, die über 300 Tage nicht arbeiten konnten, in der entsprechenden multiplen Regression nicht unterrepräsentiert (Fisher's Exact Test, p = .11). In die logistische Regressionsanalyse hinsichtlich allgemeiner psychischer Morbidität zu Messzeitpunkt T3 konnten schliesslich 99 Patienten eingeschlossen werden. Das sind gegenüber der multiplen Regression auf die Kriteriumsvariable CAPS-2 fünf Patienten weniger (99 versus 104). Diese geringere Anzahl erklärt sich durch den Umstand, dass bei den betreffenden fünf Patienten keine Abklärung hinsichtlich einer Angststörung oder Depression vorgenommen werden konnte. Sie hatten die Hospital Anxiety and Depression Scale (HADS) nicht ausgefüllt. Es stand deshalb lediglich fest, dass sie keine subsyndromale oder voll ausgebildete posttraumatische Belastungsstörung aufwiesen. Aufgrund fehlender Daten in den Prädiktorvariablen mussten also zwei Patienten aus der logistischen Regressionsanalyse ausgeschlossen werden. Einer dieser beiden Patienten gehörte zur Gruppe von

Patienten mit klinisch relevanten psychischen Symptomen (N = 27). Wie die Prüfung auf stochastische Unabhängigkeit jedoch ergibt, sind auch bei dieser Analyse psychisch stärker leidende Patienten gegenüber den anderen nicht in unzulässiger Anzahl ausgeschlossen. Eine Verzerrung der Ergebnisse ist nicht zu erwarten, da kein signifikanter Zusammenhang zwischen Ausschluss und allgemeiner psychischer Morbidität besteht (Fisher's Exact Test, p = .47).

Fehlende Daten in den Selbstratingskalen dürften im Hinblick auf das Geschlecht der Patientinnen und Patienten ebenfalls keinen verzerrenden Effekt auf die Resultate aller Fragestellungen haben. Bei sämtlichen entsprechenden Prüfungen auf stochastische Unabhängigkeit ergibt sich kein signifikanter Zusammenhang zwischen der Variable Geschlecht und dem Fehlen von Selbstratingwerten (Fisher's Exact Test, p > .10).

2.5 Merkmale der Stichprobe

2.5.1 Untersuchte Stichprobe

Wie bereits erwähnt, erfüllten im Rekrutierungszeitraum (1.1.1996 - 30.6.1997) konsekutiv 135 Patienten die Selektionskriterien für die Aufnahme in unsere Studie. 14 Patienten (10.4%) verweigerten die Mitarbeit, 121 waren mit der Teilnahme einverstanden und unterzeichneten eine entsprechende Erklärung (informed consent). Von diesen schieden 15 (12.4%) im Verlauf des Beobachtungszeitraums aus der Studie aus, sodass sich schliesslich eine definitive Stichprobe von 106 Patienten mit Daten über alle drei Messzeitpunkte ergab.

Tabelle 3 (Seite 34) gibt eine Übersicht über die soziodemographischen Merkmale der untersuchten Stichprobe. Die Alters- und Geschlechterverteilung mit einem Durchschnittsalter von 38 Jahren und einem hohen Anteil an Männern ist typisch für Unfallopfer. Wegen der relativ hohen sprachlichen Anforderungen stammten die meisten Patienten aus deutschsprachigen Ländern. Die Patienten aus fremdsprachigen Ländern wiesen gute Deutschkenntnisse auf, sodass sie hinsichtlich ihrer sozialen Integration kaum als repräsentativ für in der Schweiz lebende Ausländer gelten dürften. Zivilstand und Wohnsituation entsprechen den Erwartungen bei einer Stichprobe mit diesem Altersprofil. Fast alle (100 Patienten, 94.3%) waren zum Zeitpunkt des Unfalls erwerbstätig oder befanden sich in einer Vollzeit-Ausbildung. Unter den sechs nicht ausser Haus erwerbstätigen Personen befanden sich drei Pensionierte, ein Arbeitsloser, eine Hausfrau, sowie ein Patient, der eine Ausbildung mit geringem zeitlichem Engagement absolvierte. Insgesamt kann von den sechs nicht erwerbstätigen Personen gesagt werden, dass sie unmittelbar vor dem Unfall keine Berufsrolle ausfüllten. Zwei Drittel der Patienten übten eine vorwiegend handwerkliche berufliche Tätigkeit aus.

Patienten, die im Jahr vor dem Unfall an schwerwiegenden körperlichen und/oder psychischen Erkrankungen litten, waren a priori von der Untersuchung ausgeschlossen. 27 Patienten (25.5%) hatten aber in den letzten vier Wochen vor dem Unfall wegen einer körperlichen Erkrankung einen Arzt aufgesucht. Ebenfalls 27 Patienten (25.5%) waren irgendwann in ihrem gesamten Leben vor dem Unfall einmal in psychiatrischer oder psychologischer Behandlung gewesen. In der Mehrzahl dieser Fälle handelte es sich um weit zurückliegende und zum Zeitpunkt des Unfalls nicht mehr aktive psychische Probleme (z.B. schulpsychologische Abklärung, Paarberatung, etc.). Die Zeit gesundheitlich bedingter Arbeitsunfähigkeit in den 12 Monaten vor dem Unfall lag bei durchschnittlich 8.1 Tagen (s = 23.5, Range = 0-180 Tage).

An *biographischen protektiven Faktoren* wurden am häufigsten eine mindestens durchschnittliche Intelligenz, eine dauerhafte, gute Beziehung zu mindestens einer primären Bezugsperson, sowie ein robustes, aktives und kontaktfreudiges Temperament genannt (siehe Tabelle 4, Seite 35). Insgesamt wurden von 7 möglichen Items im Durchschnitt 5.4 (s = 1.2, Range = 1-7) biographische protektive Faktoren genannt. Bei den *biographischen Risikofaktoren* wurden am häufigsten ein niedriger sozioökonomischer Status der Eltern, schwere körperliche Erkrankungen eines Elternteils, Kontakte mit Einrichtungen der "sozialen Kontrolle", ein Altersabstand zum nächsten Geschwister von weniger als 18 Monaten sowie eine alleinerziehende Mutter erwähnt. Es fällt auf, dass im Vergleich zu den biographischen protektiven Faktoren nur halb so viele biographische Risikofaktoren genannt wurden ($\bar{x}$ = 2.7, s = 2.0, Range = 0-8), obschon die Anzahl möglicher Items mit 17 wesentlich höher lag.

Tabelle 5 (Seite 36) gibt Auskunft über eine Reihe von unfallbezogenen Merkmalen der Stichprobe. Der *Injury Severity Score* betrug im Mittel 21.9 (s = 9.9, Range = 10-51), der *Glasgow Coma Scale*-Score 14.4 (s = 1.4, Range = 9-15). Obschon der GCS-Score so nahe beim Maximum von 15 lag, konnte aus den chirurgischen Krankengeschichten entnommen werden, dass 44 Patienten (41.5%) ein leichtes Schädelhirntrauma bzw. eine Kommotio erlitten hatten; bei 40 Patienten (37.7%) war in der Krankengeschichte eine retrograde Amnesie vermerkt. In Übereinstimmung damit gaben 69 Patienten (65.1%) an, sie seien zumindest kurzfristig bewusstlos gewesen. 6 Patienten hatten als Unfallfolge eine Querschnitts-Symptomatik erlitten.

Tabelle 3:   Soziodemographische Merkmale der untersuchten Stichprobe.

Variable	N	%
Geschlecht		
männlich	79	74.5
weiblich	27	25.5
Alter (Jahre)		
Mittelwert	37.9	
Standardabweichung	13.1	
Range	18 - 68	
Nationalität		
Schweiz / Liechtenstein	88	83.0
andere Länder	18	17.0
Zivilstand		
ledig	44	41.5
verheiratet	48	45.3
geschieden	14	13.2
Wohnsituation		
allein	21	19.8
mit anderen	85	80.2
Bildung (höchste erreichte Stufe)		
keine Schul- oder Berufsbildung	2	1.9
obligatorische Schulen	14	13.2
Berufslehre	57	53.8
Gymnasium, Primarlehrerseminar	6	5.7
höhere Fach- und Berufsausbildung	11	10.4
höhere Fachschule	9	8.5
Universität, Hochschule	7	6.6
Beschäftigungssituation		
voll erwerbstätig	76	71.7
teilzeit erwerbstätig	16	15.1
nicht erwerbstätig	6	5.7
in Berufslehre, Gymnasium	8	7.5
Berufliche Stellung (nur voll- und		
teilzeit Erwerbstätige: N = 92)		
selbständig	15	16.3
angestellt im höheren Kader	6	6.5
angestellt im mittleren und unteren Kader	8	8.7
angestellt in anderer Funktion	63	68.5
Art der Berufstätigkeit		
vorwiegend handwerklich	70	66.0
vorwiegend geistig	36	34.0

Basis für Prozentangaben: N = 106 (ausser berufliche Stellung: N = 92)

Tabelle 4:   Biographische protektive und Risikofaktoren (Mehrfachnennungen möglich).

Variable	N	%
Häufigst genannte protektive Faktoren		
Mindestens durchschnittliche Intelligenz	105	99.1
Dauerhafte, gute Beziehung zu mindestens einer primären Bezugsperson	96	90.6
Robustes, aktives und kontaktfreudiges Temperament	92	86.8
Anzahl protektive Faktoren		
Mittelwert	5.4	
Standardabweichung	1.2	
Range	1 - 7	
Häufigst genannte Risikofaktoren		
Niedriger sozioökonomischer Status der Eltern	52	49.1
Schwere körperliche Erkrankungen eines Elternteils	40	37.7
Kontakte mit Einrichtungen der "sozialen Kontrolle"	28	26.4
Altersabstand zum nächsten Geschwister <18 Monate	21	19.8
Alleinerziehende Mutter	19	17.9
Anzahl Risikofaktoren		
Mittelwert	2.7	
Standardabweichung	2.0	
Range	0 - 8	

Basis für Prozentangaben: N = 106

Art des Unfalls: 64 Patienten (60.4%) hatten einen Verkehrsunfall erlitten, 13 (12.3%) waren bei der Arbeit verunfallt, 6 (5.7%) im Haushalt und 23 (21.7%) bei Sport oder in der Freizeit (siehe Tabelle 5). Es fanden sich keine signifikanten Unterschiede in den vier Unfallkategorien bezüglich des Schweregrades der Verletzungen, gemessen mit dem Injury Severity Score (Verkehr: $\bar{x} = 22.0$, s = 10.2; Arbeit: $\bar{x} = 20.8$, s = 6.1; Haushalt: $\bar{x} = 19.8$, s = 6.0; Sport/Freizeit: $\bar{x} = 22.7$, s = 11.8; F = 0.19, df = 3,102, p = .90).

Etwa jeder vierte Patient hatte während des Unfalls den subjektiven Eindruck einer tödlichen Bedrohung. Zwei Drittel schrieben sich die Verantwortung für den Unfall selbst zu. Etwa 20% der Patienten gaben an, beim Unfall unter Alkoholeinfluss gestanden zu haben, einige wenige hatten andere psychotrope Substanzen zu sich genommen. Da viele Patienten noch ein juristisches Verfahren vor sich hatten, kann vermutet werden, dass nicht alle bereit waren, über einen allfälligen Alkohol- oder Drogenkonsum offen Auskunft zu geben. Von der grossen Mehrheit der Patienten (79 von 103; 76.7%) wurde der Schweregrad des erlittenen Unfalls als schwer bis sehr schwer eingeschätzt. Immerhin gab es aber 24 Patienten (23.3%), die ihren Unfall als leicht bis mittelschwer einstuften.

Tabelle 5: Unfallbezogene Merkmale der Stichprobe.

Variable	N	%
Art des Unfalls		
Verkehr	64	60.4
Arbeit	13	12.3
Haushalt	6	5.7
Sport / Freizeit	23	21.7
Injury Severity Score (ISS)		
Median	19.0	
Mittelwert	21.9	
Standardabweichung	9.9	
Range	10 - 51	
Glasgow Coma Scale (GCS)		
Median	15.0	
Mittelwert	14.4	
Standardabweichung	1.4	
Range	9 - 15	
Bewusstsein einer tödlichen Bedrohung		
ja	26	24.5
nein / weiss nicht	80	75.5
Selbstverschulden des Unfalls		
ja	67	63.2
nein	39	36.8
Alkoholkonsum vor dem Unfall		
ja	22	20.8
nein	84	79.2
Drogenkonsum vor dem Unfall		
ja	4	3.8
nein	102	96.2
Selbsteinschätzung des Unfallschweregrades		
(1 = sehr leicht, 5 = sehr schwer, N = 103)		
Median	4.0	
Mittelwert	4.2	
Standardabweichung	0.9	
Range	2 - 5	

Basis für Prozentangaben: N = 106

2.5.2 Verweigerer

Die 14 Patienten, welche die Teilnahme an der Untersuchung ablehnten, wurden mit der definitiven Stichprobe (N = 106) verglichen (siehe Tabelle 6). Die beiden Gruppen unterschieden sich nicht hinsichtlich Geschlechterverteilung und Alter sowie der Mittelwerte der ISS- und GCS-Scores. Der einzige signifikante Unterschied wurde bei der Art des Unfalls gefunden: 7 (50%) der Ablehner hatten einen Arbeitsunfall erlitten, gegenüber nur 13 (17.7%) in der untersuchten Stichprobe (p < .01). Die 13 Patienten mit Arbeitsunfällen in der untersuchten Stichprobe zeigten zu T1 einen etwas höheren CAPS-2-Score als die Patienten mit anderen Unfallarten, also etwas stärker ausgeprägte Symptome der posttraumatischen Belastungsstörung. Dieser Unterschied war allerdings statistisch nicht signifikant ($\bar{x}$ = 24.5 versus $\bar{x}$ = 18.1, t = -1.32, df = 104, p = .19). Wie bereits erwähnt, vermuten wir, dass die Verweigerer möglicherweise eine Risikogruppe mit einem höheren Anteil an Patienten mit posttraumatischen Belastungsstörungen bilden, die aufgrund einer Angst vor psychischer Reexposition nicht an das traumatische Ereignis erinnert werden wollen. Da wir keine detaillierten Informationen über die 14 Personen haben, welche die Studienteilnahme verweigerten, konnte diese Frage nicht näher untersucht werden.

Tabelle 6: Verweigerer im Vergleich mit der untersuchten Stichprobe der Studie

Variable	Verweigerer (N=14)	Studienteilnehmer (N=106)	Test		df	p
Geschlecht (N)						
männlich	13	79				
weiblich	1	27	Fisher's Exact Test			.18
Alter (Jahre)						
Mittelwert	37.5	37.9				
Standardabw.	15.6	13.1	t-Test	t = .09	118	.93
Art des Unfalls (N)						
Verkehr	6	64				
Arbeit	7	13				
Haushalt	0	6				
Sport / Freizeit	1	23	Fisher's Exact Test [a]			<.01
ISS						
Mittelwert	23.3	21.9				
Standardabw.	10.7	9.9	t-Test	t = -.50	118	.62
GCS						
Mittelwert	14.6	14.4				
Standardabw.	1.1	1.4	t-Test	t = -.58	118	.56

Anmerkungen: Aufgeführt sind alle für die Verweigerer bekannten Variablen. Mann-Whitney U-Tests führen bezüglich Signifikanzniveau p ≤.05 zu den gleichen Resultaten wie die t-Tests.
[a] Verkehr, Haushalt und Sport / Freizeit zusammen als Kategorie vs. Arbeit

2.5.3 Drop-outs

Nach der Erstuntersuchung (T1) schieden 12 Patienten aus der Studie aus. Ein Patient beging Suizid; eine Patientin kehrte in ihr weit entferntes Heimatland zurück und stand deshalb für weitere Untersuchungstermine nicht mehr zur Verfügung. Die anderen 10 lehnten die weitere Teilnahme an der Studie ab. Nach dem zweiten Untersuchungstermin (T2) waren weitere drei Patienten nicht mehr bereit, an der Abschlussuntersuchung (T3) teilzunehmen. Über den gesamten Untersuchungsablauf schieden also insgesamt 15 von ursprünglich 121 Patienten aus. Dies entspricht einer Drop-out-Rate von 12.4%. Beim Vergleich der Drop-outs (N = 15) mit der untersuchten Stichprobe (N = 106) zeigten sich keine signifikante Unterschiede, weder bei Alter und Geschlecht, noch bei der Art des Unfalls oder dem Schweregrad der Verletzungen. Es fanden sich auch keine signifikanten Unterschiede hinsichtlich der Häufigkeit subsyndromaler oder voll ausgebildeter posttraumatischer Belastungsstörungen (siehe Tabelle 7, Seite 39). Bei praktisch allen anderen Variablen (soziodemographische und biographische Daten, LUNST-Skalen, subjektive Bewertungen durch den Patienten, CAPS-2, IES, SCL-90-R, FKV, SOC) unterschieden sich die Drop-outs ebenfalls nicht signifikant von der definitiven Stichprobe, mit einer einzigen Ausnahme: Die Drop-outs hatten einen niedrigeren Mittelwert auf der FKV-Subskala Religiosität und Sinnsuche (siehe Anhang, Tabelle 34, Seiten 179 ff.).

Es lässt sich also mit einiger Sicherheit sagen, dass wir mit den Drop-outs keine Gruppe von psychosozialen Risikopatienten verloren haben. Tendenziell handelte es sich bei diesen 15 Personen eher um jüngere, ledige, psychosozial weniger belastete Patienten, die auch ihre Erholungsfähigkeit subjektiv tendenziell höher einschätzten. Die Mittelwerte der CAPS-2, IES und SCL-90-R lagen bei den Drop-outs durchwegs tendenziell niedriger, entsprechend war auch das allgemeine Copingniveau tiefer, obschon, wie bereits festgestellt, diese Unterschiede statistisch nicht signifikant waren. Die meisten wirkten bei der Kontaktnahme auch nicht besonders belastet, sondern eher uninteressiert: Viele gaben als Grund für ihre Ablehnung an, der Unfall sei für sie nun Vergangenheit, sie hätten keine Probleme mehr damit und wollten sich deshalb nicht noch einmal damit beschäftigen.

Tabelle 7: Drop-outs im Vergleich mit der untersuchten Stichprobe der Studie.

Variable	Drop-outs (N=15)	Studie (N=106)	Test	df	p
Geschlecht (N)					
männlich	12	79			
weiblich	3	27	Fisher's Exact Test		.76
Alter (Jahre)					
Mittelwert	35.3	37.9			
Standardabweichnung	14.2	13.1	t-Test t = .71	119	.48
Art des Unfalls (N)					
Verkehr	11	64			
Arbeit	1	13			
Haushalt	0	6			
Sport / Freizeit	3	23	Fisher's Exact Test [a]		.46
ISS					
Mittelwert	21.0	21.9			
Standardabweichnung	9.7	9.9	t-Test t = .32	119	.75
Posttraumatische Belastungs-störung (N)					
Vollbild / subsyndromal	2	27			
keine	13	79	Fisher's Exact Test		.52

Anmerkungen: Alle aufgeführten Variablen wurden zu T1 erhoben.
Mann-Whitney U-Tests führen bezüglich Signifikanzniveau p ≤.05 zu den gleichen Resultaten wie die t-Tests.
[a] Verkehr und Sport / Freizeit zusammen als Kategorie vs. Arbeit und Haushalt zusammen

2.6 Entwicklung der somatischen und psychosozialen Befunde

Die Fragestellung 1 unserer Studie lautete: "Wie entwickeln sich die somatischen und psychosozialen Befunde bei schwerverletzten Patienten in den ersten 12 Monaten nach dem Unfall?"

Im Folgenden werden zunächst die erhobenen somatischen und psychosozialen Merkmale in ihrem Verlauf über den Unterschungszeitraum dargestellt. Die Mittelwerte aller hier referierten Skalen, einschliesslich der Standardabweichungen sowie der Minima und Maxima, finden sich in drei nach Messzeitpunkt getrennten Übersichtstabellen im Anhang (Kap. 9.2.3, Tabelle 36 ff., Seiten 183 ff.). Mit einer theoriegeleiteten Auswahl von Variablen (siehe Kap. 5.2, Seiten 101 ff.) wurden statistische Signifikanztests (Varianzanalysen) durchgeführt. Im Hinblick auf den Zeiteffekt werden die Ergebnisse dieser Analysen teilweise bereits hier referiert und, sofern von Interesse (z.B. Impact of Event Scale), durch weitere Analysen ergänzt.

2.6.1 Rahmenbedingungen und somatische Merkmale des Behandlungsverlaufs

Die Patienten verbrachten im Durchschnitt einen Monat im Akutspital. Viele Patienten wurden anschliessend in eine Rehabilitationsklinik überwiesen. Sie verbrachten dort zusätzlich durchschnittlich etwas mehr als einen Monat (siehe hierzu Tabelle 8). Der gesamte stationäre Aufenthalt in medizinischen Institutionen dauerte durchschnittlich 68.2 Tage. Zwei Patienten, beide mit einer Paraplegie, befanden sich ein Jahr nach dem Unfall immer noch in stationärer Behandlung in einer Rehabilitationsklinik.

Tabelle 8: Stationäre Aufenthalte und Dauer der unfallbedingten Arbeitsunfähigkeit in Tagen.

Variable	Median	Mittelwert	s	Range
Aufenthaltsdauer im Akutspital	21.5	30.5	30.6	1 - 213
Aufenthaltsdauer in Rehabilitationsklinik	10.0	37.6	71.5	0 - 364
Akutspital und Rehabilitationsklinik zusammen	46.0	68.2	76.5	4 - 365
Dauer der Arbeitsunfähigkeit [1]	176.5	205.5	122.4	25 - 365

Angaben in Tagen für das 1. Jahr nach dem Unfall
N = 106, ausser bei Dauer der Arbeitsunfähigkeit (N = 102)
[1] Teilarbeitsunfähigkeit pro rata angerechnet (Basis: Arbeitspensum vor dem Unfall, 7 Tage/Woche)

Die unfallbedingte Arbeitsunfähigkeit lag insgesamt bei etwas mehr als einem halben Jahr (Tabelle 8, Seite 40). Als Basis für die Berechnung der Anzahl Tage mit Arbeitsunfähigkeit wurde das effektiv geleistete Arbeitspensum vor dem Unfall genommen (in der Regel 100% oder 50%). Übergangsphasen mit Teilarbeitsunfähigkeit wurden auf dieser Basis pro rata angerechnet.

• Vor dem Unfall waren 100 von 106 Patienten (94.3%) zumindest in Teilzeit arbeitstätig bzw. in einer Schule oder Berufsausbildung. Nur 6 Patienten (5.7%) hatten prätraumatisch keine Erwerbstätigkeit ausser Haus (siehe auch Tabelle 3, Seite 34).

• Ein halbes Jahr nach dem Unfall waren, gemessen an der jeweiligen Arbeitsleistung vor dem Unfall, 39.6% der Patienten wieder voll in den Arbeitsprozess integriert. 17.0% leisteten noch ein reduziertes Pensum, 37.7% waren noch voll arbeitsunfähig (Tabelle 9). Von den Patienten, welche die Arbeit wieder aufgenommen hatten, gab jeder dritte (20; 34.5%) an, dass seine berufliche Leistungsfähigkeit im Vergleich zur Zeit vor dem Unfall noch reduziert sei.

• Nach Ablauf eines Jahres leisteten gut die Hälfte der Patienten wieder ein volles Arbeitspensum. 19.8% waren infolge des Unfalls noch teilweise, 20.8% weiterhin vollständig arbeitsunfähig. Auch zu diesem Zeitpunkt schätzte von den Patienten, welche die Arbeit wieder aufgenommen hatten, jeder dritte (26; 34.2%) seine subjektive berufliche Leistungsfähigkeit schlechter als vor dem Unfall ein.

68 Patienten (85%) waren wieder am ehemaligen Arbeitsplatz tätig. Von den anderen gaben nur vier die Folgen des Unfalls als Grund für ihren beruflichen Wechsel an. Drei dieser Patienten mussten dabei auch einen beruflichen Abstieg in Kauf nehmen.

Tabelle 9: Beschäftigungssituation vor und nach dem Unfall. Anzahl Patienten und % der Gesamtstichprobe (N = 106).

Beschäftigungssituation	vor Unfall		1/2 Jahr nach Unfall (T2)		1 Jahr nach Unfall (T3)	
Voll- oder teilzeit erwerbstätig, in Ausbildung	100	(94.3%)	42	(39.6%)	55	(51.9%)
Unfallbedingt reduziert erwerbstätig			18	(17.0%)	21	(19.8%)
Unfallbedingt nicht erwerbstätig			40	(37.7%)	22	(20.8%)
Nicht erwerbstätig	6	(5.7%)	6	(5.7%)	8	(7.5%)
Total	106	(100.0%)	106	(100.0%)	106	(100.0%)

Der *Paced Auditory Serial-Addition Task (PASAT)*, mit dem die kognitive Leistungsfähigkeit gemessen wurde, fand bei unseren Patienten keinen besonderen Anklang. Ein Teil verweigerte die Mitarbeit bei diesem Test, ein anderer Teil brach nach einem oder zwei Durchgängen ab. Nur 60 Patienten absolvierten den Test zu beiden Messzeitpunkten (T2 und T3) vollständig. Die durchschnittliche Fehlersumme über alle drei Durchgänge lag zum Messzeitpunkt T2, ein halbes Jahr nach dem Unfall, bei 37.3. Ein Jahr nach dem Unfall (T3) machten die Patienten mit 24.9 signifikant weniger Fehler (t = 8.30, df = 59, p < .001). Angesichts der vielen missings müssen diese Resultate mit Zurückhaltung interpretiert werden. Aufgrund der objektiven somatischen Befunde (GCS, Schädel-CT) unmittelbar nach dem Unfall und des klinischen Eindrucks über die drei Messzeitpunkte kann davon ausgegangen werden, dass kein Patient eine klinisch relevante hirnorganische Beeinträchtigung davongetragen hat. Auf der anderen Seite zeigt der Verlauf der PASAT-Werte, dass offensichtlich bei vielen Patienten in der zweiten Jahreshälfte nach einem schweren Unfall noch erhebliche Verbesserungen der kognitiven Leistungsfähigkeit eintreten. Da sich diese Veränderungen im subklinischen Bereich abspielen, lassen sich keine sicheren Aussagen darüber machen, ob die Befunde einen Einfluss auf die berufliche Leistungsfähigkeit haben.

Der Mittelwert für die *Functional Independence Measure (FIM)* lag bereits nach einem halben Jahr nahe beim Maximum von 4 ($\bar{x} = 3.90$): Offenbar waren praktisch alle Patienten hinsichtlich ihrer alltäglichen Verrichtungen wieder weitgehend selbständig. Dies traf auch beispielsweise für die querschnittsgelähmten Patienten zu, weil die FIM für solchen Patienten adaptierte Frageformulierungen vorsieht: z.B. wird die normale Gehfähigkeit der Fähigkeit einer querschnittsgelähmten Person im Rollstuhl zu fahren gleichgesetzt. Nach Ablauf von 12 Monaten hatte sich der FIM-Mittelwert nur noch leicht verbessert ($\bar{x} = 3.93$).

Ein Jahr nach dem Unfall litten 38 Patienten (35.8%) an unfallbedingten *körperlichen Behinderungen*. Von diesen klagten 16 auch über weiterbestehende verletzungsbedingte *Schmerzen*. Weitere 19 Patienten (17.9%) klagten über verletzungsbedingte *Schmerzen ohne körperliche Behinderungen*. Sieben Patienten (6.6%) standen aufgrund einer psychiatrischen Indikation unter einer psychotropen Medikation.

2.6.2 Globaleinschätzung der Erholungsfähigkeit

Die Frage nach der Erholungsfähigkeit des Patienten wurde von der Studienärztin, von den Patienten, vom Leiter der Intensivstation und vom IPS-Pflegepersonal eingeschätzt. Sie war ursprünglich in drei Teilbereiche gegliedert und lautete folgendermassen: "Wie schätzen Sie die Fähigkeit des Patienten ein, den Unfall und seine somatischen und psychosozialen Folgen zu bewältigen: bezüglich der somatischen Unfallfolgen, bezüglich der Wiederaufnahme der Arbeit, und bezüglich der Wiederaufnahme bisheriger sozialer Beziehungen?" Die Einschätzungen erfolgten auf einer Likert-Skala zwischen "1 = sehr gering" und "5 = sehr hoch". Da die drei Teilbereiche für die Rater sehr hoch untereinander korrelierten, wurden die Resultate der drei Teilfragen zusammengefasst. Die gesamte Erholungsfähigkeit wurde von der Studienärztin am höchsten eingeschätzt ($\bar{x} = 4.5$), gefolgt von der Selbsteinschätzung durch die Patienten ($\bar{x} = 4.3$), des ärztlichen Leiters der Intensivstation ($\bar{x} = 4.1$) und dem IPS-Pflegepersonal ($\bar{x} = 4.1$). Gemessen am Schweregrad des Unfalls und der Verletzungen, fielen die Globaleinschätzungen insgesamt sehr positiv aus.

Der Unterschied zwischen den Mittelwerten der Patienten und denen des IPS-Behandlungsteams (Arzt und Pflegepersonal) war nicht signifikant (F = 2.51, df = 1,94, p > .05, $\eta^2 = .03$). Die beiden Globaleinschätzungen korrelierten jedoch nicht signifikant (Spearman Korrelationskoeffizient, r = .18, p > .05). Mit anderen Worten: Obschon über alle Patienten betrachtet kein Unterschied in der Höhe der Globaleinschätzung bestand, wurde keine signifikante Übereinstimmung zwischen den Selbsteinschätzungen der Patienten und den Fremdeinschätzungen durch das zuständige Behandlungsteam gefunden.

2.6.3 Psychopathologische Symptome

Mit der Clinician-Administered PTSD Scale (CAPS-2) wurden die typischen psychopathologischen Symptome einer posttraumatischen Belastungsstörung erfasst.

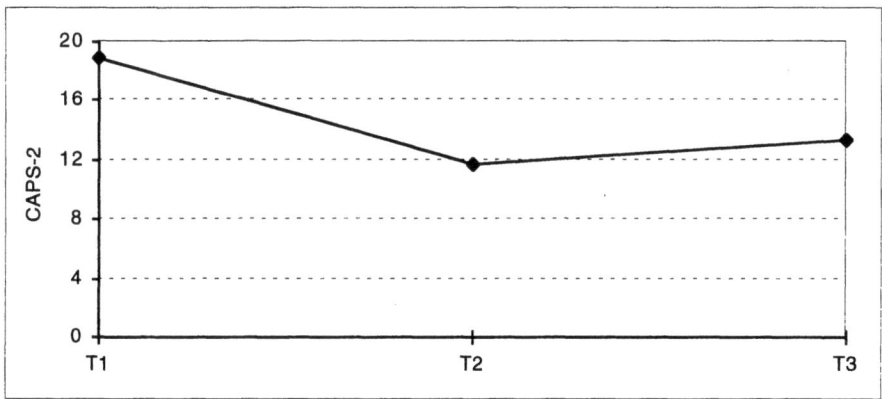

Abbildung 2:   Clinician-Administered PTSD Scale (CAPS-2). Verlauf des Mittelwerts des Gesamtscores (Frequenz + Intensität) über die drei Messzeitpunkte (N = 106).

Der *CAPS-2-Gesamtscore* wird als Summenscore von Frequenz und Intensität aller Items berechnet. Sein Mittelwert lag zum Messzeitpunkt T1 bei 18.9. Nach einem halben Jahr sank er auf 11.6, um dann zur Drittbefragung nach einem Jahr wieder leicht anzusteigen ($\bar{x}$ = 13.3, siehe Abbildung 2). Die Abnahme zwischen T1 und T2 war statistisch signifikant, die erneute Zunahme zwischen T2 und T3 war nicht signifikant (siehe Tabelle 16, Seite 73).

Der Gesamtscore der *Impact of Event Scale (IES)* nahm im Beobachtungszeitraum signifikant ab (siehe Abbildung 3, Seite 44). Auch die beiden Subskalen Intrusion und Vermeidung zeigten über die drei Messzeitpunkte einen signifikanten Rückgang.

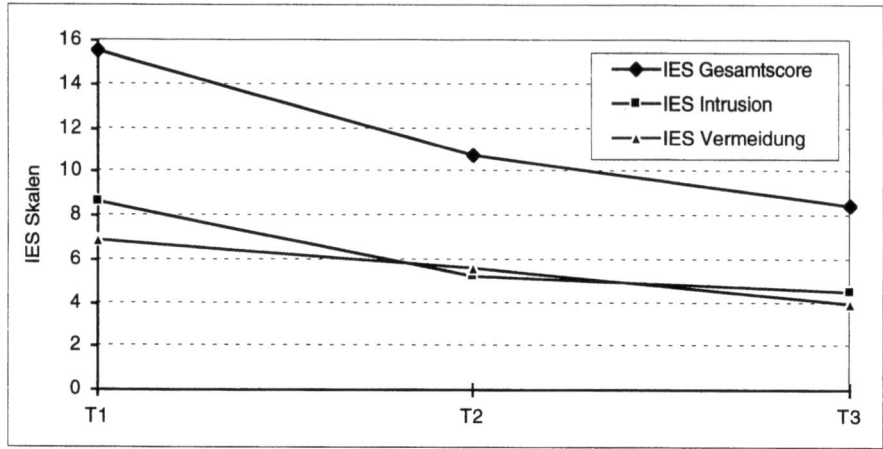

Univariate Varianzanalysen

Variable	Faktor	F	df	p	η^2
IES Gesamtscore	Zeit	19.52	2,190	**<.001**	.17
IES Intrusion	Zeit	20.92	2,190	**<.001**	.18
IES Vermeidung	Zeit	10.05	2,190	**<.001**	.10

Abbildung 3: Impact of Event Scale (IES). Verlauf der Mittelwerte des Gesamtscores sowie der Subskalen Intrusion und Vermeidung über die drei Messzeitpunkte (N = 96), und Ergebnis der univariaten Varianzanalyse mit Messwiederholungen.

Der Mittelwert des *SCL Global Severity Index 90* (siehe Abbildung 4, Seite 45) lag kurz nach dem Unfall im Vergleich zu einer Normstichprobe von 1006 "normal Gesunden" (Franke 1995) signifikant höher, was in der Phase der Akutbehandlung nach einem schweren Unfall mit ausgeprägten körperlichen Beschwerden zu erwarten war (Studie: $\bar{x}$ = 0.56, s = 0.41; Normstichprobe $\bar{x}$ = 0.33, s = 0.25; t = 5.39, df = 95, p < .001). 6 und 12 Monate nach dem Unfall fanden sich keine signifikanten Unterschiede zum erwähnten Normwert mehr (T2: t = 1.01, df = 95, p > .05; T3: t = 0.92, df = 95, p > .05).

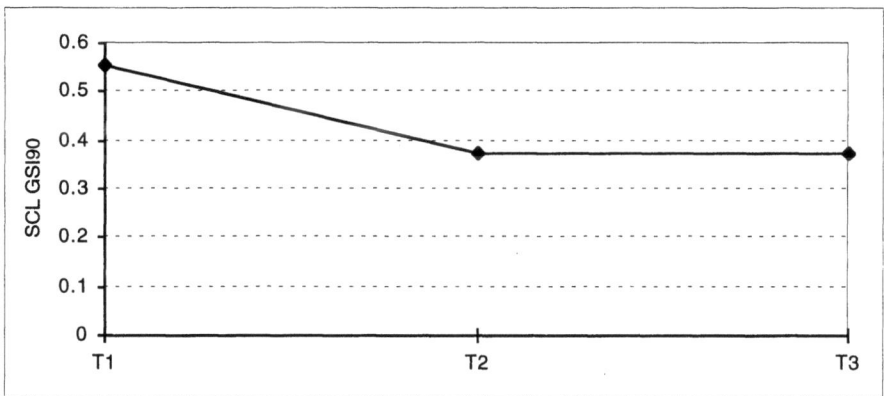

Abbildung 4: Symptom Checklist SCL-90-R: Verlauf des Mittelwerts des Global Severity Index 90 über die drei Messzeitpunkte (N = 96).

Die *Hospital Anxiety and Depression Scale (HADS)* wurde nur zum dritten Messzeitpunkt, 12 Monate nach dem Unfall, eingesetzt. 98 Patienten füllten den Fragebogen aus. Für die Subskala Depressivität lag der Mittelwert bei 3.4, für die Subskala Angst bei 4.1.

2.6.4 Soziale Ressourcen und Belastungen

Bezogen auf die zwei dem Unfall vorausgehenden Jahre gaben die Patienten durchschnittlich 3.4 *Lebensereignisse (life events)* an. Die *Belastung durch diese Lebensereignisse* erreichte einen Mittelwert von 5.7. Für das erste halbe Jahr nach dem Unfall wurden im Mittel 2.5 Lebensereignisse berichtet. Die gesamte Belastung durch diese Lebensereignisse wurde im Mittel mit 4.6 angegeben. Es macht auf den ersten Blick den Anschein, als ob die Anzahl Lebensereignisse und die damit verbundene Belastung nach dem Unfall abgenommen hätte. Die erste Messung (T1) bezog sich aber auf einen Zeitraum von zwei Jahren, die zweite Messung (T2) jedoch nur auf das halbe Jahr seit dem Unfall. Ein Jahr nach dem Unfall (T3) wurde bezüglich der zweiten Jahreshälfte nach dem Unfallereignis im Mittel von 2.4 Lebensereignissen berichtet, die insgesamt zu einem mittleren Belastungswert von 4.5 führten. Trotz der unterschiedlichen Beobachtungsperioden war die Abnahme der Gesamtbelastung durch Life events statistisch nicht signifikant (siehe Abbildung 10, Seite 109). Wir berechneten zusätzlich die durchschnittliche Belastung pro Lebensereignis und fanden keine signifikanten Unterschiede zu den drei Messzeitpunkten.

Die Grösse des *sozialen Netzes* blieb über die drei Messzeitpunkte praktisch konstant (kein signifikanter Zeiteffekt, siehe Abbildung 11, Seite 110). Auch das gesamte Ausmass der aus subjektiver Sicht verfügbaren *sozialen Unterstützung* veränderte sich im Beobachtungszeitraum nicht wesentlich. Im Laufe der Auswertungen wurde in den Diskussionen mit der Studienärztin klar, dass offensichtlich nicht alle Patienten die Frage nach der sozialen Unterstützung gleich verstanden haben. Einige bezogen die Frage nicht auf die von ihnen subjektiv wahrgenommene soziale Unterstützung im Zusammenhang mit dem Unfall und seinen Folgen, sondern beantworteten die Frage mehr in einem generellen Sinn. Viele dieser Patienten meinten, sie hätten gar kein Bedürfnis nach sozialer Unterstützung, womit die Information über die gegenwärtig subjektiv wahrgenommene soziale Unterstützung, ob nun gewünscht oder nicht, verloren ging. Die probatorischen Berechnungen mit der Variable soziale Unterstützung lieferten dementsprechend kontraintuitive Resultate. Deshalb entschlossen wir uns, für die weiteren Auswertungen nur die Grösse des sozialen Netzes zu verwenden, die immerhin auch einen Hinweis auf die soziale Unterstützung liefern kann.

In der Zeit vor dem Unfall waren die Patienten einem höheren *chronischen Alltagsstress* ("daily hassles") ausgesetzt als nach dem Unfall: Die Varianzanalyse über alle drei Messzeitpunkte zeigte einen signifikanten Zeiteffekt ($F = 5.21$, df = 2,210, $p < .01$, $\eta^2 = .05$). Die beiden unabhängigen Einzelvergleiche T1 - T2 und T2 - T3 lassen erkennen, dass nur zwischen T1 und T2 ein signifikanter Zeiteffekt vorhanden ist ($F = 5.84$, df = 1,105, $p < .05$, $\eta^2 = .05$). Die Abnahme des Alltagsstress von T2 zu T3 ist nicht signifikant ($F = 0.27$, df = 1,105, $p > .05$, $\eta^2 = .00$). Hier bildet sich möglicherweise die Entlastung von den üblichen privaten und beruflichen Rollenverpflichtungen ab, welche die Übernahme der Patientenrolle mit sich bringt.

2.6.5 Persönliche Ressourcen

Die Patienten setzten zu allen drei Messzeitpunkten eine breite Palette von Copingstrategien ein. Die Subskalen des *Freiburger Fragebogens zur Krankheitsverarbeitung (FKV)* (Abbildung 5, Seite 47) zeigen im Vergleich zu Melanompatienten (Zschocke und Muthny 1996) oder Brustkrebspatientinnen (Buddeberg 1992) ein bemerkenswert ähnliches Muster. Zum Messzeitpunkt T1 lag die Copingaktivität in allen Subskalen signifkant tiefer ($p < .01$) als bei akut hospitalisierten Patienten mit malignem Melanom (Zschocke und Muthny 1996), mit Ausnahme der Subskala Religiosität und Sinnsuche, bei der das 5%-Signifikanzniveau knapp verfehlt wurde ($p = .051$). Ein Jahr nach dem Unfall kann bei den meisten Patienten davon ausgegangen werden, dass sie sich in einem neuen psychosozialen Gleichgewicht befinden. Zu diesem Zeitpunkt lagen die Mittelwerte aller Subskalen signifikant tiefer als bei einer Normierungsstichprobe von 947 chronisch kranken Patienten (Muthny 1989); verglichen mit der bereits erwähnten Stichprobe von Melanompatienten, diesmal aber in der Phase der ambulanten Nachsorge, lagen die Mittelwerte ebenfalls in allen Subskalen tiefer, allerdings war der Unterschied in den Subskalen "Depressives Coping" und "Religiosität und Sinnsuche" hier statistisch nicht signifikant.

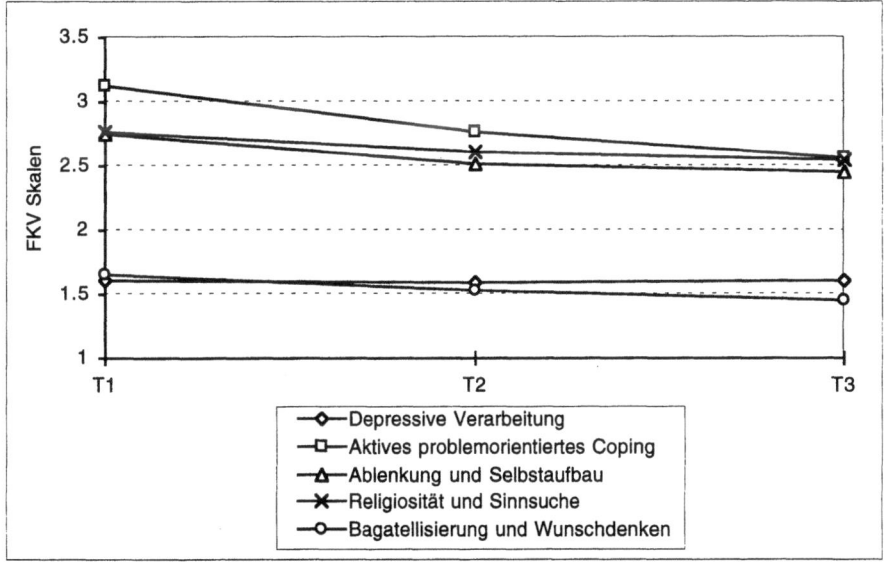

Abbildung 5: Freiburger Fragebogen zur Krankheitsverarbeitung (FKV): Verlauf der Mittelwerte der fünf Subskalen über die drei Messzeitpunkte (N = 95-97).

Der *Sense of Coherence (SOC)* lag zu allen drei Messzeitpunkten auf einem relativ hohen Niveau: Der Summenwert (N = 96) betrug kurz nach dem Unfall im Mittel 154.8, nach 6 Monaten 149.5, und nach 12 Monaten 150.5. Kurz nach dem Unfall lag der Mittelwert sogar leicht, allerdings statistisch nicht signifikant, über den in der Literatur berichteten Messungen in der Allgemeinbevölkerung (Cederblad et al. 1995; Kalimo und Vouri 1991; Langius und Bjorwell 1993).

2.6.6 Zusammenfassung und Kommentar

Die somatischen Ausgangsdaten belegen, dass die Patienten dieser Stichprobe tatsächlich schwere Verletzungen davongetragen haben: Der Injury Severity Score betrug im Mittel 21.9. Der Glasgow Coma Scale Score lag mit durchschnittlich 14.4 sehr nahe beim Maximum von 15, die allermeisten Patienten waren also bei Eintritt ins Universitätsspital bei klarem Bewusstsein. Dennoch hatten 41.5% der Patienten ein leichtes Schädelhirntrauma bzw. eine Kommotio erlitten. Die Verletzungen erforderten eine stationäre Behandlung im Akutspital von durchschnittlich einem Monat. Viele Patienten wurden anschliessend in eine Rehabilitationsklinik überwiesen. Die unfallbedingte Arbeitsunfähigkeit dauerte im Mittel ein halbes Jahr. Ein Jahr nach dem Unfall hatte aber nur etwas mehr als die Hälfte der Patienten die Arbeit wieder voll aufgenommen. Ein Drittel der Patienten litt ein Jahr nach dem Ereignis an unfallbedingten körperlichen Behinderungen. Hinsichtlich ihrer kognitiven Leistungsfähigkeit und der Selbständigkeit in der Verrichtung alltäglicher Aktivitäten waren die Patienten nach einem Jahr dennoch weitgehend wiederhergestellt.

In psychopathologischer Hinsicht lagen die Werte der entsprechenden Skalen (CAPS-2, IES, SCL-90-R) kurz nach dem Unfall am höchsten, um dann im Verlauf des Beobachtungszeitraums mehr oder weniger kontinuierlich abzusinken. Die Grösse des sozialen Netzes und die soziale Unterstützung blieben stabil, ebenso die Inzidenz von Lebensereignissen und damit verbundene Belastungen. Der chronische Alltagsstress nahm nach dem Unfall ab. Die Copingaktivitäten gingen mit zunehmender zeitlicher Distanz zum Unfallereignis teilweise zurück. Dass die generelle Copingaktivität in allen Subskalen und zu allen Messzeitpunkten vergleichsweise gering war, überrascht angesichts der schweren akuten Belastung zumindest kurz nach dem Unfall. Das Kohärenzgefühl (SOC) war in dieser Stichprobe auf einem relativ hohen Niveau.

Die Patienten waren, entsprechend dem Design dieser Studie, vor dem Unfall in körperlicher wie auch in psychosozialer Hinsicht weitgehend gesund. Sie litten prätraumatisch weder an schweren somatischen noch an psychischen Erkrankungen oder Behinderungen. Es handelt sich also bei dieser Stichprobe um primär weitgehend gesunde, in den meisten Fällen junge, überwiegend männliche Unfallopfer. Das hohe Kohärenzgefühl kann als weiterer Beleg dafür gesehen werden, dass die Patienten dieser Stichprobe mit relativ guten körperlichen und psychosozialen Ressourcen ausgestattet waren. Gleichzeitig waren sie aber vor ihrem Unfall auch einem gewissen Mass an psychosozialen Belastungen in Form von biographischen Risikofaktoren, belastenden Lebensereignissen und chronischem Alltagsstress ausgesetzt. Insgesamt fielen sowohl die psychischen Reaktionen (CAPS-2, IES, SCL-90-R) als auch die Copingaktivitäten angesichts der doch recht schweren Traumata überraschend gemässigt aus.

2.6.7 Diskussion der Entwicklung somatischer und psychosozialer Befunde

Die Entwicklung der *somatischen Befunde* über den Beobachtungszeitraum lässt im wesentlichen zwei Schlüsse zu: Zum einen belegen die Ausgangs- und Verlaufsbefunde, dass die Patienten dieser Stichprobe gravierende Verletzungen davongetragen haben. Die meisten Patienten mussten über viele Wochen oder sogar Monate stationär behandelt werden. Nach 6 Monaten hatten erst 40%, nach 12 Monaten etwa 50% der Patienten wieder ihre ursprüngliche Arbeitsleistung erreicht. Ein Jahr nach dem Trauma klagte mehr als die Hälfte der Patienten über unfallbedingte körperliche Behinderungen oder andauernde Schmerzen. Zum anderen sind die somatischen Verlaufsdaten aber auch ein eindrucksvoller Beleg für die Leistungsfähigkeit der modernen Unfallchirurgie bzw. für die Erholungsfähigkeit von Patienten, die einen schweren Unfall überlebt haben und wegen ihrer mehrheitlich lebensbedrohlichen Verletzungen vorübergehend intensivmedizinisch behandelt werden mussten. Unsere Studienärztin war immer wieder beeindruckt mitzuerleben, wie viele Patienten sich in körperlicher Hinsicht innerhalb des Beobachtungszeitraums weitgehend erholten. Aus salutogenetischer Perspektive lässt sich die gleiche Stichprobe demnach auch so beschreiben: Ein Jahr nach dem Unfall waren praktisch alle Patienten hinsichtlich ihrer alltäglichen Verrichtungen weitgehend selbständig. 72% hatten ihre Arbeit zumindest teilweise wieder aufgenommen. Von diesen beurteilten zwei Drittel ihre berufliche Leistungsfähigkeit subjektiv als mindestens gleich gut wie vor dem Unfall.

Die *psychosozialen Befunde* zeigen ein Verlaufsprofil, das nach einer traumatischen Erfahrung zu erwarten ist. Die Werte der Skalen zur Messung *psychopathologischer Symptome* (CAPS-2, IES, SCL-90-R) waren kurz nach dem Unfall deutlich erhöht, um dann im Verlauf des Untersuchungszeitraums mehr oder weniger kontinuierlich abzusinken. Für CAPS-2 und IES gibt es naturgemäss keine Vergleichsdaten von Normstichproben "nicht-traumatisierter" Menschen der Allgemeinbevölkerung. Bei der SCL-90-R zeigt der Vergleich mit einer Normstichprobe von 1006 "normal Gesunden" (Franke 1995), dass die Mittelwerte des Global Severity Index (GSI 90) nach 6 und 12 Monaten nicht mehr signifikant erhöht waren. Die allgemeine psychische Befindlichkeit war also bereits ein halbes Jahr nach dem Unfall offensichtlich nicht mehr wesentlich beeinträchtigt.

Dieser Befund wird später noch ausführlicher diskutiert werden müssen. Mangels prätraumatischer Ausgangsdaten lässt sich nicht mit Sicherheit sagen, ob die GSI 90-Mittelwerte zu T2 und T3 tatsächlich als Ausdruck einer psychischen "Normalisierung" zu verstehen sind. Die Patienten dieser Stichprobe können nicht ohne weiteres mit der Allgemeinbevölkerung verglichen werden. Schon nur das ungleiche Geschlechterverhältnis und die Altersverteilung machen dies deutlich. Es ist also nicht gesagt, dass die Patienten in ihrer psychischen Befindlichkeit 6 Monate nach dem Unfall bereits wieder auf dem gleichen Niveau waren wie vor dem Ereignis. Es wäre auch denkbar, dass die Patienten prätraumatisch weniger psychische Beschwerden hatten als die Allgemeinbevölkerung. In diesem Fall wären die GSI 90-Mittelwerte zu T2 und T3 immer noch als relativ erhöht anzusehen.

Die Befunde zu den *sozialen Ressourcen und Belastungen*, die mit den LUNST-Skalen erhoben wurden, sind mit Vorsicht zu interpretieren. Die Extremsituation, in der sich die Patienten zumindest beim Erstinterview befanden, lässt einen Vergleich der subjektiv wahrgenommenen Hilfsmöglichkeiten und Stressoren im sozialen Umfeld mit anderen Patientengruppen kaum zu. Es lässt sich aber soviel sagen, dass die Grösse des sozialen Netzes und die soziale Unterstützung stabil blieben, ebenso die Inzidenz von Lebensereignissen und damit verbundene Belastungen. Einzig der chronische Alltagsstress nahm nach dem Unfall ab. Hier bildete sich möglicherweise die Entlastung von den üblichen privaten und beruflichen Rollenerwartungen ab, welche die Übernahme der Patientenrolle mit sich bringt.

Zu allen drei Messzeitpunkten wurde ein relativ hoher *Sense of Coherence* (SOC) mit Mittelwerten um 150 oder mehr gemessen. Die Werte liegen sogar leicht über den in der Literatur berichteten Messungen in der Allgemeinbevölkerung (Cederblad et al. 1995; Kalimo und Vouri 1991; Langius und Bjorwell 1993). Dieser Befund kann auf verschiedene Arten interpretiert werden: Zum einen ist zu erwarten, dass ein traumatisches Ereignis wie ein schwerer, lebensbedrohlicher Unfall das Copingrepertoire der betroffenen Person aktiviert. Obschon der SOC kein Copinginstrument im engeren Sinne ist, so misst er doch die Fähigkeit eines Individuums, mit belastenden Lebensumständen umzugehen. Die hohen SOC-Mittelwerte unmittelbar nach dem Unfall könnten deshalb Ausdruck der Bereitschaft der Patienten sein, sich den Belastungen und Herausforderungen zu stellen, die der Unfall und seine unmittelbaren Folgen mit sich bringen. Andererseits könnte das Resultat auch als Zeichen eines vorübergehenden Gefühls von Stärke und "Unbesiegbarkeit" unter dem unmittelbaren Eindruck der soeben überstandenen lebensbedrohlichen Situation verstanden werden. Die statistisch signifikante Abnahme des SOC-Mittelwertes zwischen T1 und T2 unterstützt diese Sichtweise. Schliesslich könnte das hohe Kohärenzgefühl aber auch als weiterer Beleg dafür gesehen werden, dass die Patienten dieser Stichprobe mit bereits prätraumatisch relativ guten körperlichen und psychosozialen Ressourcen ausgestattet waren.

Bis heute gibt es unseres Wissens erst wenige Studien über Unfälle oder andere traumatische Ereignisse, in denen der SOC verwendet wurde. In einer kleinen Stichprobe von 51 Unfallpatienten in Deutschland lag der SOC 6 Monate nach dem Unfall bei 143.9 (Frommberger et al. 1998). Eriksson und Lundin untersuchten Überlebende des ESTONIA-Fährunglücks in der Ostsee (Eriksson und Lundin 1996). Der SOC lag hier 3 Monate nach dem Ereignis bei 62.8 (Kurzversion mit 12 Items). Umgerechnet auf die Vollversion des SOC mit 29 Items entspricht dies einem Wert von etwa 151.8. Die SOC-Scores lagen also in unserer Studie deutlich über den Werten in der deutschen Studie, hingegen sehr nahe bei den Ergebnissen der skandinavischen Kollegen.

Zusammenfassend lässt sich sagen, dass die Patienten dieser Studie, entsprechend den gewählten Ein- und Ausschlusskriterien, vor dem Unfall in körperlicher wie auch in psychosozialer Hinsicht weitgehend gesund waren. Insgesamt waren sie mit relativ guten körperlichen und psychosozialen Ressourcen ausgestattet. Alle Patienten erlitten schwere Unfälle mit gravierenden, mehrheitlich lebensbedrohlichen Verletzungen. Der somatische Behandlungsverlauf war durch mehrwöchige Klinikaufenthalte und in den meisten Fällen eine mehrmonatige Arbeitsunfähigkeit gekennzeichnet. Nach einem Jahr hatte aber doch eine Mehrheit der Patienten ihre Arbeit zumindest teilweise wieder aufgenommen.

Die *erste Hypothese* dieser Studie konnte weitgehend *bestätigt* werden. 6 Monate nach dem Unfall war die Mehrheit der Patienten nicht mehr in stationärer Behandlung, jedoch immer noch zumindest teilweise arbeitsunfähig. Nach 12 Monaten war gut die Hälfte der Patienten wieder voll arbeitsfähig. Etwa jeder dritte Patient trug eine bleibende körperliche Beeinträchtigung oder Behinderung davon. Die psychischen Reaktionen - gemessen in Form von Bewältigungsanstrengungen, Befindlichkeitsstörungen und psychopathologischen Symptomen - waren unmittelbar nach dem Unfall am ausgeprägtesten und nahmen in den ersten 6 Monaten deutlich ab. Der "Normalisierungsprozess" setzte sich in der zweiten Jahreshälfte nach dem Unfall in abgeschwächtem Masse fort.

2.7 Skalenanalysen

Zur Reliabilitätsanalyse der in der Studie eingesetzten Untersuchungsinstrumente wurden die internen Konsistenzen der Gesamtskalen wie auch der Subskalen bestimmt. Zudem wurden die Interkorrelationen der einzelnen Subskalen berechnet. Für die Skalenanalysen wurden die Messungen der Erstbefragung (T1) verwendet, mit Ausnahme der Hospital Anxiety and Depression Scale, die nur zum Messzeitpunkt T3 eingesetzt wurde.

2.7.1 Clinician-Administered PTSD Scale (CAPS-2)

Die CAPS-2 ist ein Frabogen mit 17 Items. In der Literatur wird für die interne Konsistenz der Skala ein Cronbach's Alpha von .94 angegeben (Blake et al. 1995). Für unsere Stichprobe (N = 106) errechneten wir ein Cronbach's Alpha von .71. Die Trennschärfe der einzelnen Items kann aus Tabelle 10 (Seite 52) entnommen werden.

Tabelle 10: Item- und Reliabiltätsanalyse der Clinician-Administered PTSD Scale CAPS-2: Cronbach's Alpha = 0.71 (17 Items, N = 106).

Nr.	Item	r_{it}	$Alpha_{(-i)}$
1	Erinnerungen an das Ereignis	.52	.67
2	Leid bei (erneuter) Konfrontation	.56	.67
3	Handeln oder Fühlen wie während dem Ereignis	.57	.68
4	Belastende Träume über das Ereignis	.32	.70
5	Anstrengungen, Gedanken oder Gefühle zu vermeiden	.55	.67
6	Anstrengungen, Aktivitäten oder Situationen zu vermeiden	.51	.68
7	Unfähigkeit sich zu erinnern (psychogene Amnesie)	-.07	.77
8	Vermindertes Interesse an Aktivitäten	.23	.71
9	Gefühl der Isolierung bzw. Entfremdung	.14	.71
10	Eingeschränkter Affekt	.17	.71
11	Gefühl verkürzter Zukunftsperspektiven	.40	.69
12	Ein- oder Durchschlafstörungen	.36	.69
13	Reizbarkeit oder Wutausbrüche	.20	.71
14	Konzentrationsschwierigkeiten	.20	.71
15	Hypervigilanz	.08	.72
16	Übertriebene Schreckreaktion	.37	.69
17	Physiologische Reaktionen bei (erneuter) Konfrontation	.48	.68

r_{it} Trennschärfe
$Alpha_{(-i)}$ Cronbach's Alpha ohne dieses Item

Die Item-und Reliabilitätsanalyse der CAPS-2 ergab für das Item Nr. 7 (psychogene Amnesie) eine negative Trennschärfe von -.07. Eine solche Trennschärfe erweckt den Eindruck, dass das Item nicht der Konzeption der CAPS-2 entspricht: Personen mit ausgeprägter retrograder Amnesie wiesen in dieser Stichprobe tendenziell eine eher geringe posttraumatische Symptomatik auf. Ein solcher Zusammenhang widerspricht aber dem theoretischen Konzept der posttraumatischen Belastungsstörung (APA 1987) und der CAPS-2 (Blake et al. 1995; Blake et al. 1990; Weathers und Litz 1994). Dieser Befund lässt sich am ehesten so erklären: Die Frage zu Item Nr. 7 lautet "Waren Sie in der vergangenen Woche unfähig, sich an wichtige Teile des Ereignisses zu erinnern (z.B. Namen, Gesichter, Ablauf des Ereignisses)?" Mit diesem Item sollte eine mögliche psychogene Amnesie erfragt werden, die im Konzept der posttraumatischen Belastungsstörung als Vermeidungssymptom eingeordnet wird. Die Frage wurde in unserer Stichprobe von sehr vielen Patienten positiv beantwortet. Das ist nicht weiter erstaunlich, hatten doch zwei Drittel der Patienten angegeben, sie seien zumindest kurzfristig bewusstlos gewesen; bei 40 Patienten (37.7%) war sogar in der chirurgischen Krankengeschichte eine retrograde Amnesie vermerkt worden. Es erwies sich als unmöglich, im Einzelfall festzustellen, ob eine teilweise oder vollständige Amnesie psychogener Natur war (und somit als Symptom einer posttraumatischen Belastungsstörung gewertet werden musste), oder ob der Patient aufgrund eines leichten Schädelhirntraumas unter einer organischen Amnesie litt. Es ist aber bekannt, dass eine organisch bedingte retrograde Amnesie im Gegensatz zur psychogenen Amnesie eine protektive Wirkung im Hinblick auf die Entwicklung einer postraumatischen Belastungsstörung ausüben kann (Bryant und Harvey 1996; Mayou et al. 1993; Mayou et al. 1997). Item Nr. 7 wurde sehr wahrscheinlich zumindest von einem Teil der Patienten nicht im Sinne eines zur posttraumatischen Belastungsstörung gehörenden Symptoms beantwortet. Wir entschlossen uns deshalb, für alle weiteren Analysen mit der CAPS-2 das Item Nr. 7 (psychogene Amnesie) wegzulassen. Dieses Vorgehen erwies sich auch teststatistisch als sinnvoll, denn dadurch erhöhte sich die interne Konsistenz der Gesamtskala auf ein Cronbach's Alpha von .77 (siehe Tabelle 11, Seite 53).

Tabelle 11: Item- und Reliabiltätsanalyse der reduzierten Clinician-Administered PTSD Scale (entspricht CAPS-2 ohne Item Nr. 7): Cronbach's Alpha = 0.77 (16 Items, N = 106).

Nr.	Item	r_{it}	$Alpha_{(-i)}$
1	Erinnerungen an das Ereignis	.53	.74
2	Leid bei (erneuter) Konfrontation	.57	.73
3	Handeln oder Fühlen wie während dem Ereignis	.61	.74
4	Belastende Träume über das Ereignis	.36	.75
5	Anstrengungen, Gedanken oder Gefühle zu vermeiden	.60	.73
6	Anstrengungen, Aktivitäten oder Situationen zu vermeiden	.53	.74
8	Vermindertes Interesse an Aktivitäten	.24	.77
9	Gefühl der Isolierung bzw. Entfremdung	.10	.77
10	Eingeschränkter Affekt	.14	.77
11	Gefühl verkürzter Zukunftsperspektiven	.40	.75
12	Ein- oder Durchschlafstörungen	.40	.75
13	Reizbarkeit oder Wutausbrüche	.22	.76
14	Konzentrationsschwierigkeiten	.17	.77
15	Hypervigilanz	.09	.77
16	Übertriebene Schreckreaktion	.41	.75
17	Physiologische Reaktionen bei (erneuter) Konfrontation	.49	.74

r_{it} Trennschärfe
$Alpha_{(-i)}$ Cronbach's Alpha ohne dieses Item

2.7.2 Impact of Event Scale (IES)

103 Patienten füllten die Impact of Event Scale aus. Der IES-Gesamtscore wies ein Cronbach's Alpha von .89 auf (siehe Tabelle 14, Seite 57). Die interne Konsistenz war für die Subskala Intrusion mit .89 höher als für die Subskala Vermeidung (.75). Die Werte sind mit entsprechenden Angaben aus der Literatur vergleichbar (Weiss und Marmar 1997). Die beiden Subskalen korrelierten hoch untereinander (r = .70, p < .001), was nahelegen würde, nur mit dem IES-Gesamtscore zu rechnen. Wiedererleben (Intrusion) und Vermeidung sind aber konzeptuell zwei unterschiedliche Phänomene, die je nach Dauer und Ausprägung als zwei einander ergänzende Aspekte normalpsychologischer posttraumatischer Bewältigungsbemühungen bzw. als Symptome einer posttraumatischen Belastungsstörung verstanden werden können. Auch in der Literatur wird häufig mit den beiden Subskalen separat gearbeitet. Aus diesen Gründen wurden auch in dieser Studie beide Subskalen für die weiteren Auswertungen verwendet.

2.7.3 Symptom Checklist (SCL-90-R)

101 Patienten füllten die Symptom Checklist SCL-90-R aus. Die internen Konsistenzen der neun Subskalen lagen mit Cronbach's Alphas zwischen .62 und .84 praktisch durchwegs höher als die verfügbaren Vergleichswerte (Franke 1995). Der SCL Global Severity Index 90 entspricht einem Gesamtscore, gebildet aus 90 Items. Er weist mit .96 eine sehr hohe interne Konsistenz auf (siehe Tabelle 14, Seite 57). Alle neun Subskalen korrelierten hoch untereinander, die Korrelationskoeffizienten erreichten z.T. die Höhe der internen Konsistenzen. Auf diesen Sachverhalt wird im Handbuch der deutschen Ausgabe hingewiesen (Franke 1995). Vermutlich misst die SCL-90-R eher einen "Generalfaktor psychischer Beschwerden" (Klaghofer und Brähler 1998). Deshalb wurde für die statistischen Auswertungen ausschliesslich der Gesamtscore, der sogenannte "Global Severity Index 90" verwendet.

2.7.4 Hospital Anxiety and Depression Scale (HADS)

Die HADS wurde von 98 Patienten ausgefüllt. Gemäss einem neueren Übersichtsartikel (Herrmann 1997) liegen die internen Konsistenzen in anderen Studien für die Subskala Angst zwischen .80 und.93 und für die Subskala Depressivität zwischen .81 und .90. Wir errechneten bei unserer Stichprobe für die Subskala Angst ein Cronbach's Alpha von .85, für die Subskala Depressivität ein Alpha von .82 (Tabelle 14, Seite 57). Trotz der hohen Interkorrelationen der beiden Subskalen (r = .72, p < .001) macht es keinen Sinn, hier einen Gesamtscore zu bilden: Es liegt auf der Hand, dass Angst und Depressivität konzeptuell gut abgegrenzte psychopathologische Phänomene sind, deren Prävalenzen sich aber teilweise überschneiden. Es finden sich auch keine Publikationen, in denen mit einem Gesamtscore gerechnet wurde. Ebenso werden in dem erwähnten Übersichtsartikel (Herrmann 1997) keine internen Konsistenzen für die Gesamtskala referiert. Dementsprechend wurde in der vorliegenden Studie mit den beiden Subskalen separat gerechnet.

2.7.5 Life Events / soziales Netz / soziale Unterstützung / chronischer Alltagsstress (LUNST)

Für die sogenannten LUNST-Skalen sind vollständige Daten von allen 106 Patienten vorhanden. Die internen Konsistenzen der fünf Subskalen lagen zwischen .30 und .70. Nur die Subskalen "Belastung durch Life Events" (.65) und "Soziale Unterstützung" (.70) weisen eine akzeptable interne Konsistenz auf. Vergleichsdaten liegen nur teilweise vor: In einem kürzlich abgeschlossenen Forschungsprojekt des Schweizerischen Nationalfonds über "Behandlungsverläufe von Patienten mit somatoformen Funktionsstörungen" (Projekt-Nr. 32.40387.94) wurde für "Belastung durch Life Events" eine ähnliche interne Konsistenz gefunden. Eine Methodenstudie der Abteilung für Psychosoziale Medizin des Universitätsspitals Zürich erbrachte für die Subskalen "Soziale Unterstützung" und "Chronischer Alltagsstress" vergleichbare Werte (Suter und Meyer-Fehr 1991). Signifikante Interkorrelationen wurden für chronischen Alltagsstress mit Life Events und Belastung durch Life Events, zwischen sozialem Netz und sozialer Unterstützung sowie zwischen Life Events und Belastung durch life events gefunden (Tabelle 12).

Tabelle 12: Interkorrelationen der LUNST-Skalen (Korrelationskoeffizienten nach Pearson, 2-seitige Signifikanz, N = 106).

	LEA	LEBC	SONE	SOUN
LEBC: Belastung durch life events	.82 p < .001			
SONE: Soziales Netz	-.16 p = .093	-.17 p = .086		
SOUN: Soziale Unterstützung	-.17 p = .073	-.11 p = .247	.45 p < .001	
ALLST: Chronischer Alltagsstress	.33 p < .001	.51 p < .001	-.18 p = .060	.00 p = .978

LEA   Anzahl Life events
LEBC   Belastung durch Life events
SONE   Soziales Netz
SOUN   Soziale Unterstützung
ALLST: Chronischer Alltagsstress

2.7.6 Freiburger Fragebogen zur Krankheitsverarbeitung (FKV)

102 Patienten füllten den FKV vollständig aus. Die interne Konsistenz lag bei der Subskala "Religiosität und Sinnsuche" mit .46 im Vergleich zu den Werten im Manual deutlich tiefer (Muthny 1989), die anderen Subskalen zeigten mit Werten zwischen .61 und .73 zufriedenstellende interne Konsistenzen. Die meisten Subskalen korrelieren untereinander signifikant positiv (siehe Tabelle 13). Auf dieses Phänomen wies schon Muthny in seinem Manual zum FKV hin (Muthny 1989). Dennoch scheint es klinisch sinnvoll, mit den 5 Subskalen und nicht mit einem "Coping-Gesamtscore" zu rechnen.

Tabelle 13: Interkorrelationen des Freiburger Fragebogens zur Krankheitsverarbeitung (Korrelationskoeffizienten nach Pearson, 2-seitige Signifikanz, N = 102).

	FKVDEP	FKVAKT	FKVABL	FKVREL
FKVAKT: Aktives problemorientiertes Coping	.20 p = .046			
FKVABL: Ablenkung und Selbstaufbau	.26 p = .009	.50 p < .001		
FKVREL: Religiosität und Sinnsuche	.37 p < .001	.38 p < .001	.48 p < .001	
FKVBAG: Bagatellisierung und Wunschdenken	.39 p < .001	.14 p = .168	.27 p = .005	.20 p = .039

FKVDEP   Depressive Verarbeitung
FKVAKT   Aktives problemorientiertes Coping
FKVABL   Ablenkung und Selbstaufbau
FKVREL   Religiosität und Sinnsuche
FKVBAG   Bagatellisierung und Wunschdenken

2.7.7 Sense of Coherence (SOC)

Der Sense of Coherence SOC zeigte in seiner Vollversion mit 29 Items eine sehr hohe interne Konsistenz: Cronbach's Alpha lag bei .90 (siehe Tabelle 14, Seite 57) und damit in dem von Antonovsky angegebenen Bereich (Antonovsky 1993).

2.7.8 Übersicht

Tabelle 14 auf Seite 57 gibt eine Übersicht über die internen Konsistenzen der in der Studie eingesetzten Untersuchungsinstrumente. Soweit vorhanden, wurden auch Vergleichswerte aus der Literatur aufgeführt.

Tabelle 14: Interne Konsistenzen der in der Studie eingesetzten Untersuchungsinstrumente. In der rechten Spalte sind Vergleichswerte aus der Literatur aufgeführt.

Skala	Cronbach's Alpha	
	Studie	Vergleichswert
Clinician-Administered PTSD Scale (CAPS-2)	.77 [1]	.94 [2]
Impact of Event Scale (IES)		
IES Gesamtscore	.89	
IES Intrusion	.89	.79 - .92 [3]
IES Vermeidung	.75	.79 - .92 [3]
Symptom Checklist (SCL-90-R)		
SCL Global Severity Index 90	.96	.94 [4]
Hospital Anxiety and Depression Scale (HADS)		
HADS-Angst	.85	.80 - .93 [5]
HADS-Depressivität	.82	.81 - .90 [5]
LUNST-Skalen		
Anzahl Life Events	.54	
Belastung durch Life Events	.65	.68 [6]
Soziales Netz	.48	
Soziale Unterstützung (gesamthaft)	.70	.73 [7]
Chronischer Alltagsstress	.30	.52 [7]
Freiburger Fragebogen zur Krankheitsverarbeitung		
FKV Depressive Verarbeitung	.61	.77 [8]
FKV Aktives problemorientiertes Coping	.73	.73 [8]
FKV Ablenkung und Selbstaufbau	.68	.71 [8]
FKV Religiosität und Sinnsuche	.46	.68 [8]
FKV Bagatellisierung und Wunschdenken	.63	.73 [8]
Sense of Coherence	.90	.86 - .95 [9]

Legende zur Tabelle 14:
[1] CAPS-2 ohne Item Nr. 7 (psychogene Amnesie)
[2] CAPS-1: Blake et al. 1995
[3] Weiss und Marmar 1997
[4] Franke 1995
[5] Herrmann 1997
[6] Nationalfonds-Projekt Nr. 32.40387.94 (Johann Steurer, Zürich): "Behandlungsverläufe von Patienten mit somatoformen Funktionsstörungen"
[7] Suter und Meyer-Fehr 1991
[8] Muthny 1989
[9] Antonovsky 1993
Alle Werte gelten für den Messzeitpunkt T1, ausser HADS (T3)

Im Anhang befindet sich eine Korrelationsmatrix, die über die Beziehungen zwischen den oben beschriebenen Skalen Aufschluss gibt (Kapitel 9.2.2, Tabelle 35, Seite 182).

Die Skalenanalysen ergaben Reliabilitätswerte, die mit den Werten in den jeweiligen Handbüchern bzw. in der entsprechenden Literatur recht gut übereinstimmen. Aufgrund dieser Datenlage scheint es gerechtfertigt, in den statistischen Auswertungen die Skalen in ihrer Originalform weiterzuverwenden. Einzige Ausnahme bildet die CAPS-2, bei der, wie auf den Seiten 51 ff. ausführlich begründet, das Item Nr. 7 (psychogene Amnesie) weggelassen wurde.

2.8 Diskussion der gewählten Methodik

2.8.1 Stichprobenselektion

Das Problem der Selektion einer möglichst homogenen Stichprobe wurde in der bisherigen psychotraumatologischen Forschung mit Unfallopfern unterschiedlich gelöst (Schnyder und Buddeberg 1996). Was den *Schweregrad der Verletzungen* anbelangt, so wurden in den meisten Studien Patienten mit einer relativ breiten Palette von leichten bis mittelschweren Verletzungen untersucht. Einige Studien schlossen allerdings auch einen gewissen Anteil schwerverletzter Patienten mit ein (Andersson et al. 1994; Malt 1988). Eine Sonderstellung nimmt die kleine Studie von Green et al. ein, in der 24 vermutlich überwiegend schwerverletzte Patienten untersucht wurden (Green et al. 1993). Leider werden in der Publikation aber nur die ISS-Mittelwerte der beiden Vergleichsgruppen (mit bzw. ohne posttraumatische Belastungsstörung) erwähnt.

Andere Forscher untersuchten Stichproben, die hinsichtlich der *Art der Verletzung* homogen waren, indem sie beispielsweise nur Patienten mit Frakturen der langen Röhrenknochen (Feinstein und Dolan 1991), Handverletzungen (Grunert et al. 1992a; Lee et al. 1985), Verbrennungen (Alexander 1993; Malt und Ugland 1989; Perry et al. 1992; Powers et al. 1994) oder Querschnittslähmungen (Buckelew et al. 1990; Bulman und Wortman 1977; Moore et al. 1994) in ihre Studie aufnahmen.

Auch hinsichtlich der *Verletzungsursache* sind in den bisher durchgeführten Studien die Stichproben nicht in gleichem Masse homogen: In einigen Studien wurde beispielsweise zu wenig klar getrennt zwischen unfallbedingten Verletzungen und solchen, die durch eine Gewalttat oder einen Suizidversuch zustandegekommen waren (Malt 1988; Shalev et al. 1996). In den meisten Stichproben waren unterschiedliche Unfallarten vertreten (Feinstein und Dolan 1991; Malt 1988; Shalev et al. 1996). Relativ viele Forscher reduzierten die Komplexität der Materie, indem sie sich auf Strassenverkehrsunfälle beschränkten. Als aktuelle Beispiele seien die Studien der Arbeitsgruppen um Blanchard (Blanchard et al. 1995c) und Mayou (Mayou et al. 1993; Mayou et al. 1997) genannt.

Die Diskussion um die Bedeutung der Art und des Ausmasses eines Stressors für die Entwicklung posttraumatischer psychischer Störungen ist seit vielen Jahren im Gange und bis heute nicht abgeschlossen (March 1993). Die Schwierigkeit besteht bekanntlich darin, dass es wahrscheinlich kein objektives Mass für die pathogene Wirkung eines Stressors gibt. Man ist davon abgekommen, ein Ereignis als Stressor aufzufassen, wenn es "ausserhalb des üblichen menschlichen Erlebens" liegt (APA 1987), weil es sich als unmöglich erwiesen hat, genau zu definieren, was "übliches" menschliches Erleben ist. In den neueren Stressor-Definitionen des DSM-IV und des ICD-10 wird deshalb von Ereignissen gesprochen, die mit einer ernsthaften Bedrohung für das Leben, die Sicherheit oder körperliche Unversehrtheit des Betroffenen einhergehen (APA 1994; WHO 1992).

Aus forschungsmethodischer Sicht ist es von Vorteil, wenn eine Stichprobe so gut wie möglich definiert und hinsichtlich der für die Fragestellung relevanten Merkmale möglichst homogen ist. Aus psychotraumatologischer Perspektive schien es uns wichtig, Homogenität in erster Linie hinsichtlich des Stressor-Kriteriums anzustreben. Entsprechend dieser Priorität wurden die Selektionskriterien festgelegt: Für die Aufnahme in unsere Studie mussten die Patienten schwere Verletzungen (ISS ≥10) erlitten haben, die eine intensivmedizinische Behandlung erforderten. Unseres Wissens wurde damit erstmals eine homogene Stichprobe mit ausschliesslich schwerverletzten Unfallpatienten untersucht. Im weiteren wurden alle Patienten mit einem schweren Schädelhirntrauma (GCS <9) von der Studie ausgeschlossen, da sich gewisse Symptome der posttraumatischen Belastungsstörung, z.B. Konzentrationsstörungen, kaum von jenen einer posttraumatischen hirnorganischen Störung unterscheiden. Die Berücksichtigung dieses unseres Erachtens wichtigen Ausschlusskriteriums hatte zur Folge, dass insgesamt 89 Patienten nicht in die Studie aufgenommen werden konnten (siehe Tabelle 1, Seite 19).

Durch weitere Selektionskriterien wurde die Homogenität der Stichprobe noch erhöht. Alle Patienten, deren Verletzungen als Folge einer Suizidhandlung oder einer Gewalttat entstanden waren, wurden von der Studie ausgeschlossen. Da die Patienten ausserdem über relativ gute Deutschkenntnisse verfügen mussten, um an dem ausführlichen klinischen Interview teilnehmen und mehrere Selbstrating-Fragebogen ausfüllen zu können, konnten nur sprachlich gut integrierte Ausländer an der Studie teilnehmen. Ferner wurden sämtliche Patienten ausgeschlossen, die bereits vor dem Unfall an schweren somatischen und/oder psychischen Erkrankungen bzw. Behinderungen litten (N = 41, siehe Tabelle 1, Seite 19).

Zusammenfassend lässt sich sagen, dass in der vorliegenden Studie unseres Wissens erstmals ein relativ homogenes Kollektiv von prätraumatisch in körperlicher wie psychischer Hinsicht weitgehend gesunden, jedenfalls bis dahin klinisch nicht auffälligen Personen untersucht wurde, die aufgrund eines Unfalls schwere, mehrheitlich lebensbedrohliche Verletzungen, aber kein schweres Schädel-hirntrauma erlitten hatten.

Hinsichtlich der Stichprobenselektion wurde von uns ein ähnliches Vorgehen wie in der Studie von Malt gewählt (Malt 1988). Es wurden alle Arten von Unfällen eingeschlossen. Patienten mit schwerem Schädelhirntrauma und solche mit schweren somatischen und/oder psychischen Vorerkrankungen bzw. Behinderungen wurden ausgeschlossen. Zu erwähnen ist, dass in der Stichprobe von Malt eine kleine Gruppe von Gewaltopfern (4.4%) enthalten ist. Die Arbeitsgruppe um Blanchard untersuchte eine Stichprobe, die zwar durch die Beschränkung auf Strassenverkehrsunfälle hinsichtlich der Un-fallursache homogen war (Blanchard et al. 1995c). Auf der anderen Seite waren aber die Selektionskri-terien weniger differenziert als in der vorliegenden Studie. Beispielsweise wurden Patienten mit Schädelhirntrauma oder mit prätraumatischen körperlichen oder psychischen Beeinträchtigungen nicht ausgeschlossen. Der wichtigste Unterschied unseres Vorgehens im Vergleich zu den beiden erwähnten Studien ist aber die Fokussierung auf ausschliesslich schwerverletzte Patienten.

Malt rekrutierte eine Zufallsstichprobe, indem er, verteilt über einen Zeitraum von neun Monaten, für jeden Wochentag (Montag bis Sonntag) im Voraus fünf Daten bestimmte, an welchen bis zu vier Pati-enten rekrutiert werden konnten (Malt 1988). Daraus entstand eine Rekrutierungszeit von 35 Tagen, die aber über einen Zeitraum von neun Monaten verteilt waren. Blanchard hingegen rekrutierte die Patienten für seine Studie zum einen über Zuweisungen durch verschiedene praktizierende Ärzte; ein zweiter Teil der Stichprobe meldete sich beim Forscherteam aufgrund von Medienaufrufen (Blanchard et al. 1995c). Es muss deshalb angenommen werden, dass die Stichprobe der Blanchard-Studie aufgrund von Selektionseffekten einige Verzerrungen aufweist. Diese zeigen sich unter ande-rem in der für Unfallpatienten atypischen Geschlechterverteilung mit 68% Frauen. Zudem kann vermu-tet werden, dass sich zumindest unter denjenigen, die sich aufgrund der Medienaufrufe beim For-scherteam meldeten, ein überdurchschnittlicher Anteil von Unfallopfern mit posttraumatischen psy-chischen Problemen befand, die ihre Teilnahme am Forschungsprojekt mit der Hoffnung auf psycho-logische Hilfe verbanden.

Die in dieser Studie gewählte Stichprobenselektion nach vergleichsweise strengen Kriterien hat ver-mutlich dazu beigetragen, dass die Varianz hinsichtlich Verletzungsschweregrad und psychopatholo-gischer Befunde in der vorliegenden Stichprobe geringer war als in früheren Studien. Auf diesen Umstand wird später noch genauer eingegangen (Seiten 79 ff.).

2.8.2 Forschungsansatz und Methodik

Unserer Ansicht nach wurde in der bisherigen psychotraumatologischen Forschung mit Unfallpatienten ein einseitig störungsorientierter und damit traditionell medizinischer Ansatz gewählt. Die subjektive Bedeutung des Unfalls und seiner Folgen für das Individuum vor dem Hintergrund seiner individuellen Biographie und aktuellen Lebenssituation wurde nur in wenigen Studien berücksichtigt (Blanchard et al. 1995a; Bryant und Harvey 1996; Malt und Olafsen 1992). Neben der Suche nach Risikofaktoren für die Entwicklung einer posttraumatischen Belastungsstörung fanden protektive bzw. salutogene Faktoren kaum Beachtung. Die Rolle des Bewältigungsprozesses im Kontext medizinisch-psychiatrischer Fragestellungen wurde nur ansatzweise untersucht (Malt 1992).

Der Ansatz des vorliegenden Projektes berücksichtigt sowohl eine pathogenetische als auch eine salutogenetische Perspektive. Aus der persönlichen Anamnese wurden protektive und Risikofaktoren erfragt, deren Bedeutung für die Entstehung psychischer und psychosomatischer Störungen wissenschaftlich gesichert ist. Die in den letzten beiden Jahren vor dem Unfall relevanten wie auch die aktuellen sozialen Ressourcen und Belastungen wurden ebenso erfasst wie die allgemeine Lebenseinstellung und das momentane Bewältigungsverhalten. Mit einer Reihe von Fragen wurden schliesslich die subjektive Bewertung des Unfallgeschehens und der individuellen Bewältigungsmöglichkeiten thematisiert.

Es wurde zwar schon vereinzelt versucht, den Einfluss prätraumatischer Persönlichkeitsmerkmale auf den posttraumatischen Verlauf nach Unfällen zu klären. Die diesbezüglichen Resultate sind bisher aber noch widersprüchlich. Insbesondere Patienten mit antisozialen Persönlichkeitsstörungen scheinen durch ein Unfallereignis mehr beeinträchtigt zu sein als andere Unfallopfer (Malt et al. 1987). Auf der anderen Seite ist keineswegs gesichert, dass es in Stichproben von Unfallopfern wirklich mehr Patienten mit Persönlichkeitsstörungen gibt (Blanchard et al. 1995c). Die methodischen Schwierigkeiten bei der retrospektiven Erfassung von prätraumatischen Persönlichkeitsmerkmalen wurden bereits in der Literaturübersicht angesprochen (siehe Kapitel 2.1, Seiten 12 ff.). In der vorliegenden Studie wurde das Problem sozusagen "umgangen", indem alle Patienten von der Studie ausgeschlossen wurden, bei denen sich Hinweise auf eine bereits prätraumatisch bestehende relevante Persönlichkeitsstörung fanden.

Die Erfassung der typischen posttraumatischen psychischen Symptomatik erfolgte in dieser Untersuchung entsprechend dem aktuellen internationalen Forschungsstandard in der Psychotraumatologie. Mit der *Impact of Event Scale* (IES) wurde eines der ältesten Untersuchungsinstrumente zur Erfassung der typischen posttraumatischen Symptomatik ausgewählt. Wegen ihrer Kürze und einfachen Handhabung eignet sich die IES in erster Linie als Screening-Instrument. Sie hat sich zudem in vielen Untersuchungen als guter Prädiktor für die Entwicklung einer posttraumatischen Belastungsstörung erwiesen (Blanchard et al. 1996a; Feinstein und Dolan 1991; Grunert et al. 1992b; Mayou et al. 1991).

Die *Clinician-Administered PTSD Scale* (CAPS-2) auf der anderen Seite ist eines der neueren Untersuchungsinstrumente in der Psychotraumatologie. Sie verfügt über ausgezeichnete psychometrische Eigenschaften. Das Instrument hat in den letzten Jahren eine so hohe Verbreitung in der psychotraumatologischen Forschung gefunden, dass es mittlerweile als Standard der operationalisierten Diagnostik posttraumatischer Belastungsstörungen angesehen werden kann. Es nimmt allerdings immer noch auf die diagnostischen Kriterien des DSM-III-R Bezug. Eine aktualisierte Version mit den leicht abgeänderten Diagnosekriterien des DSM-IV ist erst seit 1998 verfügbar.

Mit der *Symptom Checklist* (SCL-90-R) kam ein weiteres international anerkanntes und seit vielen Jahren in der klinischen Forschung bewährtes Instrument mit guten psychometrischen Eigenschaften zur Anwendung. Für die Auswertungen wurde aus verschiedenen Überlegungen (siehe Kapitel 2.4.4.5, Seiten 23 ff.) (Klaghofer und Brähler 1998) ausschliesslich der Gesamtscore, der sogenannte "Global Severity Index 90" verwendet.

Für die Erfassung psychosozialer Ressourcen und Belastungen kamen in der vorliegenden Studie zwei Instrumente zum Einsatz: Eine Liste *biographischer Faktoren*, deren prädiktive Kraft für die Entstehung psychischer und psychosomatischer Störungen wissenschaftlich gesichert ist (Egle et al. 1997; Hoffmann und Hochapfel 1995), sowie die LUNST-Skalen, ein zusammengesetzter Fragebogen zur Erfassung *von Life Events, sozialem Netz, sozialer Unterstützung und chronischem Alltagsstress* (Suter und Meyer-Fehr 1991). Beide Instrumente stellen unserer Ansicht nach eine Bereicherung der Methodik psychotraumatologischer Forschung dar. Wie bereits erwähnt, wurde der Stellenwert verschiedener Bewältigungsstrategien nach Unfällen im Zusammenhang mit medizinisch-psychiatrischen Fragestellungen bisher erst in einer Studie an einer Subgruppe von 20 Patienten untersucht (Malt 1992). Der *Freiburger Fragebogen zur Krankheitsverarbeitung* (FKV) ist im Deutschen Sprachraum gut etabliertes und validiertes Coping-Instrument (Muthny 1989; Muthny 1990). Der Einsatz der Kurzfassung als Selbstrating-Fragebogen mit 35 Items erwies sich als geeignet.

Der *Sense of Coherence* (SOC) als Mass für die allgemeine Lebenseinstellung stellt mit 29 ziemlich anspruchsvollen Fragen ein aufwendiges Instrument dar. Da die Kurzform mit 13 Items sehr hoch mit der Vollversion korreliert (Callahan und Pincus 1995; Frenz et al. 1993; Hawley et al. 1992), was auch in unserer Studie bestätigt werden konnte (r = .92), ist für künftige Projekte die Beschränkung auf die Kurzversion des SOC gerechtfertigt.

2.8.3 Studiendesign

Beim Studium der psychosozialen Folgen traumatischer Erfahrungen können Querschnittsuntersuchungen zu irgendeinem Zeitpunkt nach dem Trauma nur von geringem heuristischem Wert sein, weil schwere traumatische Erfahrungen nicht selten längerfristige, manchmal auch bleibende Spuren hinterlassen. Es liegt somit auf der Hand, dass für die Bearbeitung unserer Fragestellungen das Format einer prospektiven Verlaufsstudie gewählt werden musste.

Um die akuten psychischen Reaktionen nach dem Unfall erfassen zu können, für das erste Interview ein Zeitpunkt möglichst kurz nach dem Ereignis anzustreben. Die Daten mit dem kürzesten Zeitintervall zwischen Trauma und Erstinterview (durchschnittlich 84 Stunden) stammen wiederum aus der Studie von Malt und Mitarbeitern (Malt und Olafsen 1992). Andere Autoren führten das Erstinterview 2 Wochen (Bryant und Harvey 1996) bis 4 Monate (Blanchard et al. 1995c) nach dem Unfall durch. Aufgrund dieser unterschiedlichen Wahl der Messzeitpunkte sind die bisherigen Studien schwer vergleichbar. Angesichts der schweren Verletzungen war bei unserer Stichprobe eine so frühe Befragung wie in Malt's Studie nicht möglich. Die Patienten verbrachten im Durchschnitt gut 5 Tage auf der Intensivstation. Viele waren dort über längere Zeit intubiert. Aber sogar bei Patienten, die sprechen konnten, hätten in der Hektik des Betriebes einer Intensivstation kaum verlässliche Daten erhoben werden können. Deshalb wurden alle Patienten möglichst unmittelbar nach ihrer Verlegung auf die normale unfallchirurgische Station interviewt. Dies hatte zur Folge, dass das mittlere Zeitintervall zwischen Unfall und Erstinterview in dieser Studie knapp zwei Wochen betrug.

In der Literaturübersicht wurde auf den bestehenden Mangel an längerfristigen Verlaufsstudien hingewiesen. Die bisher längsten prospektiven Verlaufsstudien über die psychosozialen Folgen unfallbedingter Verletzungen stammen von Malt mit einer Beobachtungsdauer von 28 Monaten (Malt 1988) sowie von Mayou und Mitarbeitern, die kürzlich Verlaufsdaten über 5 Jahre vorlegen konnten (Mayou et al. 1997). In der vorliegenden Studie ist vorderhand nur ein Verlaufszeitraum von einem Jahr berücksichtigt. Im Rahmen eines Fortsetzungsprojektes werden aber die Patienten der hier präsentierten Stichprobe drei Jahre nach ihrem Unfall noch einmal untersucht.

2.8.4 Stichprobenmerkmale

Die *soziodemographischen Merkmale* der untersuchten Stichprobe sind typisch für Unfallpatienten: Es handelt sich um mehrheitlich männliche Patienten mit einem Durchschnittsalter von knapp 38 Jahren. Hinsichtlich Geschlechterverteilung, Alter, Zivilstand und Bildungsniveau findet sich eine weitgehende Übereinstimmung mit dem von Malt untersuchten Kollektiv (Malt 1988); in unserer Studie fanden sich allerdings wesentlich weniger arbeitslose Patienten. In der Untersuchung von Blanchard et al. wird die Stichprobe weniger ausführlich beschrieben, sodass ein Vergleich schwierig ist. Ein wichtiger Unterschied soll jedoch noch einmal hervorgehoben werden: Während sowohl in Malt's wie auch in unserer Studie ein für Unfallpatienten charakteristisch hoher Prozentsatz von Männern vertreten ist (75.7% bzw. 74.5%), enthält die Stichprobe von Blanchard nur 31.6% Männer (Blanchard et al. 1995c). Eine solche Geschlechterverteilung kann nicht als repräsentativ für Unfallopfer angesehen werden.

Unfallart: Mit 60.4% waren die Verkehrsunfälle in der vorliegenden Studie am häufigsten vertreten, gefolgt von Sport- und Freizeitunfällen, Haushalt- und Arbeitsunfällen. Auch in dieser Hinsicht fällt die Ähnlichkeit mit der Osloer Studie auf: In Malt's Stichprobe fanden sich nur etwas weniger Verkehrs-, Sport- und Freizeitunfälle, dafür etwas mehr Arbeits- und Haushaltunfälle (Malt 1988). Wie schon erwähnt sind in Malt's Stichprobe waren 4.4% der Patienten Opfer von Gewalttaten, was in unserer Studie als Ausschlusskriterium galt. Beim Vergleich unserer Ergebnisse mit denen der Blanchard-Studie ist zu berücksichtigen, dass Blanchard ausschliesslich Strassenverkehrsopfer untersuchte (Blanchard et al. 1995c).

Der *Unfallschweregrad* war in unserer Stichprobe mit einem mittleren ISS von 21.9 weitaus höher als in allen bisherigen psychotraumatologischen Untersuchungen an Unfallpatienten. In Malt's Untersuchung (Malt 1988) lag der ISS-Mittelwert bei 8.6. In Blanchard's Studie wurde der Unfallschweregrad mit Hilfe der Abbreviated Injury Scale erfasst und lag, je nach Subgruppe (Patienten mit oder ohne posttraumatische Belastungsstörung), zwischen 3.3 und 6.5 (Blanchard et al. 1997). Die Werte lassen sich nicht ohne weiteres in ISS-Werte umrechnen. Es kann aber davon ausgegangen werden, dass in beiden Vergleichsstudien vorwiegend Patienten mit leichten bis mittelschweren Verletzungen untersucht wurden.

Es wurde bereits erwähnt, dass bei psychotraumatologischen Studien die *Verweigerer* häufig eine Risikogruppe mit einem hohen Anteil an Patienten mit posttraumatischen Belastungsstörungen darstellen, die aufgrund ihrer Angst vor psychischer Reexposition nicht an das traumatische Ereignis erinnert werden wollen (Weisæth 1989). In der vorliegenden Studie konnte die Verweigerer-Rate mit 10% sehr niedrig gehalten werden. In den meisten anderen Studien mit Unfallpatienten liegt die Verweigerer-Rate, wenn sich hierzu Angaben finden, wesentlich höher (Blanchard et al. 1995c; Blanchard et al. 1994; Green et al. 1993; Shalev et al. 1996). Nur bei Feinstein und Dolan verweigerte offenbar kein einziger von 48 für die Studie geeigneten Patienten die Teilnahme (Feinstein und Dolan 1991), und Mayou et al. berichten über 6% Verweigerer (Mayou et al. 1993). Mangels Daten konnte in unserer Studie nicht geprüft werden, ob es sich bei den Verweigerern wirklich um eine psychosoziale Risikogruppe handelte. Die 14 Verweigerer unterschieden sich zwar hinsichtlich Geschlecht, Alter und Verletzungsschweregrad nicht von den Studienteilnehmern. Der hohe Anteil an Patienten mit Arbeitsunfällen bei den Verweigerern ist ein bemerkenswerter Befund. Weitergehende Schlüsse lassen sich daraus aber vorläufig nicht ziehen.

Auch die *Drop-out-Rate* war in der vorliegenden Studie mit 12% über den gesamten Untersuchungs-zeitraum relativ gering. Vergleichszahlen finden sich in der Literatur nur sehr vereinzelt: Malt berichtet von einer Drop-out-Rate von 5.3% über einen Untersuchungszeitraum von 28 Monaten (Malt 1988). Blanchard und Mitarbeiter hatten in einem Zeitraum von einem Jahr 16.5% Drop-outs (Blanchard et al. 1996a). In der Langzeitstudie von Mayou und Mitarbeitern waren über den gesamten Beobachtungs-zeitraum von 5 Jahren 41% Drop-outs zu verzeichnen (Mayou et al. 1997). Aufgrund der vorhande-nen Daten in der vorliegenden Studie lässt sich mit einiger Wahrscheinlichkeit sagen, dass wir mit den Drop-outs keine Gruppe von psychosozialen Risikopatienten verloren haben.

Zusammenfassend lässt sich also sagen, dass die untersuchte Stichprobe hinsichtlich soziodemogra-phischer Merkmale für Unfallverletzte typisch ist. Die meisten Patienten haben Strassenverkehrsun-fälle erlitten, es sind jedoch alle Arten von Unfällen vertreten. Der Schweregrad der Verletzungen ist deutlich höher als in den bisher publizierten psychotraumatologischen Studien an Unfallpatienten. Der Anteil Verweigerer und Drop-outs konnte gering gehalten werden, eine wesentliche Stichpro-benverzerrung ist durch den Wegfall dieser Patienten wahrscheinlich nicht entstanden.

3. Die Häufigkeit posttraumatischer psychischer Störungen

3.1 Stand der epidemiologischen Forschung

Der aktuelle internationale Forschungsstand hinsichtlich der Häufigkeit von psychischen Störungen nach Unfällen lässt sich folgendermassen zusammenfassen: In den ersten Wochen nach einem Unfall unterschiedlicher Art und Schwere ist die Inzidenz psychischer Störungen offensichtlich relativ hoch: 20-50% der Patienten leiden an depressiven und/oder Angst-Symptomen im Sinne einer akuten Belastungsreaktion oder erfüllen mit Ausnahme des Zeitkriteriums die diagnostischen Kriterien der posttraumatischen Belastungsstörung (Blanchard et al. 1994; Bryant und Harvey 1996; Hickling und Blanchard 1992; Mayou et al. 1993). Im mittelfristigen Verlauf klingen viele dieser unmittelbaren psychologischen Reaktionen wieder ab. Nach 6 Monaten werden noch in 10-25% posttraumatische Belastungsstörungen beobachtet (Brom et al. 1993; Feinstein und Dolan 1991; Green et al. 1993; Mayou et al. 1993). Auch im längerfristigen Verlauf wurden ähnliche Inzidenzraten beschrieben (Green et al. 1993; Malt 1988; Malt et al. 1989; Mayou et al. 1993; Mayou et al. 1991). Fünf Jahre nach einem Unfall haben immerhin noch 8% eine chronische posttraumatische Belastungsstörung (Mayou et al. 1997).

Die posttraumatische Belastungsstörung gehört, wie bereits erwähnt, zu den psychischen Erkrankungen mit hoher Komorbidität (Breslau et al. 1991; Davidson et al. 1991). Dies scheint auch für Unfallpatienten zuzutreffen, bei denen neben posttraumatischen Belastungsstörungen depressive Syndrome, Angststörungen und somatoforme Störungen gefunden wurden (Blanchard et al. 1995c; Blanchard et al. 1994; Goldberg und Gara 1990; Mayou et al. 1993; Schottenfeld und Cullen 1985; Shalev et al. 1998).

In Tabelle 15 (Seite 67) sind einige neuere, methodisch gut dokumentierte prospektive Studien aufgeführt, welche die psychosozialen Folgen unfallbedingter Verletzungen untersucht haben. Auf zwei dieser Arbeiten wird in der Diskussion der Ergebnisse der vorliegenden Studie besonders Bezug genommen. Deshalb sollen diese beiden Studien in der Folge eingehender referiert werden.

Tabelle 15: Neuere prospektive Studien über psychosoziale Aspekte unfallbedingter Verletzungen (alphabetische Reihenfolge).

Autoren	Stichprobe	Beobachtungs-zeitraum	Häufigkeit psychischer Störungen
Blanchard et al. 1995	132	12 Monate	39%
Feinstein und Dolan 1991	48	6 Monate	21%
Green et al. 1993	24	18 Monate	25%
Malt 1988	107	28 Monate	22%
Mayou et al. 1993	188	12 Monate	20%
Shalev et al. 1996	51	6 Monate	26%

Malt und Mitarbeiter führten Mitte der achziger Jahre eine prospektive Langzeituntersuchung an 107 Unfallpatienten eines Universitätsspitals in Oslo, Norwegen durch (Malt 1988). Nach einem genauen Plan wurde eine Zufalls-Stichprobe rekrutiert, die einen repräsentativen Anteil an Zuweisungen von jedem Wochentag enthielt. Patienten mit schweren prätraumatischen körperlichen oder psychischen Beeinträchtigungen wurden ausgeschlossen, ebenso Patienten mit Schädelverletzungen, die eine neurochirurgische Intervention benötigten. Die meisten Patienten waren leicht bis mittelschwer verletzt mit einem durchschnittlichen Injury Severity Score (ISS) von 8.6 (s = 4.9, Range = 1-35). Knapp die Hälfte der Patienten (46%) hatte einen Verkehrsunfall erlitten, 12% waren bei der Arbeit verunfallt, 16% im Haushalt, und 21% bei Sport oder in der Freizeit. Fünf Patienten (4.4%) waren Opfer einer Gewalttat geworden. Es wurden ausführliche klinische Interviews durchgeführt und auf Tonband aufgenommen. Zudem kamen eine Reihe von standardisierten Fragebogen zum Einsatz (Comprehensive Psychopathological Rating Scale einschliesslich der Montgomery-Asberg Depression Rating Scale, Schedule of Recent Life Events, General Health Questionnaire, Impact of Event Scale und State Anxiety Inventory). Die Patienten wurden während ihres Spitalaufenthaltes (3-4 Tage nach dem Unfall), nach 6-9 Monaten und nach 28 Monaten (Range = 16-51 Monate) untersucht. Insgesamt wurden im Laufe der Beobachtungszeit bei 22.4% der Patienten psychiatrische Störungen beobachtet, die ätiologisch dem Unfall zugeordnet werden konnten. Beim ersten follow-up litten 16.8% unter nicht-organischen psychischen Störungen, bei der Abschlussuntersuchung 9.3%. Es wurden in erster Linie Depressionen beobachtet. Nur ein Patient entwickelte eine posttraumatische Belastungsstörung, die bei der Abschlussuntersuchung wieder abgeklungen war. Organische psychische Störungen wurden bei 9.3% der Patienten diagnostiziert, bei 5.6% war dies die einzige Diagnose. An der gleichen Stichprobe wurden im weiteren die Bedeutung der prätraumatischen Persönlichkeit (Malt et al. 1987), der subjektiven Einschätzungen und Attributionen der Unfallopfer (Malt und Olafsen 1992), sowie die Rolle von Copingprozessen untersucht (Malt 1992).

Die Studie von Malt et al. kann aus methodischer Sicht bis heute als exzellent bewertet werden. Leider standen damals noch keine standardisierten Messinstrumente zur Diagnostik der posttraumatischen Belastungsstörung zur Verfügung. Möglicherweise hätte mittels eines Instrumentes wie beispielsweise der Clinician-administered PTSD Scale (CAPS) mehr als ein Patient mit dieser Störung identifiziert werden können. Zudem hätte eine solche Skala die Erfassung von Patienten mit einer sogenannten subsyndromalen posttraumatischen Belastungsstörung ermöglicht, von Patienten also, die zwar nicht das Vollbild einer posttraumatischen Belastungsstörung entwickeln, die aber dennoch unter einer Reihe von typischen posttraumatischen psychischen Symptomen leiden. Dies ist von klinischer Relevanz, da mittlerweile in einigen Studien gezeigt werden konnte, dass solche Patienten nicht selten unter einem erheblichen Leidensdruck stehen (Carlier und Gersons 1995; Stein et al. 1997; Weiss et al. 1992). Man kann deshalb davon ausgehen, dass die subsyndromale posttraumatische Belastungsstörung in vielen Fällen ein behandlungsbedürftiger Zustand ist.

Eine zweite Anmerkung zur Osloer Studie sei erlaubt: Wie in beinahe allen bisherigen Studien über die psychosozialen Auswirkungen unfallbedingter Verletzungen, wurden auch hier mehrheitlich Patienten mit leichten bis mittelschweren Verletzungen untersucht. Nur 23% der Patienten hatten einen ISS von ≥10 und konnten deshalb als schwerverletzt eingestuft werden. Dazu kommt, dass Malt auch einige Patienten in seine Studie aufgenommen hat, deren Verletzungen von Gewalttaten stammten. Eine solche forschungsmethodisch problematische Vermischung von Unfallpatienten mit Gewaltopfern findet sich übrigens auch in neueren Studien (Shalev et al. 1996). Der hohe Anteil leicht und mittelschwer verletzter Patienten wirft die Frage auf, inwieweit in der Osloer Studie überhaupt Patienten untersucht wurden, die ein psychisches Trauma im Sinne der Psychotraumatologie erlebt haben: Lagen alle diese Ereignisse "ausserhalb der üblichen menschlichen Erfahrung" und wären sie "für fast jeden stark belastend" gewesen und erfüllten demzufolge die Anforderungen an das Stressor-Kriterium gemäss DSM-III-R (APA 1987)? Oder genügten diese Ereignisse sogar den revidierten und verschärften Kriterien des DSM-IV und waren also einem Ereignis ausgesetzt gewesen, das mit tatsächlichem oder drohendem Tod oder schwerer Verletzung, oder einer Bedrohung der physischen Integrität der eigenen oder anderer Personen verbunden war, und das zu einer Reaktion mit intensiver Angst, Hilflosigkeit oder Horror geführt hat (APA 1994)? Was den objektiv messbaren Anteil dieser neuesten Stressor-Definition anbelangt, so kann angenommen werden, dass ein Grossteil der leichten bis mittelschweren Unfälle kaum den erwähnten Anforderungen standhalten würde. Die subjektive Einschätzung der Bedrohlichkeit muss nicht unbedingt mit der objektiven Gefahr des Unfalls übereinstimmen und kann deshalb unter Umständen auch bei objektiv harmlosen Unfällen heftige emotionale Reaktionen hervorrufen. Jedenfalls muss vermutet werden, dass die von der Osloer Forschergruppe untersuchte Stichprobe hinsichtlich der objektiven Traumakriterien recht heterogen war. Die hier angeschnittenen Fragen gelten allerdings für die Mehrzahl der bisher publizierten Studien.

Blanchard und Mitarbeiter untersuchten in einer US-amerikanischen Universitätsstadt (Albany NY) eine Stichprobe von Strassenverkehrsopfern, die innerhalb von 48 Stunden nach dem Unfall ärztliche Hilfe in Anspruch genommen hatten (Blanchard et al. 1995c). Zur Aufnahme in die Studie mussten die Patienten zudem mindestens 17 Jahre alt sein. Andere Selektionskriterien gab es nicht: Weder Patienten mit schweren prätraumatischen körperlichen oder psychischen Beeinträchtigungen, noch solche mit Schädelverletzungen wurden von der Untersuchung ausgeschlossen. Ein Teil der Patienten für diese Studie wurde über Zuweisungen durch verschiedene praktizierende Ärzte rekrutiert, um deren Mitarbeit man gebeten hatte. Ein anderer, nicht genau quantifizierter Teil der Stichprobe meldete sich beim Forscherteam aufgrund von Medienaufrufen. Auf diese Weise konnten initial 158 Patienten in die Studie aufgenommen werden. Davon waren 108 (68%) Frauen. Der Unfallschweregrad wurde mit Hilfe der Abbreviated Injury Scale AIS erfasst und lag, je nach Subgruppe, zwischen 3.3 und 6.5 (Blanchard et al. 1997). Auch in dieser Studie wurden also mehrheitlich Patienten mit leichten bis mittelschweren Verletzungen untersucht. 93 Personen, die im vorangehenden Jahr keinen Unfall erlitten hatten und hinsichtlich Alter und Geschlechtsverteilung der Patienten-Stichprobe entsprachen, dienten als Kontrollgruppe. Die Erstuntersuchung wurde 1-4 Monate nach dem Unfall durchgeführt, damit alle Patienten das Zeitkriterium (mindestens ein Monat Distanz zum Unfallereignis) für die Diagnose einer posttraumatischen Belastungsstörung nach DSM erfüllten; weitere Interviews erfolgten nach 6 und 12 Monaten. Die Probanden erhielten für die beiden ersten Interviews je US$ 50.00 und für die Abschlussuntersuchung US$ 75.00. 132 Patienten der Stichprobe schlossen die Studie mit allen drei Messungen ab. Beim ersten Messzeitpunkt erfüllten 39% die Kriterien einer posttraumatischen Belastungsstörung gemäss DSM-III-R, weitere 29% zeigten eine subsyndromale Form, d.h. sie erfüllten die Kriterien für den Symptomcluster B (Wiedererleben), sowie für den Symptomcluster C (Vermeidung) oder D (vegetative Übererregbarkeit). Über die Hälfte der Patienten mit einer posttraumatischen Belastungsstörung erfüllten auch die diagnostischen Kriterien einer depressiven Episode (Blanchard et al. 1995c).

Aus diesem Projekt sind in den vergangenen Jahren mehrere Publikationen entstanden, die internationale Beachtung gefunden haben. Es wurden die Merkmale von Patienten mit akuten Belastungsstörungen (Barton et al. 1996) und derjenigen mit verzögertem Beginn einer posttraumatischen Belastungsstörung analysiert (Buckley et al. 1996). Andere Publikationen befassten sich mit den Zusammenhängen zwischen verschiedenen psychosozialen Merkmalen und der posttraumatischen Belastungsstörung sowie mit deren Prädiktion (Blanchard et al. 1996a; Blanchard et al. 1996b; Blanchard et al. 1995a; Blanchard et al. 1991; Blanchard et al. 1995b; Blanchard et al. 1995c; Blanchard et al. 1994; Blanchard et al. 1995d; Hickling und Blanchard 1992; Hickling et al. 1992). Die Studie weist allerdings einige methodische Mängel auf, die ihre Resultate zumindest teilweise relativieren:

Zum einen handelte es sich nicht um eine Zufallsstichprobe: Die Patienten wurden teilweise von prak-
tizierenden Ärzten zugewiesen, teilweise meldeten sie sich selbst aufgrund von Medienaufrufen. Die
Autoren meinen hierzu: "... it is not a random sample of all injured motor vehicle victims", äussern aber,
"We do not believe such an ideal sample is obtainable because subjects must give consent to partici-
pate in a research study such as this" (Blanchard et al. 1995c). Es ist anzunehmen, dass die Stichprobe dieser Studie aufgrund von Selektionseffekten einige Verzerrungen aufweist. Diese zeigen sich
unter anderem in der Geschlechterverteilung: Während in chirurgischen Notfallstationen oder unfallchirurgischen Spitalabteilungen typischerweise 70-80% der Unfallopfer männlich sind, untersuchten
Blanchard und Mitarbeiter eine Stichprobe mit 68% Frauen. Zudem kann vermutet werden, dass sich
zumindest unter den Patienten, die sich aufgrund der Medienaufrufe beim Forscherteam gemeldet
haben, ein überdurchschnittlicher Anteil von Unfallopfern mit posttraumatischen psychischen Problemen befand, die ihre Teilnahme am Forschungsprojekt mit der Hoffnung auf psychologische Unterstützung verbanden. Beide Faktoren würden die hohe Inzidenz posttraumatischer Belastungsstörungen verständlicher machen, die in dieser Studie gefunden wurde.

Ein zweiter Kritikpunkt betrifft die Wahl des ersten Messzeitpunktes. Wie erwähnt, wurde die Erstuntersuchung 1-4 Monate nach dem Unfall durchgeführt, um das Zeitkriterium für die Diagnose einer
posttraumatischen Belastungsstörung nach DSM zu erfüllen. Dies geschah um den Preis eines relativ
variablen ersten Messzeitpunktes: Patienten, die gerade erst am Übergang von einer akuten Belastungsstörung zur posttraumatischen Belastungsstörung standen, wurden mit anderen gleichgesetzt, die, nach Ablauf von vier Monaten, bereits eine chronische posttraumatische Belastungsstörung entwickelt hatten. Zudem wurde mit diesem Studiendesign auf die Erfassung der akuten psychischen Reaktionen auf das Trauma verzichtet.

3.2 Eigene Resultate

Die Fragestellung 2 unserer Studie lautete: "Wie häufig treten posttraumatische psychische Störungen auf?"

Die Beantwortung dieser Frage erfolgt in drei Schritten: Zunächst werden die typischen Symptome
der posttraumatischen Belastungsstörung anhand des CAPS-2-Gesamtscores im Zeitverlauf und
unter Berücksichtigung des Geschlechts analysiert. Dann werden die Häufigkeiten posttraumatischer
Belastungsstörungen in ihrem Vollbild und in einer subsyndromalen Form dargestellt und ebenfalls im
Zeitverlauf und unter Berücksichtigung des Geschlechts untersucht. Schliesslich wird die Häufigkeit
anderer psychischer Störungen (Depressionen und Angststörungen) ein Jahr nach dem Unfall anhand der Resultate der Hospital Anxiety and Depression Scale (HADS) dargestellt.

3.2.1 Typische Symptome einer posttraumatischen Belastungsstörung

In Abbildung 6 (Seite 72) sind die Verläufe des CAPS-2-Gesamtscores für die einzelnen Patienten über die drei Messzeitpunkte dargestellt. Die Grafik lässt die rückläufige Tendenz der Symptomatik zwischen T1 und T2 gut erkennen. Im weiteren wird deutlich, dass die Mehrzahl der Patienten über alle Messzeitpunkte im Bereich von CAPS-2-Werten unter 20 liegen.

Auf den anderen Seite gibt es aber etliche Patienten, deren CAPS-2-Score zwischen T1 und T2 oder zwischen T2 und T3 markant anstieg. Einzelne Patienten mit niedrigen CAPS-2-Scores zu T1 und T2 zeigten erst nach einem Jahr (T3) eine ausgeprägte Symptomatik. Mit anderen Worten: Der Verlauf der typischen Symptomatik einer posttraumatischen Belastungsstörung in dieser Stichprobe schwerverletzter Unfallpatienten ist keineswegs einheitlich. Es gibt zwar generell eine rückläufige Tendenz, ein Teil der Patienten zeigt jedoch atypische Verläufe. Bei einzelnen Patienten treten ausgeprägte Symptome der posttraumatischen Belastungsstörung erst nach einer Latenz von sechs Monaten oder noch später auf.

Abbildung 7 auf Seite 72 veranschaulicht den zeitlichen Verlauf der Mittelwerte der typischen posttraumatischen Symptomatik, gemessen mit dem CAPS-2-Gesamtscore, unter Berücksichtigung der Geschlechterdifferenz. Wie aus Tabelle 16 (Seite 73) ersichtlich ist, lag der ungewichtete Mittelwert des CAPS-2-Gesamtscores bei der Gesamtstichprobe kurz nach dem Unfall (T1) bei 20.5. Ein halbes Jahr nach dem Unfall (T2) sank der Mittelwert der Gesamtstichprobe auf 13.5. Bei der Schlussbefragung nach einem Jahr (T3) lag er mit 14.8 wieder etwas höher. Zu allen drei Messzeitpunkten zeigten Frauen signifikant mehr Symptome einer posttraumatischen Belastungsstörung als Männer.

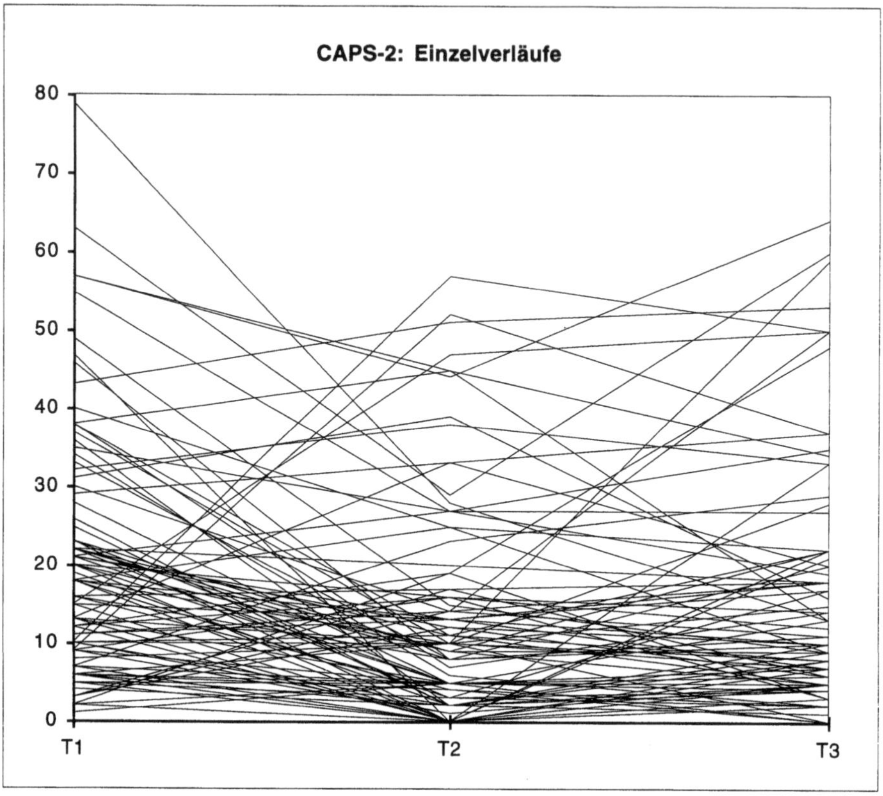

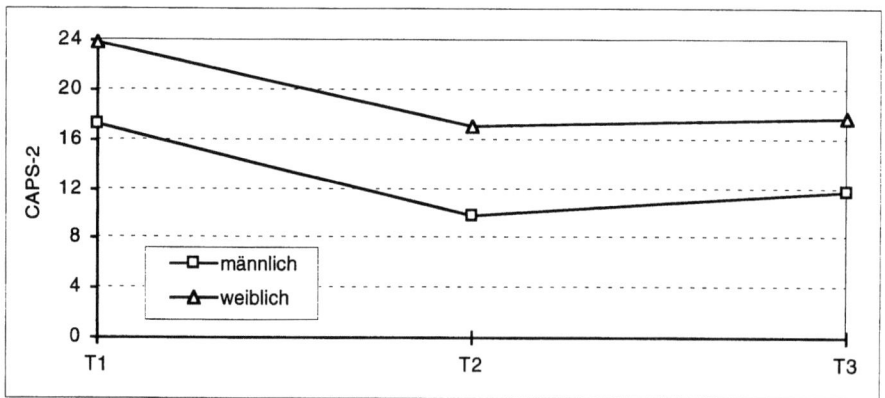

Abbildung 6: Clinician-Administered PTSD Scale (CAPS-2), Gesamtscore. Einzelverläufe über die drei Messzeitpunkte (N = 106).

Abbildung 7: Clinician-Administered PTSD Scale (CAPS-2). Verlauf der Mittelwerte des Gesamtscores über die drei Messzeitpunkte, nach Geschlechtern getrennt (N = 106).

Tabelle 16: Clinician-Administered PTSD Scale (CAPS-2). Mittelwerte nach Geschlecht und Messzeitpunkt sowie Ergebnis der univariaten Varianzanalyse mit Messwiederholungen.

Mittelwerte (Standardabweichungen, sofern bekannt, in Klammern)

	Messzeitpunkt				
Geschlecht	T1	T2	T3	T1 - T3 [1]	N
männlich	17.2 (14.2)	9.8 (12.9)	11.8 (14.1)	12.9	79
weiblich	23.9 (17.0)	17.2 (14.4)	17.8 (17.0)	19.6	27
Total [2]	20.5	13.5	14.8	16.2	106

Anmerkungen: [1] Mittelwert über 3 Messzeitpunkte   [2] durch N ungewichteter Mittelwert

Univariate Varianzanalyse

Faktor	F	df	p	η^2
Geschlecht	6.55	1,104	**<.05**	.06
Zeit	10.90	2,208	**<.001**	.10
Geschlecht x Zeit	.09	2,208	.912	.00

Univariate Varianzanalyse mit logarithmierten CAPS-2 Werten

Faktor	F	df	p	η^2
Geschlecht	7.76	1,104	**<.01**	.07
Zeit	15.42	2,208	**<.001**	.13
Geschlecht x Zeit	2.35	2,208	.098	.02

Die Varianzanalyse über alle drei Messzeitpunkte zeigt einen signifikanten Geschlechtsunterschied. Auch der Haupteffekt der Zeit ist signifikant, nicht jedoch die Interaktion zwischen Geschlecht und Zeit (Tabelle 16). Die beiden unabhängigen Einzelvergleiche T1 - T2 und T2 - T3 lassen erkennen, dass nur zwischen T1 und T2 ein signifikanter Zeiteffekt vorhanden ist (F = 16.56, df = 1,104, p < .001, η^2 = .14). Die erneute Zunahme des CAPS-2-Scores von T2 zu T3 ist nicht signifikant (F = 1.12, df = 1,104, p > .05, η^2 = .01).

Wie erwähnt (siehe Kapitel 2.4.5), weist der CAPS-2 Gesamtscore in unserer Stichprobe zu allen drei Messzeitpunkten eine rechts-schiefe Verteilung auf. Um der Voraussetzung über näherungsweise normalverteilte Werte der abhängigen Variable besser gerecht zu werden, wurde auch eine Varianzanalyse mit logarithmierten CAPS-2 Werten gerechnet. Wie aus Tabelle 16 unten ersichtlich wird, führt dieses Vorgehen hinsichtlich der verschiedenen Effekte im Wesentlichen zum gleichen Resultat wie bei der Rechnung mit nicht logarithmierten CAPS-2 Werten.

Die CAPS-2-Gesamtscores korrelierten signifikant zwischen T1 und T2 (Korrelationskoeffizient nach Spearman, r = .38, p < .001). Zwischen T2 und T3 fand sich eine noch stärkere Korrelation (r = .69, p < .001).

3.2.2 Posttraumatische Belastungsstörungen

Die Patienten wurden aufgrund ihrer Antworten zu den einzelnen Fragen der CAPS-2 den Kategorien "posttraumatische Belastungsstörung" und "subsyndromale posttraumatische Belastungsstörung" zugeordnet. Die Diagnose einer *posttraumatischen Belastungsstörung* kann gestellt werden, wenn der Patient mindestens eines der vier Wiedererlebens-Symptome, drei der sieben Vermeidungs-Symptome, und zwei der sechs Symptome eines erhöhten Erregungsniveaus in hinreichender Frequenz (mindestens einmal in der vergangenen Woche) und Intensität (mindestens mässige Ausprägung) erlebt hat (APA 1987). Das Vollbild einer posttraumatischen Belastungsstörung kann also nur dann diagnostiziert werden, wenn alle drei Symptom-Cluster (Kriterium B = Wiedererleben, C = Vermeidung und D = erhöhtes Erregungsniveau) erfüllt sind. Zudem muss die Störung mindestens einen Monat angedauert haben. Die *subsyndromale posttraumatische Belastungsstörung* wird, wie bereits erwähnt (siehe Seiten 23 ff.), unterschiedlich definiert (Blanchard et al. 1995c; Carlier und Gersons 1995; Stein et al. 1997; Weiss et al. 1992). Im Bereich der psychotraumatologischen Forschung mit Unfallpatienten haben einzig Blanchard und Mitarbeiter auch subsyndromale posttraumatische Belastungsstörungen analysiert (Blanchard et al. 1995c). In der vorliegenden Studie kamen deshalb die Kriterien dieser Forschergruppe zur Anwendung: Eine subsyndromale posttraumatische Belastungsstörung wurde dann diagnostiziert, wenn ein Patient entsprechend der oben beschriebenen Ausprägung hinsichtlich Frequenz und Intensität Kriterium B (Wiedererleben) sowie C (Vermeidung) *oder* D (erhöhtes Erregungsniveau), aber nicht Kriterium C *und* D erfüllte.

Kurz nach dem Unfall litten *fünf Patienten* (4.7%) am *Vollbild einer posttraumatischen Belastungsstörung, 22* (20.8%) hatten eine *subsyndromale posttraumatische Belastungsstörung*. Allerdings erfüllten sie zum Zeitpunkt der Erstinterviews das Zeitkriterium (Dauer der Symptome mindestens ein Monat) noch nicht, da die Interviews innerhalb der ersten 30 Tage nach dem Unfall durchgeführt wurden. Ein halbes Jahr nach dem Unfall hatten vier Patienten (3.8%) ein Vollbild und 11 (10.4%) eine subsyndromale posttraumatische Belastungsstörung. Ein Jahr nach dem Unfall hatten zwei Patienten (1.9%) eine voll ausgebildete und 13 (12.3 %) eine subsyndromale posttraumatische Belastungsstörung.

Da die Inzidenz voll ausgebildeter posttraumatischer Belastungsstörungen während des Beobachtungszeitraums deutlich niedriger ausfiel als erwartet (siehe Hypothesen zu Fragestellung 2, Seiten

15 ff.), wurden für die weiteren Berechnungen die Patienten mit subsyndromalen und voll ausgebildeten posttraumatischen Belastungsstörungen zu einer Gruppe zusammengefasst. Dies ergibt zu T1
eine Gruppe von 27 Patienten (25.5%), zu T2 15 Patienten (14.2%), und zu T3 ebenfalls 15 Patienten (14.2%). Über den ganzen Beobachtungszeitraum erfüllten insgesamt 36 Patienten (34.0%) mindestens einmal die Kriterien für eine subsyndromale oder voll ausgebildete posttraumatische Belastungsstörung. Entsprechend wiesen 70 Patienten (66.0%) während des gesamten Untersuchungszeitraums weder eine subsyndromale noch ein voll ausgebildete posttraumatische Belastungsstörung
auf.

Von den 27 Frauen der gesamten Stichprobe erfüllten 14 (51.9%) mindestens einmal die Kriterien für
eine subsyndromale oder voll ausgebildete posttraumatische Belastungsstörung, von den total 79
Männern hingegen nur 22 (27.8%, siehe auch Tabelle 22, Seite 102). Dieser Unterschied ist statistisch signifikant (χ^2 = 4.15, df = 1, p<.05).

Abbildung 8 gibt einen Überblick über die Entwicklung posttraumatischer Belastungsstörungen (Vollbild und subsyndromale Form) in der Gesamtstichprobe im Untersuchungszeitraum.

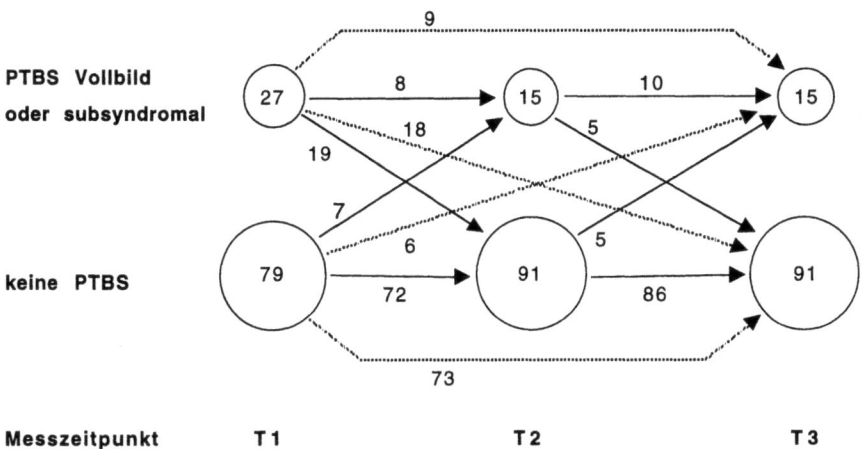

Abbildung 8: Entwicklung posttraumatischer Belastungsstörungen im Untersuchungszeitraum.
PTBS = Posttraumatische Belastungsstörung. Zahlen bezeichnen Anzahl Patien-
ten. Durchgezogene Pfeile bezeichnen Veränderungen von T1 nach T2 bzw. von
T2 nach T3. Gestrichelte Pfeile bezeichnen Veränderungen von T1 nach T3.

Von den 27 Patienten mit (subsyndromalen oder voll ausgebildeten) posttraumatischen Belastungsstörungen zu T1 erfüllten nach einem halben Jahr 19 Patienten die Kriterien nicht mehr. Sieben Patienten hatten neu eine (subsyndromale oder voll ausgebildete) posttraumatische Belastungsstörung
entwickelt. Insgesamt ergab sich eine signifikante Abnahme (Wilcoxon Test, $Z = -2.06$, $p < .05$). In der
zweiten Jahreshälfte nach dem Unfall wechselten in beide Richtungen gleich viele Patienten die Dia-
gnose-Kategorie: Fünf von 15 erfüllten zu T3 die Kriterien für eine (subsyndromale oder voll ausgebildete) posttraumatische Belastungsstörung nicht mehr, fünf kamen neu dazu, sodass insgesamt keine
quantitative Veränderung zu verzeichnen war (Wilcoxon Test, $Z = 0.00$, $p > .05$).

Wie schon auf der Symptom-Ebene (siehe 3.2.1, Seiten 71 ff.), fand sich auch auf der Syndrom-
Ebene (Diagnose einer subsyndromalen oder voll ausgebildeten posttraumatischen Belastungsstö-
rung) statistisch eine recht hohe zeitliche Stabilität der Diagnose zwischen T1 und T2 (Fisher's Exact
Test, $p < .05$, Kontingenzkoeffizient $CC = .25$). Zwischen T2 und T3 war die Stabilität noch ausgepräg-
ter (Fisher's Exact Test, $p < .001$, $CC = .52$). Dieses Ergebnis widerspiegelt vor allem die Stabilität der
Patienten ohne Diagnose während des ganzen Untersuchungszeitraums.

70 Patienten (66.0%) wiesen, wie bereits erwähnt, zu keinem Zeitpunkt eine subsyndromale oder voll
ausgebildete posttraumatische Belastungsstörung auf. Sechs Patienten (5.7%) hatten während des
gesamten Untersuchungszeitraums eine subsyndromale oder voll ausgebildete posttraumatische
Belastungsstörung. Die restlichen 30 Patienten (28.3%) wechselten mindestens einmal die Diagno-
sekategorie. Vier Patienten entwickelten erst zwischen T1 und T2 eine posttraumatische Belastungsstörung, die dann über den Beobachtungszeitraum anhielt. Bei 2 Patienten trat das Syndrom erstmals
zwischen T2 und T3, also in der zweiten Jahreshälfte nach dem Unfall auf.

9 von 106 Patienten (8.5%) litten während des ersten Jahres nach ihrem Unfall zu irgendeinem Zeitpunkt an einer voll ausgebildeten posttraumatischen Belastungsstörung.

3.2.3 Depressionen und Angststörungen

In der Originalliteratur der Hospital Anxiety and Depression Scale HADS (Zigmond und Snaith 1983)
werden cut-off-Werte für das wahrscheinliche bzw. mögliche Vorliegen eines depressiven Syndroms
bzw. einer Angststörung angegeben. Die entsprechenden cut-off-Werte liegen für beide Subskalen
bei >10 bzw. >7. Entsprechend dieser Definition litten 12 Monate nach dem Unfall sechs Patienten mit
grosser Wahrscheinlichkeit und weitere drei möglicherweise an einer Depression. Neun Patienten
hatten wahrscheinlich, weitere neun möglicherweise eine Angststörung. Einige Patienten überschrit-
ten die cut-off-Werte beider Subskalen. Insgesamt hatten ein Jahr nach dem Unfall 21 Patienten
(19.8%) eine mögliche oder wahrscheinliche Depression und/oder Angststörung. Wegen fehlender

Daten konnte für acht Patienten die Frage nach affektiven Störungen nicht geklärt werden. Eine syndromale Diagnose im engeren Sinne lässt sich aber aufgrund der Resultate dieses Selbstrating-Fragebogens nicht stellen.

3.2.4 Klinisch relevante psychische Störungen ein Jahr nach dem Unfall

Tabelle 17 fasst die Inzidenzen von posttraumatischen Belastungsstörungen, Depressionen und Angststörungen zum Messzeitpunkt T3 zusammen: Ein Jahr nach dem Unfall hatten 15 Patienten (14.2%) eine subsyndromale oder voll ausgebildete posttraumatische Belastungsstörung, 18 Patienten (17.0%) litten zumindest möglicherweise an einer Angststörung und 9 Patienten (8.5%) an einer Depression. Die drei diagnostischen Kategorien überschnitten sich teilweise (siehe Tabelle 18, Seite 78): Neun Patienten hatten zu T3 sowohl eine subsyndromale bzw. voll ausgebildete posttraumatische Belastungsstörung als auch klinisch relevante Angst- und/oder depressive Symptome. Nimmt man alle diagnostischen Kategorien zusammen, so litten ein Jahr nach dem Unfall insgesamt 27 Patienten (25.5%) an einer klinisch relevanten psychischen Störung.

Der CAPS-2-Gesamtscore zu T3 korrelierte signifikant mit den Werten der HADS-Subskalen Angst (Korrelationskoeffizient nach Spearman, $r = .61$, $p < .001$) und Depressivität ($r = .51$, $p < .001$).

Tabelle 17: Inzidenzen (subsyndromaler und voll ausgebildeter) posttraumatischer Belastungsstörungen und möglicher Depressionen und Angststörungen ein Jahr nach dem Unfall. Zahlen bezeichnen Anzahl (%) Patienten.

	Vollbild	subsyndromal	negativ	missing	Total
PTBS	2 (1.9)	13 (12.3)	91 (85.8)	0 (0.0)	106 (100.0)

	wahrscheinlich	möglich	negativ	missing	Total
Angst (HADS)	9 (8.5)	9 (8.5)	80 (75.5)	8 (7.5)	106 (100.0)

	wahrscheinlich	möglich	negativ	missing	Total
Depressivität (HADS)	6 (5.7)	3 (2.8)	89 (84.0)	8 (7.5)	106 (100.0)

PTBS: subsyndromale bzw. voll ausgebildete posttraumatische Belastungsstörung
Angst (HADS):   mögliche bzw. wahrscheinliche Angststörung
Depressivität (HADS):   mögliche bzw. wahrscheinliche Depression

Tabelle 18: Posttraumatische Belastungsstörungen, Angst- und depressive Störungen: Mehr-
fach- und Einzeldiagnosen ein Jahr nach dem Unfall (T3).

Diagnose(n)	N	%
PTBS und HADS-Diagnose	9	8.5
PTBS allein	6	5.7
HADS-Diagnose allein	12	11.3
keine Diagnose	74	69.8
missing (keine PTBS-Diagnose)	5	4.7
Total	106	100.0

PTBS: subsyndromale und voll ausgebildete
posttraumatische Belastungsstörungen
HADS-Diagnose: mögliche und wahrscheinliche
Angststörungen und/oder Depressionen

3.2.5 Zusammenfassung und Kommentar

Kurz nach dem Unfall litten fünf Patienten an einer voll ausgebildeten und 22 an einer subsyndromalen posttraumatischen Belastungsstörung. Allerdings hatte die Symptomatik zu diesem Zeitpunkt
noch nicht mindestens einen Monat angedauert, was gemäss DSM-III-R eine Voraussetzung für die
Diagnosestellung wäre. Ein halbes Jahr nach dem Unfall hatten noch vier Patienten ein Vollbild und 11
eine subsyndromale posttraumatische Belastungsstörung. Ein Jahr nach dem Unfall hatten zwei Patienten eine voll ausgebildete und 13 eine subsyndromale posttraumatische Belastungsstörung. Es
gab zwar über die ganze Stichprobe gemessen eine signifikante Abnahme der Symptomatik im ersten
halben Jahr, ein Teil der Patienten zeigte jedoch atypische Verläufe: Vier Patienten entwickelten erst
zwischen T1 und T2 eine posttraumatische Belastungsstörung, die dann über den Beobachtungszeitraum anhielt. Bei zwei Patienten trat das Syndrom erst zwischen T2 und T3, also in der zweiten
Jahreshälfte nach dem Unfall auf. Insgesamt litten neun Patienten zu irgendeinem Zeitpunkt an einer
voll ausgebildeten posttraumatischen Belastungsstörung. Ein Jahr nach dem Unfall hatten zudem 21
Patienten klinisch relevante Angst- und/oder depressive Symptome. Innerhalb dieser Gruppe hatten
neun Patienten gleichzeitig auch eine voll ausgebildete oder subsyndromale posttraumatische Belastungsstörung. 12 Monate nach dem Unfall litten insgesamt 27 Patienten (25.5%) an einer klinisch
relevanten psychischen Störung.

Das Vollbild der posttraumatischen Belastungsstörung wurde seltener beobachtet als aufgrund der
bisherigen Forschung zu erwarten gewesen wäre. 70 Patienten (66.0%) blieben sogar während des
gesamten Untersuchungszeitraums hinsichtlich posttraumatischer Belastungsstörungen klinisch unauffällig. Auf der anderen Seite gab es aber doch zu allen drei Messzeitpunkten jeweils einen Anteil

von 15 - 25% der Patienten, die klinisch relevante Symptome einer posttraumatichen Belastungsstörung aufwiesen. Der Verlauf dieser Störungen folgte allerdings keinem einheitlichen Muster, sondern
war durch eine erhebliche interindividuelle Varianz gekennzeichnet.

3.3 Diskussion der Häufigkeit posttraumatischer psychischer Störungen

Auf den ersten Blick entspricht der zeitliche Verlauf der typischen posttraumatischen psychischen
Symptomatik den Erwartungen: Erhöhte CAPS-2-Werte kurz nach dem Unfall, die im ersten halben
Jahr nach dem Ereignis statistisch signifikant abnahmen und dann stabil bleiben (siehe Abbildung 6,
Seite 72). Bei genauerem Hinsehen sind aber einige Besonderheiten zu erkennen, die in folgender
Weise kommentiert werden können:

Zum einen ist es angesichts der schweren physischen Traumata überraschend, dass der Mittelwert
der CAPS-2-Gesamtscores kurz nach dem Unfall unter 20 und später sogar unter 15 lag. Andere Autoren berichten für Stichproben von deutlich weniger gravierend verletzten Patienten über wesentlich
höhere Werte. Beispielsweise fanden Blanchard et al. je nach Subgruppe (Patienten ohne posttraumatische Belastungsstörung, mit subsyndromaler bzw. mit voll ausgebildeter posttraumatischer Belastungsstörung) CAPS-Mittelwerte von 9.6 bis 59.4 (Blanchard et al. 1995c). Umgerechnet auf ihre
gesamte Stichprobe ergibt dies einen CAPS-Mittelwert von 34.9.

Zum anderen zeigen die Einzelverläufe (Abbildung 6, Seite 72), dass zwar viele Patienten während
des gesamten Untersuchungszeitraumes mit ihren CAPS-2-Werten unter 20 blieben. Der Verlauf der
posttraumatischen Symptomatik war aber keineswegs einheitlich: Generell gab es eine rückläufige
Tendenz, ein Teil der Patienten zeigte jedoch atypische Verläufe. Bei einzelnen Patienten traten
ausgeprägte Symptome einer posttraumatischen Belastungsstörung erst nach einer Latenz von
sechs Monaten oder noch später auf.

Hier zeichnet sich schon ab, was bei der Besprechung der Inzidenzraten posttraumatischer Belastungsstörungen noch eingehender zu diskutieren sein wird: Obwohl die Patienten dieser Stichprobe aus "objektiver" unfallchirurgischer Sicht durch das Ausmass ihrer Verletzungen wesentlich stärker
belastet waren, fielen die posttraumatischen psychischen Reaktionen auf Gruppenebene viel gemäs-
sigter aus als in praktisch allen anderen bisherigen Studien (Blanchard et al. 1995c; Feinstein und
Dolan 1991; Green et al. 1993; Mayou et al. 1993). Hier wäre ein Vergleich mit Malt's Studie interes-
sant, der nur bei einem von 107 Patienten eine posttraumatische Belastungsstörung fand (Malt 1988).

Da Malt aber kein operationalisiertes Instrument zur Erfassung der posttraumatischen Symptomatik verwendete, ist dies leider nicht möglich.

Auf individueller Ebene konnten sehr unterschiedliche Verläufe beobachtet werden: Nicht nur kurz nach dem Unfall, auch nach sechs und 12 Monaten gab es einige Patienten mit sehr hohen CAPS-2-Werten (>40). Bereits bei der Betrachtung der Einzelverläufe der CAPS-2-Gesamtscores kann also vermutet werden, dass eine Minderheit der Patienten doch erhebliche Probleme bei der psychischen Verarbeitung des Unfalltraumas hatte. Ausserdem gab es trotz signifikanter Korrelationen der CAPS-2-Gesamtscores zwischen T1 und T2 wie auch zwischen T2 und T3 dennoch einige Patienten, deren CAPS-2-Werte nicht entsprechend der allgemeinen Tendenz mit zunehmender zeitlicher Distanz zum Unfallereignis absanken, sondern zu T2 oder sogar erst zu T3 anstiegen.

Auch die Inzidenz posttraumatischer Belastungsstörungen lässt sich aus salutogenetischer bzw. pathogenetischer Perspektive unterschiedlich beurteilen. Einerseits: Zu keinem Zeitpunkt wiesen mehr als 5% der Patienten eine voll ausgebildete posttraumatische Belastungsstörung auf. Über den gesamten Untersuchungszeitraum betrachtet waren es nur neun Patienten (8.5%), die mindestens einmal die Kriterien einer posttraumatischen Belastungsstörung erfüllten. Andererseits: Nimmt man die Patienten hinzu, die an einer subsyndromalen Form der posttraumatischen Belastungsstörung litten, so zeigt sich, dass kurz nach dem Unfall rund 25%, und sechs und 12 Monate nach dem Unfall immer noch etwa 15% der Patienten klinisch relevante Symptome einer posttraumatischen Belastungsstörung aufwiesen. Ein Drittel aller Patienten entwickelte mindestens zu irgendeinem Zeitpunkt während des ersten Jahres nach dem Unfallereignis eine subsyndromale oder voll ausgebildete posttraumatische Belastungsstörung.

Mit anderen Worten: Die Mehrheit der Patienten konnte das Unfalltrauma offensichtlich verarbeiten, ohne je eine klinisch relevante posttraumatische psychische Symptomatik zu entwickeln. Bei den Patienten, die eine posttraumatische Belastungsstörung entwickelten, scheint der psychische Krankheitsverlauf aber individuell sehr unterschiedlich zu sein. Es deutet einiges darauf hin, dass bei vielen dieser Patienten der Verarbeitungsprozess ein Jahr nach dem Unfallereignis noch keineswegs abgeschlossen ist: sieben von 15 Patienten, die zu T2 eine (subsyndromale oder voll ausgebildete) posttraumatische Belastungsstörung aufwiesen, hatten zu T1 diese Diagnose noch nicht. Bei fünf von 15 Patienten wurde das Syndrom entweder erstmals oder erneut zu T3 diagnostiziert (siehe Abbildung 8, Seite 75).

Die Inzidenz voll ausgebildeter posttraumatischer Belastungsstörungen ist in der vorliegenden Studie schwerverletzter Unfallpatienten wesentlich niedriger, als aufgrund der bisherigen Forschungsliteratur zu erwarten war. Immerhin entwickelte etwa ein Drittel der Patienten innerhalb eines Jahres nach dem

Unfall klinisch relevante posttraumatische psychische Symptome. Die generelle Tendenz in Richtung eines degressiven Verlaufs der Symptomatik trifft für die Mehrheit der Patienten zu. Bei einer nicht zu vernachlässigenden Minderheit der Patienten waren jedoch atypische Verlaufsmuster zu beobachten.

Wie stehen diese Befunde zu den Resultaten anderer Untersuchungen über die psychosozialen Folgen unfallbedingter Verletzungen? Wie schon erwähnt, wurden in den meisten bisherigen Studien wesentlich mehr posttraumatische Belastungsstörungen gefunden: Zu unterschiedlichen Messzeitpunkten innerhalb eines Jahres nach dem Unfall wurde über Inzidenzraten voll ausgebildeter posttraumatischer Belastungsstörungen von 12% (Brom et al. 1993), 21% (Feinstein und Dolan 1991) und 26% (Shalev et al. 1996) berichtet. Blanchard und Mitarbeiter fanden sogar bei 39% posttraumatische Belastungsstörungen (Blanchard et al. 1995c). Nach fünf Jahren wurden noch bei 8% der Unfallopfer posttraumatische Belastungsstörungen gefunden (Mayou et al. 1997). Dies ist umso erstaunlicher, weil ja in keiner dieser Studien der mittlere Schweregrad der Verletzungen auch nur annähernd so hoch war wie in der vorliegenden.

Für dieses zunächst überraschende Resultat gibt es mehrere mögliche Erklärungen. Die wichtigste liegt vermutlich darin, dass die Selektionskriterien für die Aufnahme in unsere Studie aussergewöhnlich streng waren. Die Ein- und Ausschlusskriterien wurden so konsequent angewandt, dass die meisten Patienten mit erheblichen psychosozialen Problemen vor dem Unfall von der Studie ausgeschlossen wurden. Es wurde hier also eine relativ homogene Stichprobe von prätraumatisch in körperlicher wie psychischer Hinsicht weitgehend gesunden, jedenfalls bis dahin klinisch nicht auffälligen Personen rekrutiert. Durch die strikte Stichprobenselektion wurde es möglich, den Einfluss prätraumatischer psychosozialer Beeinträchtigungen auf die Traumaverarbeitung gering zu halten und somit die Effekte des Unfallereignisses zu studieren. Nicht einmal in Malt's Studie wurde die prätraumatische psychische Morbidität als Ausschlusskriterium so streng gehandhabt: Immerhin wurden in der Osloer Studie bei Spitaleintritt in 37% psychische Störungen diagnostiziert (DSM-III, Achse I), und 21% hatten eine Persönlichkeitstörung (Achse II). Ausserdem wurden nur die Patienten mit Schädelhirntrauma ausgeschlossen, die sich einem neurochirurgischen Eingriff unterziehen mussten (Malt et al. 1987).

Anhand der Studie von Blanchard und Mitarbeitern lässt sich aufzeigen, wie sich Selektionseffekte auf das Studienresultat auswirken können: Die Autoren rekrutierten die Patienten für ihre Studie über Zuweisungen durch praktizierende Ärzte und durch Medienaufrufe (Blanchard et al. 1995c). Sie fanden bei 39% eine voll ausgebildete und bei weiteren 29% eine subsyndromale posttraumatische Belastungsstörung. Diese ungewöhnlich hohe Rate, vergleichbar etwa mit den Inzidenzraten nach Folter oder Vergewaltigung (Basoglu et al. 1994; Resnick et al. 1993), ist wahrscheinlich zu einem wesentlichen Teil durch die Stichprobenselektion bedingt, die vermutlich zu einer Überrepräsentation von Unfallopfern mit posttraumatischen psychischen Problemen geführt hat. Die Rate posttraumatischer Belastungsstörungen wurde durch den hohen Frauenanteil von 68% im Kollektiv der Blanchard-Studie sicherlich noch zusätzlich erhöht.

Bei anderen Studien kommen möglicherweise noch weitere methodische Gründe hinzu, welche die Differenz zu unseren Resultaten erklären können. Beispielsweise waren in der von Shalev und Mitarbeitern untersuchten Stichprobe 18% der Patienten Opfer von Gewalttaten (Shalev et al. 1996). Es ist bekannt, dass die pathogene Wirkung eines Traumas besonders hoch ist, wenn es von Menschen in aktiver und destruktiver Absicht an anderen Menschen ausgeübt wird (Breslau et al. 1998; Helzer et al. 1987; Pitman et al. 1989). Opfer von Gewalttaten wurden deshalb ebenso wie Patienten, deren Verletzungen von einem Suizidversuch stammten, von der Aufnahme in unsere Studie ausgeschlossen: Es muss angenommen werden, dass die psychische Verarbeitung eines Überfalls oder eines Suizidversuchs nach anderen Gesetzen abläuft als die Bewältigung eines Unfalltraumas.

Die Ergebnisse unserer Studie stimmen am ehesten mit Malt's Resultaten überein, der in seiner sorgfältig rekrutierten Zufallsstichprobe von 107 mehrheitlich leicht bis mittelschwer verletzten Patienten nur einen Patienten mit einer posttraumatischen Belastungsstörung fand (Malt 1988). Sie passen auch gut zu den Ergebnissen einer kürzlich publizierten repräsentativen US-amerikanischen Telefon-Umfrage (Breslau et al. 1998), deren Autoren zum Schluss kamen, dass die Prävalenz der posttraumatischen Belastungsstörung wahrscheinlich bisher zu hoch geschätzt wurde: Breslau und Mitarbeiter errechneten über alle Traumata entsprechend den Stressor-Kriterien des DSM-IV gemeinsam ein relatives Risiko von 9.2%, an einer posttraumatischen Belastungsstörung zu erkranken. Für schwere Verkehrsunfälle lag das Risiko bei 2.3%, für andere gravierende Unfälle bei 16.8% (Breslau et al. 1998).

Die vergleichsweise niedrige Inzidenz posttraumatischer Belastungsstörungen in der untersuchten Stichprobe ist vermutlich in erster Linie durch die strikte Stichprobenselektion zu erklären, die dazu führte, dass psychosoziale Risikopatienten von der Teilnahme an der Studie weitgehend ausgeschlossen wurden. Daraus lässt sich folgern, dass körperlich und psychisch gesunde, mit guten psychosozialen Ressourcen ausgestattete Personen auch einen schweren Unfall und seine Folgen in der Regel ohne grössere psychische Probleme verarbeiten können.

Eine weitere mögliche Erklärung für die relativ niedrige Inzidenz posttraumatischer Belastungsstörungen in dieser Stichprobe schwerverletzter, intensivpflichtiger Unfallpatienten ist hypothetisch und kann nicht mit entsprechenden Daten belegt werden. Dennoch scheint uns der Gedanke wichtig, gerade im Hinblick auf die Konsequenzen, die aus den Ergebnissen dieser Studie für den klinischen Alltag gezogen werden könnten: Bei der konsiliarpsychiatrischen Tätigkeit des Autors dieser Arbeit, bei den vielfältigen Kontakten der Studienärztin mit dem Pflegepersonal, aber auch in wiederholten Gesprächen mit dem ärztlichen Leiter der Intensivstation erfuhren wir, dass im ärztlichen und pflegerischen Umgang mit den Patienten der unfallchirurgischen Intensivstation des Universitätsspitals Zürich grosser Wert auf deren persönliche Autonomie gelegt wird. Es wird sorgfältig darauf geachtet, dass die Patienten in jeder Phase ihrer Behandlung ein möglichst hohes Mass an Handlungsspielraum und Kontrollmöglichkeiten behalten bzw. wiedererlangen können. Viele Patienten können beispielsweise mit Hilfe einer sogenannten "PCA"-Einrichtung ("Patient-Controlled Analgesia") den Zeitpunkt und die Dosierung ihrer analgetischen Medikation innerhalb eines vorgegebenen Rahmens durch Knopfdruck selbst bestimmen. Sobald die Patienten irgendwie dazu in der Lage sind, wird auch, manchmal mit grossem Aufwand, dafür gesorgt, dass sie bestimmte Grundaktivitäten wie Essen oder Körperpflege wieder zumindest teilweise selbst übernehmen können.

Auf diese Weise wird den Patienten ermöglicht, besser mit den Belastungen durch Sekundärstressoren umzugehen, denen sie durch ihren Aufenthalt auf der Intensivstation unweigerlich ausgesetzt sind. Kontrollverlust ist bekanntlich eines der Schlüsselelemente in der Ätiologie der posttraumatischen Belastungsstörung (van der Kolk et al. 1996). Das Unfallerlebnis war für viele Patienten eine Erfahrung totalen Kontrollverlusts. Auf der Intensivstation müssen sie nun diese mangelnde Regulierbarkeit, wenn auch in abgeschwächter Form, immer und immer wieder neu erleben. Sie sind allen möglichen, teilweise schmerzhaften oder zumindest unangenehmen medizinischen und pflegerischen Massnahmen ausgesetzt, müssen mit einem gestörten Tag-Nacht-Rhythmus und längerdauernden Schlafentzug, mit sensorischer Monotonie und gleichzeitiger Überstimulation zurechtkommen. Die Ungewissheit über den Verlauf, die oft ungenügende Information über bevorstehende Interventionen, und schliesslich das Fehlen von konstanten Bezugspersonen durch häufigen Schichtwechsel des Behandlungsteams sind weitere Faktoren, die dazu beitragen, dass sich ein Patient auf der Intensivstation nicht nur überwacht und kompetent behandelt, sondern oft auch hilflos ausgeliefert fühlt. Es scheint plausibel, dass die konstante Re-Exposition einer solchen Erfahrung mangelnder Kontrollierbarkeit bei akut traumatisierten Menschen die Wahrscheinlichkeit erhöht, posttraumatische psychische Probleme zu entwickeln. Wenn den Patienten auf der anderen Seite geholfen wird, möglichst rasch wieder eine gewisse Regulierbarkeit über einzelne Lebensbereiche zu erlangen, könnte dadurch eventuell auch der psychische Genesungsprozess und die Verarbeitung des Traumas gefördert werden. Ein angemessener somatischer Behandlungsplan, der die Autonomiebedürfnisse des Patienten berücksichtigt und ihn in seinen Bemühungen um Eigenverantwortung unterstützt, könnte also auch zur Prävention posttraumatischer Belastungsstörungen beitragen. Möglicherweise hat das Personal der Intensivstation mit seinen autonomiefördernden Behandlungsstrategien einen wichtigen Beitrag dazu geleistet, dass die Inzidenz posttraumatischer Belastungsstörungen in dieser Studie niedriger ausfiel als in anderen Studien.

Es sei noch einmal betont, dass diese Interpretationslinie auf klinischen Beobachtungen und Erfahrungen beruht und empirisch, jedenfalls mit den Daten aus der vorliegenden Studie, nicht belegt werden kann. Sie liesse sich allerdings gut mit dem dreidimensionalen Stressmodell von Karasek und Theorell in Einklang bringen, das im ersten Kapitel vorgestellt wurde (siehe Kapitel 1.3.2, Seiten 5 ff.): Karasek und Theorell definieren Distress als einen Zustand, in dem zwischen psychosozialen Anforderungen, deren Kontrollierbarkeit bzw. Regulierbarkeit durch das Individuum und dessen sozialer Unterstützung ein Missverhältnis besteht (Karasek und Theorell 1990). Anhaltend hohe Anforderungen, die sich der Regulierbarkeit und Kontrolle durch das Individuum entziehen, verbunden mit einer geringen sozialen Unterstützung und Anerkennung konstellieren also eine sogenannte Distress-Erfahrung, in welcher die Wahrscheinlichkeit zu erkranken deutlich erhöht ist (Buddeberg und Laederach 1998). Die Patienten dieser Studie waren vor dem Unfalltrauma psychosozial nicht überdurchschnittlich belastete, ins berufliche und private Leben gut integrierte Personen, die plötzlich und unerwartet einem überwältigenden Stressor ausgesetzt wurden: Sie erlebten einen schweren Unfall, trugen gravierende, mehrheitlich lebensbedrohliche Verletzungen davon, die eine intensivmedizinische Behandlung erforderlich machten. Sie waren also kurz nach dem Unfallereignis sicherlich einer extremen Belastung ausgesetzt. Während ihres Aufenthaltes auf der unfallchirurgischen Intensivstation wurde aber seitens des zuständigen medizinischen Personals darauf geachtet, dass sie sich ein grösstmögliches Mass an Selbstkontrolle und Regulierbarkeit erhalten bzw. möglichst rasch wiedererlangen konnten. Ausserdem erhielten sie ein Maximum an fachlicher und persönlicher Unterstützung.

Das relativ niedrige Niveau an Stress-Symptomatik und die niedrige Inzidenz posttraumatischer Belastungsstörungen bei den Patienten dieser Studie können aus stresstheoretischer Sicht mit einer geringen prätraumatischen Vulnerabilität, kombiniert mit einem (den Umständen entsprechenden) Maximum an Regulierbarkeit und sozialer Unterstützung in der akuten posttraumatischen Behandlungsphase erklärt werden.

Aus stresstheoretischer Sicht sollten deshalb Unfallpatienten, die wegen ihres lebensbedrohlichen klinischen Zustandes intensivmedizinisch behandelt werden müssen,

- kontinuierlich über ihren Zustand und die vorgesehenen diagnostischen, therapeutischen und pflegerischen Interventionen informiert werden,
- soweit wie möglich von Belastungen der Station (Geräusche, Hektik) abgeschirmt werden,
- regelmässig Besuche von den nächsten Angehörigen empfangen können, und schliesslich

- so früh wie möglich wieder ein gewisses Mass an Kontrolle und Regulierbarkeit ihrer Situation erhalten.

Die Verarbeitung eines schweren Unfalltraumas scheint bei beiden Geschlechtern unterschiedlich zu verlaufen. 52% der Frauen, aber nur 28% der Männer erfüllten während des Beobachtungszeitraums mindestens einmal die Kriterien für eine subsyndromale oder voll ausgebildete posttraumatische Belastungsstörung. Dieses Ergebnis war zu erwarten: Frauen tragen generell ein etwa doppelt so hohes Risiko, an einer posttraumatischen Belastungsstörung zu erkranken (Breslau et al. 1991; Breslau et al. 1997a; Green 1994; Kessler et al. 1995; Norris 1992; Resnick et al. 1993; Solomon und Davidson 1997). Es spricht einiges dafür, dass dieser Unterschied mit einer geschlechtstypischen Vulnerabilität von Frauen im Hinblick auf die Entwicklung posttraumatischer Belastungsstörungen zusammenhängt. Jedenfalls lässt er sich nicht durch Unterschiede in der Häufigkeit der Trauma-Exposition oder in der Art der erlittenen Traumata erklären (Breslau et al. 1998). Auch in einigen Studien an Unfallopfern konnte die höhere Anfälligkeit von Frauen für posttraumatische psychische Störungen gezeigt werden: Feinstein und Dolan fanden bei Frauen höhere IES-Scores (Feinstein und Dolan 1991), Malt mehr Anpassungsstörungen und somatoforme Störungen (Malt 1988), und Blanchard et al. mehr posttraumatische Belastungsstörungen (Blanchard et al. 1995c). Mögliche Gründe für diese Geschlechterdifferenz sind unseres Wissens bisher noch nicht genauer untersucht worden. Dieser Frage sollte in der weiteren psychotraumatologischen Forschung besondere Beachtung geschenkt werden.

Ein Jahr nach dem Unfall litten 15 Patienten an einer subsyndromalen oder voll ausgebildeten posttraumatischen Belastungsstörung. Bei neun dieser Patienten (60%) lag zusätzlich mit einer gewissen Wahrscheinlichkeit eine Angststörung und/oder eine Depression vor. Weitere 12 Patienten hatten gemäss den HADS-cut-off-Werten eine affektive Störung. Es ist seit längerem bekannt, dass die posttraumatische Belastungsstörung mit einem hohen psychiatrischen Komorbiditäts-Risiko verbunden ist (Bleich et al. 1997; Brady 1997; Breslau et al. 1991; Davidson et al. 1991). Bei Unfallopfern wurden neben postraumatischen Belastungsstörungen ebenfalls andere, unspezifische psychische Störungen beschrieben: Blanchard et al. fanden bei 53% der Patienten mit posttraumatischen Belastungsstörungen komorbide depressive Störungen (Blanchard et al. 1995c). Malt diagnostizierte in 3.7% depressive Störungen und in weiteren 3.7% Angststörungen (Malt 1988). Mayou und Mitarbeiter stellten noch nach fünf Jahren bei 28% der Strassenverkehrsopfer eine Verkehrsphobie fest (Mayou et al. 1997). Eine psychische Störung wie beispielsweise eine Depression lässt sich nicht ohne weiteres als psychoreaktive, unfallbedingte Störung bezeichnen, solange nicht mit Sicherheit ausgeschlossen ist, dass sie bereits vor dem Unfall vorgelegen hat. Auf die methodischen Schwierigkeiten, vorbestehende psychische Morbidität nach einem Unfall retrospektiv zuverlässig zu erfassen, wurde bereits hingewiesen. Das Problem kann zwar durch einen sorgfältigen Ausschluss derjenigen Patienten verringert werden, die vor dem Unfall psychisch auffällig waren und beispielsweise wegen einer psychischen Störung in ärztlicher Behandlung waren. In künftigen Studien sollten dennoch neben der posttraumatischen Symptomatik auch die Symptome affektiver Störungen mit standardisierten Instrumenten prospektiv erfasst werden.

Die *zweite Hypothese* dieser Studie konnte *nicht bestätigt* werden: Es wurden erheblich weniger voll ausgebildete posttraumatische Belastungsstörungen gefunden als erwartet. Immerhin erfüllte während des Beobachtungszeitraums etwa ein Drittel der Patienten mindestens einmal die Kriterien für eine subsyndromale oder voll ausgebildete posttraumatische Belastungsstörung. Die postulierte Tendenz zur Remission der psychischen Störungen im Verlauf des Untersuchungszeitraumes bestätigte sich. Ein Jahr nach dem Unfalltrauma litt noch rund ein Viertel der Patienten an klinisch relevanten Symptomen einer posttraumatischen Belastungsstörung, einer Depression und/oder einer Angststörung.

4. Zusammenhänge zwischen Verletzung, psychosozialen Merkmalen und posttraumatischen Störungen

4.1 Stand der Forschung

4.1.1 Zusammenhänge zwischen Verletzungsbefund und posttraumatischen Störungen

Objektive Unfallkriterien und der *Schweregrad der Verletzung*, beispielsweise erfasst mit dem Injury Severity Score, der Abbreviated Injury Scale, oder der Glasgow Outcome Scale korrelieren in den meisten Studien nicht mit dem Auftreten von psychischen Störungen (Dahlmann 1993; Green et al. 1993; Malt und Olafsen 1992; Shalev et al. 1996). Einzig Blanchard und Mitarbeiter berichteten über einen signifikanten Zusammenhang zwischen objektiven Verletzungsparametern und den Symptomen einer posttraumatischen Belastungsstörung (Blanchard et al. 1995a). Im Langzeitverlauf über fünf Jahre wurde allerdings ein signifikanter Zusammenhang zwischen bleibenden unfallbedingten körperlichen Beeinträchtigungen oder Behinderungen und der Diagnose einer posttraumatischen Belastungsstörung festgestellt (Mayou et al. 1997).

Ein *Schädelhirntrauma* stellt möglicherweise wegen der Bewusstlosigkeit und der damit verbundenen Amnesie für das Unfallereignis eine Art Schutz gegen die Entwicklung einer posttraumatischen Belastungsstörung dar (Mayou et al. 1993; Mayou et al. 1997), obwohl andere Autoren diese Befunde nicht bestätigen konnten: In einer kürzlich publizierten prospektiven Untersuchung konnte gezeigt werden, dass leichte Schädelhirntraumata eventuell sogar mit einer höheren Inzidenz posttraumatischer Belastungsstörungen verbunden sind (Bryant und Harvey 1998). In sorgfältig bearbeiteten Fallstudien wurde aufgezeigt, dass sich sogar nach einem schweren Unfall mit vollständiger Amnesie für das Unfallereignis und die folgenden Tage eine ausgeprägte chronische posttraumatische Belastungsstörung entwickeln kann (McMillan 1991; McMillan 1996).

4.1.2 Zusammenhänge psychosozialer Merkmale mit posttraumatischen Störungen

Der initiale Score auf der Impact of Event Scale (IES), Flashbacks, sowie andere Symptome des Wiedererlebens scheinen mit dem späteren Auftreten einer posttraumatischen Belastungsstörung zu korrelieren (Feinstein und Dolan 1991; Grunert et al. 1992b; Mayou et al. 1991; Mayou et al. 1997). Das Auftreten von affektiven Störungen wird zwar mit psychologischen oder sozialen Problemen vor dem Unfall in Zusammenhang gebracht (Mayou et al. 1993), die Rolle prätraumatischer psychischer

Morbidität wird aber noch kontrovers beurteilt (Blanchard et al. 1995c; Malt et al. 1987). Mayou und Mitarbeiter konnten fünf Jahre nach dem Unfallereignis einen Zusammenhang von mangelnder Arbeitszufriedenheit und gravierenden finanziellen Problemen mit der Diagnose einer posttraumatischen Belastungsstörung aufzeigen (Mayou et al. 1997). Insgesamt finden sich in der Literatur relativ wenig Informationen über den zeitlichen Verlauf bivariater Korrelationen zwischen psychosozialen Merkmalen und posttraumatischen psychischen Störungen. Häufiger finden sich prädiktive Modelle, die die Rolle von psychosozialen Merkmalen mit Hilfe von multivariaten Verfahren analysieren (siehe Kapitel 6.1, Seiten 122 ff.).

4.2 Eigene Resultate

Die Fragestellung 3 unserer Studie lautete: "Bestehen Zusammenhänge zwischen objektivierbaren somatischen Verletzungsbefunden und psychosozialen Merkmalen von schwerverletzten Unfallpatienten einerseits und dem Auftreten psychischer Störungen andererseits?"

Aus psychotraumatologischer Sicht interessieren hier in erster Linie die Zusammenhänge mit den typischen Symptomen der posttraumatischen Belastungsstörung. Im Folgenden werden deshalb zunächst die Korrelationen der verschiedenen somatischen und psychosozialen Variablen mit dem CAPS-2-Gesamtscore zu den drei Messzeitpunkten referiert. Dabei wurden im Prinzip Querschnitts-Auswertungen vorgenommen, d.h. die Variablen des jeweiligen Messzeitpunktes wurden mit dem entsprechenden CAPS-2-Gesamtscore korreliert. Die zu T1 erhobenen Variablen, bei denen keine Veränderung über den Beobachtungszeitraum zu erwarten war, wurden zu allen drei Messzeitpunkten mit den jeweiligen CAPS-2-Gesamtscores korreliert.

Als Vergleich und Ergänzung werden zum Schluss dieses Kapitels noch die Korrelationen der seit T1 unveränderten und der zum Messzeitpunkt T3 neu erhobenen Variablen mit den HADS-Subskalen Angst und Depressivität kurz referiert.

4.2.1 Korrelationen mit dem CAPS-2-Gesamtscore zum Messzeitpunkt T1

Es fanden sich keine bedeutenden Zusammenhänge zwischen den objektiven *Verletzungsmerkmalen* und früh auftretenden Symptomen einer posttraumatischen Belastungsstörung (Tabelle 19, Seite 90): Weder der Schweregrad der Verletzungen (ISS) noch die Vigilanz bei Eintritt (GCS) korrelierten signifikant mit dem CAPS-2-Gesamtscore. Auch zwischen den Befunden aus der chirurgischen Krankengeschichte hinsichtlich einer retrograden Amnesie bzw. einer Kommotio und den typischen Symptomen der posttraumatischen Belastungsstörung fanden sich keine signifikanten Korrelationen. Das Gleiche gilt für die Aufenthaltsdauer auf der unfallchirurgischen Intensivstation. Aber auch *soziodemographische Merkmale* wie Alter, Bildung und Nationalität zeigten keinen signifikanten Zusammenhang mit dem CAPS-2-Score.

Auf der anderen Seite fanden sich signifikante Korrelationen mit einer Reihe von *prätraumatischen*, also *unfallunabhängigen psychosozialen Variablen*: Biographische Risikofaktoren und die Anzahl der im Jahr vor dem Unfall aus gesundheitlichen Gründen ausgefallenen Arbeitstage korrelierten zwar nur schwach, aber doch signifikant mit dem CAPS-2-Gesamtscore. Stärkere Korrelationen zeigten die Messgrössen, die über die psychosoziale Belastung in den letzten zwei Jahren vor dem Unfall Auskunft gaben: Life Events, dadurch verursachte Belastungen und chronischer Alltagsstress korrelierten mittelgradig mit dem CAPS-2-Gesamtscore ($r = .35$ bis $.47$). Die Grösse des sozialen Netzes korrelierte zwar erwartungsgemäss negativ mit dem CAPS-2-Gesamtscore zu T1, der Zusammenhang war jedoch nicht signifikant.

Auch die *posttraumatischen* und damit *unfallabhängigen psychosozialen Variablen* korrelierten mehrheitlich signifikant mit dem CAPS-2-Score: Die subjektiven Selbsteinschätzungen der Patienten hinsichtlich ihres Eindrucks einer durchgemachten tödlichen Bedrohung, hinsichtlich des Unfallschweregrades sowie hinsichtlich ihrer Erholungsfähigkeit, wie auch die Fremdeinschätzungen der Erholungsfähigkeit durch den ärztlichen Leiter und das Pflegepersonal der Intensivstation, korrelierten signifikant mit dem CAPS-2-Score. Auch bei allen Selbstrating-Skalen (IES, SCL, FKV und SOC) fanden sich mehrheitlich signifikante Korrelationen, wobei hier die IES-Subskala Intrusion ($r = .52$), der SCL Global Severity Index 90 ($r = .59$), und die FKV-Subskala depressive Verarbeitung ($r = .51$) am stärksten ins Auge fallen.

Die *objektiven Verletzungsmerkmale* korrelierten nicht signifikant mit *subjektiven Einschätzungen* des Unfallgeschehens: Zwischen dem ISS und der subjektiven Einschätzung des Unfall-Schweregrades durch die Patienten fand sich praktisch kein Zusammenhang (Korrelationskoeffizient nach Spearman, $r = -.09$, $p > .05$). Zwischen ISS und dem subjektiven Eindruck einer tödlichen Bedrohung fand sich zwar eine schwache, aber statistisch nicht signifikante positive Korrelation ($r = .17$, $p > .05$).

Tabelle 19: Korrelationen der zum Messzeitpunkt T1 erhobenen Variablen mit dem T1-Gesamtscore der Clinician-Administered PTSD Scale (CAPS-2).

Variable	N	r	p
Verletzungsmerkmale und Heilungsverlauf			
T1 Injury Severity Score (ISS)	106	-.02	n. s.
T1 Glasgow Coma Scale (GCS)	106	-.03	n. s.
T1 Retrograde Amnesie	106	-.08	n. s.
T1 Leichtes Schädelhirntrauma (Kommotio)	106	.07	n. s.
T1 Tage auf der Intensivstation	104	.10	n. s.
Soziodemographische Merkmale			
T1 Alter	106	-.02	n. s.
T1 Bildung (höchste erreichte Stufe)	106	.00	n. s.
T1 Ausländische Nationalität	106	-.13	n. s.
Prätraumatische Variablen			
T1 Biographische protektive Faktoren	106	-.18	n. s.
T1 Biographische Risikofaktoren	106	.25	p=.01
T1 Ausgefallene Arbeitstage infolge Krankheit (Jahr vor Unfall)	104	.19	p<.05
T1 Life Events in den letzten 2 Jahren vor dem Unfall	106	.35	p<.001
T1 Belastung durch Life Events	106	.47	p<.001
T1 Soziales Netz	106	-.12	n. s.
T1 Chronischer Alltagsstress	106	.37	p<.001
Posttraumatische Variablen (kurz nach dem Unfall)			
T1 Bewusstsein einer tödlichen Bedrohung	106	.23	p<.05
T1 Selbsteinschätzung des Unfallschweregrades	103	.27	p<.01
T1 Selbsteinschätzung der Erholungsfähigkeit	102	-.36	p<.001
T1 Ärztlicher Leiter IPS: Einschätzung der Erholungsfähigkeit	99	-.24	p<.05
T1 Pflegeperson IPS: Einschätzung der Erholungsfähigkeit	102	-.20	p<.05
T1 Studienärztin: Einschätzung der Erholungsfähigkeit	106	-.18	n. s.
T1 IES Intrusion	104	.52	p<.001
T1 IES Vermeidung	103	.40	p<.001
T1 SCL Global Severity Index 90	106	.59	p<.001
T1 FKV Depressive Verarbeitung	102	.51	p<.001
T1 FKV Aktives problemorientiertes Coping	104	.21	p<.05
T1 FKV Ablenkung und Selbstaufbau	103	.19	n. s.
T1 FKV Religiosität und Sinnsuche	102	.21	p<.05
T1 FKV Bagatellisierung und Wunschdenken	104	.17	n. s.
T1 Sense of Coherence (SOC)	103	-.36	p<.001

Anmerkung: Rangkorrelationskoeffizienten nach Spearman, 2-seitige Signifikanz

4.2.2 Korrelationen mit dem CAPS-2-Gesamtscore zum Messzeitpunkt T2

Auch ein halbes Jahr nach dem Unfall fanden sich keine bedeutenden Zusammenhänge zwischen den zu T1 erhobenen objektiven *Verletzungsmerkmalen* und den Symptomen einer posttraumatischen Belastungsstörung (Tabelle 20, Seite 92). Die Aufenthaltsdauer auf der unfallchirurgischen Intensivstation und die gesamte Dauer der stationären Behandlung im Universitätsspital (Akutspital) korrelierten ebenfalls nicht signifikant mit dem CAPS-2-Score. Merkmale des mittelfristigen *Heilungsverlaufs* wie die Länge des stationären Rehabilitationsaufenthaltes, die Dauer der unfallbedingten Arbeitsunfähigkeit bis zum Messzeitpunkt T2, sowie das Ausmass der wieder erreichten Unabhängigkeit in der Verrichtung alltäglicher Aktivitäten (FIM-Gesamtscore) standen aber in einem signifikanten Zusammenhang mit der Ausprägung der posttraumatischen psychischen Symptomatik.

Bei den *soziodemographischen Merkmalen* zeigte sich zu T2 neu eine signifikante positive Korrelation zwischen der Variable "Ausländische Nationalität" und dem CAPS-2-Gesamtscore.

Die Zusammenhänge der *prätraumatischen psychosozialen Variablen* mit dem CAPS-2-Score blieben weitgehend unverändert. Die Zahl der im Jahr vor dem Unfall aus gesundheitlichen Gründen ausgefallenen Arbeitstage korrelierte nicht mehr signifikant mit dem CAPS-2-Gesamtscore.

Da sich die Fragen der LUNST-Skalen zum Messzeitpunkt T2 auf das letzte halbe Jahr seit dem Unfall bezogen, werden Live Events und damit verbundene Belastungen, soziales Netz und chronischer Alltagsstress jetzt zu den *posttraumatischen psychosozialen Variablen* gezählt. Die Korrelationen blieben im Vergleich zu T1 im wesentlichen unverändert. Bei den Selbstrating-Skalen zur Erfassung des psychopathologischen Befundes, des Bewältigungsmusters und der generellen Lebenseinstellung (IES, SCL, FKV und SOC) hatten sich die Korrelationen mit dem CAPS-2-Score durchwegs verstärkt.

92

Tabelle 20: Korrelationen der seit T1 unveränderten und der zum Messzeitpunkt T2 neu erhobenen Variablen mit dem T2-Gesamtscore der Clinician-Administered PTSD Scale (CAPS-2).

Variable	N	r	p
Verletzungsmerkmale und Heilungsverlauf			
T1 Injury Severity Score (ISS)	106	-.13	n. s.
T1 Glasgow Coma Scale (GCS)	106	-.04	n. s.
T1 Retrograde Amnesie	106	-.12	n. s.
T1 Leichtes Schädelhirntrauma (Kommotio)	106	-.04	n. s.
T1 Tage auf der Intensivstation	104	.02	n. s.
T2 Tage im Akutspital (im ersten Halbjahr)	106	.08	n. s.
T2 Tage in der Rehabilitationsklinik (im ersten Halbjahr)	106	.22	p<.05
T2 Tage in Akutspital und Rehabilitationsklinik zusammen	106	.21	p<.05
T2 Tage Arbeitsunfähigkeit seit dem Unfall (im ersten Halbjahr)	102	.44	p<.001
T2 Functional Independence Measure FIM	106	-.26	p<.01
Soziodemographische Merkmale			
T1 Alter	106	.12	n. s.
T1 Bildung (höchste erreichte Stufe)	106	.01	n. s.
T1 Ausländische Nationalität	106	.24	p<.05
Prätraumatische Variablen			
T1 Biographische protektive Faktoren	106	-.14	n. s.
T1 Biographische Risikofaktoren	106	.22	p<.05
T1 Ausgefallene Arbeitstage infolge Krankheit (Jahr vor Unfall)	104	-.04	n. s.
Posttraumatische Variablen (1/2 Jahr nach dem Unfall)			
T2 Life Events (im letzten halben Jahr)	106	.28	p<.01
T2 Belastung durch Life Events	106	.49	p<.001
T2 Soziales Netz	106	-.18	n. s.
T2 Chronischer Alltagsstress	106	.38	p<.001
T2 IES Intrusion	99	.58	p<.001
T2 IES Vermeidung	99	.49	p<.001
T2 SCL Global Severity Index 90	100	.72	p<.001
T2 FKV Depressive Verarbeitung	99	.61	p<.001
T2 FKV Aktives problemorientiertes Coping	99	.29	p<.01
T2 FKV Ablenkung und Selbstaufbau	99	.31	p<.01
T2 FKV Religiosität und Sinnsuche	99	.17	n. s.
T2 FKV Bagatellisierung und Wunschdenken	99	.39	p<.001
T2 Sense of Coherence (SOC)	99	-.44	p<.001

Anmerkung: Rangkorrelationskoeffizienten nach Spearman, 2-seitige Signifikanz

4.2.3 Korrelationen mit dem CAPS-2-Gesamtscore zum Messzeitpunkt T3

Ein Jahr nach dem Unfall korrelierten die ursprünglichen objektiven *Verletzungsmerkmale* wie auch die Dauer der stationären Akutbehandlung nach wie vor nicht signifikant mit dem CAPS-2-Score zu T3 (Tabelle 21, Seite 94). Die Merkmale des mittel- bis längerfristigen *Heilungsverlaufs* korrelierten zum Messzeitpunkt T3 stärker als zu T2 mit der Ausprägung der posttraumatischen psychischen Symptomatik: Die Länge des stationären Rehabilitationsaufenthaltes und die Dauer der unfallbedingten Arbeitsunfähigkeit bis zum Messzeitpunkt T3 korrelierten signifikant positiv, der FIM-Score signifikant negativ mit dem CAPS-2-Gesamtscore.

Bei den *soziodemographischen Merkmalen* und den *prätraumatischen psychosozialen Variablen* ergab sich im Vergleich zum Messzeitpunkt T2 keine Veränderung der Zusammenhänge.

Bei den *posttraumatischen psychosozialen Variablen* ergaben sich interessante Veränderungen: Neu, d.h. in der zweiten Jahreshälfte seit dem Unfall aufgetretene Life Events und damit verbundene Belastungen korrelierten jetzt in beträchtlichem Masse mit dem posttraumatischen psychopathologischen Befund. Der Zusammenhang zwischen chronischem Alltagsstress und CAPS-2-Score hatte sich hingegen leicht abgeschwächt.

Die Patienten wurden ein Jahr nach dem Unfall noch einmal um ihre subjektive Einschätzung des Unfallschweregrades gebeten. Die Selbsteinschätzung des Unfallschweregrades korrelierte signifikant positiv, die Beurteilung der bisherigen gesamten Erholung in körperlicher, beruflicher und sozialer Hinsicht signifikant negativ mit dem CAPS-2-Gesamtscore zu T3. Die Korrelationen waren allerdings nicht sehr stark.

Die Korrelationen der Selbstrating-Skalen zur Erfassung des psychopathologischen Befundes, des Bewältigungsmusters und der generellen Lebenseinstellung (IES, SCL, FKV und SOC) mit dem CAPS-2-Score hatten sich gegenüber dem Messzeitpunkt T2 tendenziell wieder etwas abgeschwächt, waren aber weiterhin mehrheitlich von mittlerer bis starker Ausprägung. Bemerkenswert ist, dass bei der IES die Subskala Vermeidung nun erstmals stärker mit der CAPS-2 korreliert als die IES-Subskala Intrusion. Beim FKV korreliert auch beim 3. Messzeitpunkt die Subskala depressive Verarbeitung am stärksten mit dem CAPS-2-Score. Problemorientiertes Coping korreliert nun nicht mehr signifikant, während Ablenkung und Selbstaufbau unter den 5 Subskalen hinsichtlich der Höhe der Korrelation mit dem CAPS-2-Score an die zweite Stelle rückte.

94

Tabelle 21: Korrelationen der seit T1 unveränderten und der zum Messzeitpunkt T3 neu erhobenen Variablen mit dem T3-Gesamtscore der Clinician-Administered PTSD Scale (CAPS-2).

Variable	N	r	p
Verletzungsmerkmale und Heilungsverlauf			
T1 Injury Severity Score (ISS)	106	-.02	n. s.
T1 Glasgow Coma Scale (GCS)	106	-.05	n. s.
T1 Retrograde Amnesie	106	-.12	n. s.
T1 Leichtes Schädelhirntrauma (Kommotio)	106	.00	n. s.
T1 Tage auf der Intensivstation	104	.15	n. s.
T3 Tage im Akutspital (im 1. Jahr)	106	.17	n. s.
T3 Tage in der Rehabilitationsklinik (im 1. Jahr)	106	.35	p<.001
T3 Tage in Akutspital und Rehabilitationsklinik zusammen	106	.32	p<.01
T3 Tage Arbeitsunfähigkeit seit dem Unfall (im 1. Jahr)	102	.45	p<.001
T3 Functional Independence Measure FIM	106	-.31	p<.01
T3 Körperliche Behinderung (1 Jahr nach Unfall)	106	.33	p<.01
T3 Schmerzen (1 Jahr nach Unfall)	106	.28	p<.01
Soziodemographische Merkmale			
T1 Alter	106	-.01	n. s.
T1 Bildung (höchste erreichte Stufe)	106	-.07	n. s.
T1 Ausländische Nationalität	106	.19	p<.05
Prätraumatische Variablen			
T1 Biographische protektive Faktoren	106	-.17	n. s.
T1 Biographische Risikofaktoren	106	.26	p<.01
T1 Ausgefallene Arbeitstage infolge Krankheit (Jahr vor Unfall)	104	.11	n. s.
Posttraumatische Variablen (1 Jahr nach dem Unfall)			
T3 Life Events (im letzten halben Jahr)	106	.43	p<.001
T3 Belastung durch Life Events	106	.59	p<.001
T3 Soziales Netz	106	-.19	n. s.
T3 Chronischer Alltagsstress	106	.27	p<.01
T3 Selbsteinschätzung des Unfallschweregrades	97	.22	p<.05
T3 Selbsteinschätzung der bisherigen Erholung	97	-.28	p<.01
T3 IES Intrusion	99	.46	p<.001
T3 IES Vermeidung	99	.47	p<.001
T3 SCL Global Severity Index 90	99	.69	p<.001
T3 FKV Depressive Verarbeitung	100	.51	p<.001
T3 FKV Aktives problemorientiertes Coping	100	.18	n. s.
T3 FKV Ablenkung und Selbstaufbau	100	.42	p<.001
T3 FKV Religiosität und Sinnsuche	100	.07	n. s.
T3 FKV Bagatellisierung und Wunschdenken	99	.30	p<.01
T3 Sense of Coherence (SOC)	99	-.36	p<.001

Anmerkung: Rangkorrelationskoeffizienten nach Spearman, 2-seitige Signifikanz

4.2.4 Korrelationen mit HADS zum Messzeitpunkt T3

Die Korrelationen der verschiedenen Variablen mit der *Subskala Angst der HADS* ein Jahr nach dem Unfall waren mit denen der CAPS-2 im Grossen und Ganzen vergleichbar (siehe Anhang, Tabelle 39, Seite 186). Unterschiede zeigten sich bei den Merkmalen des Heilungsverlaufs, indem die Dauer der stationären Behandlung und der unfallbedingten Arbeitsunfähigkeit, sowie der FIM-Score nicht signifikant mit der Angstsymptomatik korrelierten. Auch Probleme mit Versicherungen und die rückblickende Selbsteinschätzung des Unfallschweregrades nach einem Jahr standen in keinem signifikanten Zusammenhang mit der Angst.

Die Korrelationen der *Subskala Depressivität der HADS* zum Messzeitpunkt T3 ergaben im Vergleich zum CAPS-2-Gesamtscore ebenfalls sehr ähnliche Resultate (siehe Anhang, Tabelle 40, Seite 187). Verletzungsbefunde, Merkmale des Heilungsverlaufs und soziodemographische Variablen korrelierten praktisch gleich mit Depressivität wie mit dem CAPS-2-Score. Die biographischen protektiven Faktoren korrelierten etwas stärker negativ mit Depressivität und erreichten das 5%-Signifikanzniveau. Probleme mit Versicherungen und die rückblickende Selbsteinschätzung des Unfallschweregrades standen in keinem signifikanten Zusammenhang mit Depressivität.

Wie bereits erwähnt, korrelierte die CAPS-2 zu T3 signifikant mit den HADS-Subskalen Angst (Korrelationskoeffizient nach Spearman, $r = .61$, $p < .001$) und Depressivität ($r = .51$, $p < .001$).

4.2.5 Zusammenfassung und Kommentar

Hinsichtlich der Korrelationen mit posttraumatischen psychischen Symptomen zeigte sich zu allen drei Messzeitpunkten ein sehr ähnliches Muster: Die objektiven Verletzungsmerkmalen und die meisten soziodemographischen Charakteristika korrelierten nicht signifikant mit der posttraumatischen psychischen Symptomatik (CAPS-2-Gesamtscore). Eine Reihe von psychosozialen Variablen, so das Ausmass der psychosozialen Belastung durch Lebensereignisse und Alltagsstress in den zwei Jahren vor dem Unfall, die subjektiven Einschätzungen des Ereignisses und seiner Folgen durch Patienten und Spitalpersonal, die IES und SCL-90-R, die Coping-Subskalen sowie der Sense of Coherence korrelierten jedoch signifikant mit dem CAPS-2-Gesamtscore. Die objektiven Merkmale des Heilungsverlaufs, z.B. die Dauer des stationären Rehabilitationsaufenthaltes und der unfallbedingten Arbeitsunfähigkeit, korrelierten ebenfalls signifikant positiv mit dem CAPS-2-Gesamtscore.

4.3 Diskussion der Korrelationsberechnungen

Keines der in dieser Studie erfassten *objektiven Verletzungsmerkmale* korrelierte zu irgendeinem Zeitpunkt signifikant mit der zentralen Zielvariable, dem CAPS-2-Gesamtscore. Wir konnten unsere diesbezügliche Hypothese zur Fragestellung 3 bestätigen und befinden uns mit diesem Befund im Einklang mit einer ganzen Reihe anderer Studien (Dahlmann 1993; Green et al. 1993; Malt und Olafsen 1992; Shalev et al. 1996). Einzig Blanchard und Mitarbeiter berichteten über einen signifikanten Zusammenhang zwischen objektiven Verletzungsparametern und den Symptomen einer posttraumatischen Belastungsstörung (Blanchard et al. 1995a).

Dieses wichtige Ergebnis der vorliegenden Studie steht im Einklang mit der transaktionalen Stress- und Bewältigungstheorie von Lazarus und Mitarbeitern und mit den Konzepten der modernen Psychotraumatologie: Die Entwicklung posttraumatischer psychischer Probleme scheint kaum oder jedenfalls nicht nur von einer quantitativ messbaren Grösse der Belastung, sondern sehr stark auch von der subjektiven Bewertung des Traumas im Kontext der gegenwärtig verfügbaren Bewältigungsmöglichkeiten (Folkman 1984; Lazarus und Folkman 1984; Lazarus und Launier 1981) bzw. von der unmittelbaren emotionalen Reaktion auf das Trauma abzuhängen (APA 1994; March 1993). In diesem Zusammenhang ist der Befund von Malt und Olafsen von Interesse, die zeigen konnten, dass zwischen der subjektiven Einschätzung der überstandenen Gefahr durch die Patienten und der "objektiven" Bedrohlichkeit des Unfalls kein signifikanter Zusammenhang besteht (Malt und Olafsen 1992). Auch in unserer Studie wurde kein signifikanter Zusammenhang zwischen dem Injury Severity Score und der subjektiven Einschätzung des Unfall-Schweregrades durch die Patienten oder dem Eindruck einer tödlichen Bedrohung gefunden.

Zu diesen an sich eindeutigen Befunden ist allerdings eine einschränkende kritische Anmerkung zu machen. Die grosse Streubreite des ISS von 10 - 51 in der vorliegenden Studie scheint einen relativ grossen Bereich der von 0 - 75 reichenden ISS-Skala abzudecken. Allerdings wird durch die Quadrierung der AIS-Werte der drei schwersten Verletzungen (Baker und O'Neill 1976; Baker et al. 1974) die ISS-Skala in ihrem oberen Bereich "gestreckt". Leichte bis mittelschwere Verletzungen drängen sich im unteren Bereich der Skala, während schwere Verletzungen im breiten oberen Bereich abgebildet werden. Im Vergleich zur klinischen Realität entsteht so ein verzerrtes Bild. Der ISS ist also nicht wirklich intervallskaliert und somit nur bedingt in parametrischen statistischen Verfahren verwendbar. Zum Einsatz in nicht-parametrischen Analysen (z.B. Rangkorrelationen nach Spearman) ist er jedoch gut geeignet. Da der ISS in den meisten Studien über die psychosozialen Folgen unfallbedingter Verletzungen als objektives Mass des Verletzungsschweregrades verwendet wurde (Bryant und Harvey 1996; Feinstein und Dolan 1991; Green et al. 1993; Malt 1988), lag es nahe, auch in dieser Untersuchung den ISS als objektive Verletzungsvariable einzusetzen.

Zu beachten ist auch, dass die fehlende Korrelation zwischen ISS und CAPS-2-Gesamtscore eine Folge der eingeschränkten Streubreite des Verletzungsschweregrades in dieser Studie sein könnte. Bei der Untersuchung einer Stichprobe mit der ganzen Bandbreite von leichten bis schweren Verletzungen wären signifikante Korrelationen zwischen Verletzungsschweregrad und posttraumatischer psychischer Symptomatik eher zu erwarten.

Dass die *soziodemographischen Merkmale*, mit Ausnahme des Geschlechts und der Nationalität zu T2 und T3 nicht signifikant mit dem CAPS-2-Gesamtscore korrelierten, stimmt mit den meisten Befunden aus der Literatur überein (Feinstein und Dolan 1991; Shalev et al. 1996). Bemerkenswert ist allerdings, dass in der vorliegenden Studie die Variable "ausländische Nationalität" zu T2 und T3 schwach, aber signifikant positiv mit dem CAPS-2-Gesamtscore korrelierte. Nur 17% der Patienten waren Ausländer. Aufgrund der relativ hohen sprachlichen Anforderungen, die mit der Teilnahme an der Studie verbunden waren, kann davon ausgegangen werden, dass die Ausländer in dieser Studie überdurchschnittlich gut sozial und insbesondere sprachlich integriert waren. Ein Teil dieser Patienten kam ohnehin aus deutschsprachigen Ländern (Deutschland, Österreich). Dass die Korrelation dieser Variable mit dem CAPS-2-Gesamtscore dennoch signifikant ausfiel, spricht dafür, dass zumindest ein Aspekt, der durch dieses Merkmal repräsentiert wird, deutlich mit der Ausprägung der posttraumatischen Symptomatik zusammenhängt. Aufgrund des klinischen Eindrucks unserer Studienärztin geht es hier am ehesten um die soziale Integration, die bei Ausländern häufig schwächer ist als bei den meisten Einheimischen. Soziale Integration ist allerdings ein vielschichtiges, mehrfach determiniertes Phänomen, das sich nicht ohne weiteres operationalisieren lässt. Validierte Untersuchungsinstrumente zur Erfassung der sozialen Integration existieren bis heute nicht (PD Dr. K. Imhof, Soziologisches Institut Zürich, persönliche Mitteilung 1998). Herkunft und Bildung, Sprachkenntnisse und Kontakte zu Einheimischen tragen sicherlich zu einer guten sozialen Integration bei. Unserer Ansicht nach sollte in künftigen Forschungsprojekten über die psychosozialen Folgen von Unfällen der Aspekt der sozialen Integration besser beachtet und möglichst differenziert erfasst werden.

Eine ganze Reihe von prätraumatischen und posttraumatischen *psychosozialen Variablen* korrelierte zu allen drei Messzeitpunkten signifikant mit dem CAPS-2-Score. Die biographischen protektiven Faktoren korrelierten erwartungsgemäss negativ, erreichten jedoch nicht das 5%-Signifikanzniveau. Einen signifikanten Zusammenhang zeigten die biographischen Risikofaktoren. Hohe psychosoziale Belastungen durch Lebensereignisse und hoher Alltagsstress in den zwei Jahren vor dem Unfallereignis korrelierten jedoch wesentlich stärker mit höheren CAPS-2-Scores. Dies war angesichts der zeitlichen Nähe zum Unfallereignis nicht anders zu erwarten. Der Zusammenhang zwischen belastenden Lebensereignissen und psychischer Gesundheit wurde mehrfach belegt (Cui und Vaillant 1996; Dalgard et al. 1995). Etwas überraschend ist hingegen der Befund, dass die Grösse des sozialen Netzes zwar erwartungsgemäss negativ, statistisch aber nicht signifikant mit dem CAPS-2-Score korrelierte. Entsprechend der Theorie der sozialen Unterstützung (Cobb 1976) hatten wir in unseren Hypothesen an sich einen signifikanten Zusammenhang erwartet. Allerdings war das gewählte Untersuchungsinstrument (LUNST-Skalen) möglicherweise für den Einsatz bei einer Stichprobe akut traumatisierter Patienten nur bedingt geeignet. Zwar konnte im Forschungsbereich der Psychotraumatologie ein negativer Zusammenhang zwischen sozialer Unterstützung und posttraumatischen psychischen Symptomen in einigen Studien belegt werden (Basoglu et al. 1994; Solomon und Smith 1994; Solomon et al. 1991). Andere Autoren fanden aber diesbezüglich nur relativ schwache und zeitlich sehr instabile Korrelationen (Cook und Bickman 1990). Es wäre sicherlich verfrüht, aufgrund der vorliegenden Daten den Schluss zu ziehen, dass die Präsenz posttraumatischer psychischer Symptome mehr mit inneren Ressourcen und Belastungen (Copingrepertoire, Kohärenzgefühl, allgemeine psychische Befindlichkeit) als mit äusseren Ressourcen und Belastungen (Lebensereignisse, soziales Netz) zusammenhängt.

Signifikante Zusammenhänge mit dem CAPS-2-Gesamtscore wurden auch für die subjektiven Einschätzungen des Ereignisses und seiner Folgen durch die Patienten und das Spitalpersonal gefunden: Je gravierender das Unfallereignis erlebt und je schlechter die Bewältigungsmöglichkeiten eingeschätzt wurden, desto höher fiel der CAPS-2-Score aus. Auch das Gefühl einer tödlichen Bedrohung während des Unfalls korrelierte positiv mit dem CAPS-2-Score. Die Korrelationen waren zwar nur schwach bis mittelstark ausgeprägt. Die Ergebnisse sind jedoch eindeutig und konsistent und beeindrucken in erster Linie deshalb, weil sie auf einigen wenigen, sehr einfachen Globaleinschätzungen beruhen. Diese Variablen liessen sich sehr rasch und zuverlässig erheben und würden sich insofern gut als Items für ein leicht handhabbares Screeninginstrument zur frühzeitigen Identifikation psychosozialer Risikopatienten eignen. Ähnliche Resultate wurden von Malt und Olafsen gefunden (Malt und Olafsen 1992): Sie zeigten auf, dass die subjektiven und objektiven Beurteilungen des Unfallgeschehens praktisch unabhängig voneinander sind.

Am stärksten korrelierte der CAPS-2-Gesamtscore mit den IES-Subskalen und mit dem SCL Global Severity Index 90. Diese Korrelationen lagen zu allen drei Messzeitpunkten zwischen .40 und .70. Dieses Ergebnis ist nicht überraschend. CAPS-2 und IES messen mit relativ grosser Überlappung typische posttraumatische Symptome. Der Einsatz beider Skalen schien uns jedoch gerechtfertigt, weil nur mit der CAPS-2 die Diagnose einer posttraumatischen Belastungsstörung verlässlich gestellt werden kann, während die IES als kurze Selbstrating-Skala sich eher als Screening-Instrument eignet und in den statistischen Auswertungen als Prädiktor-Variable eingesetzt werden kann. Dass die typische posttraumatische Symptomatik auch mit der allgemeinen psychischen Befindlichkeit (GSI 90) hoch korreliert, kann als ein weiterer Beleg dafür angesehen werden, dass das Auftreten der Symptome einer posttraumatischen Belastungsstörung relativ eng mit allgemeiner psychischer Morbidität zusammenhängt, bzw. dass die posttraumatische Belastungsstörung mit einem hohen psychiatrischen Komorbiditätsrisiko verbunden ist (Bleich et al. 1997; Brady 1997; Breslau et al. 1991; Breslau et al. 1997b; Davidson et al. 1991).

Die Korrelationen der fünf Coping-Subskalen mit dem CAPS-2-Gesamtscore waren alle positiv und über die drei Messzeitpunkte mehrheitlich signifikant. Die Ausprägung der posttraumatischen psychischen Symptomatik hängt also mit den Coping-Aktivitäten zusammen. Dies gilt offensichtlich am stärksten für depressive Copingstrategien ($r = .51$ bis .61). Tendenziell zeichnet sich ab, dass in erster Linie das allgemeine Niveau der Copingaktivitäten und nicht die Qualität der einzelnen Copingstrategien mit dem Ausmass der psychopathologischen Befunde korrelieren, wie dies schon, allerdings mit anderen Copinginstrumenten, in einigen anderen Studien gezeigt werden konnte (Buckelew et al. 1990; Malt 1992; Spurrell und McFarlane 1993). Obschon die Subskala „Depressive Verarbeitung" zu allen Messzeitpunkten am stärksten mit dem CAPS-2-Gesamtscore korrelierte, lässt sich aufgrund der bivariaten Analysen kein eindeutiges Muster eruieren, das eine Differenzierung in adaptive bzw. maladaptive Copingstrategien zuliesse (Heim 1988; Lazarus 1993).

Die negative Korrelation mittlerer Ausprägung zwischen Sense of Coherence und CAPS-2 unterstreicht die Bedeutung des SOC als eines allgemeinen Masses der individuellen Stressresistenz. Frommberger und Mitarbeiter fanden bei Unfallopfern ebenfalls negative Korrelationen zwischen SOC und posttraumatischer Symptomatik, gemessen mit der Impact of Event Scale und der Posttraumatic Stress Scale (Frommberger et al. 1998). Zum gleichen Resultat kamen Eriksson und Lundin in ihrer Untersuchung der Überlebenden des ESTONIA-Fährunglücks in der Ostsee (Eriksson und Lundin 1996). Im Rahmen eines Vergleichs von Daten aus der vorliegenden Studie und einer Untersuchung an Patienten mit Rheumatoider Arthritis konnte von unserer Forschungsgruppe gezeigt werden, dass der SOC nicht signifikant mit objektiven somatischen Befunden, aber signifikant mit dem CAPS-2 und anderen psychopathologischen Massen korreliert, und zwar auch nach Auspartialisierung des möglichen wechselseitigen Einflusses der beiden Gruppen von Variablen auf die Korrelationen mit dem SOC. Wir ziehen daraus den Schluss, dass der SOC im Rahmen des ICIDH-Konzeptes der WHO (International Classification of Impairments, Disabilities, and Handicaps) möglicherweise als Mediator zwischen "disability" und "handicap" verstanden werden kann (Schnyder et al. 1998).

Der CAPS-2-Score korrelierte ebenfalls signifikant mit *objektiven Merkmalen des Heilungsverlaufs*, nämlich positiv mit der Dauer des stationären Rehabilitationsaufenthaltes und der unfallbedingten Arbeitsunfähigkeit, sowie negativ mit dem Ausmass der Selbständigkeit in der Verrichtung alltäglicher Aktivitäten (FIM-Gesamtscore), nicht aber mit der Aufenthaltsdauer im Akutspital. Im Langzeitverlauf über fünf Jahre stellten Mayou und Mitarbeiter ebenfalls einen signifikanten Zusammenhang zwischen bleibenden unfallbedingten körperlichen Beeinträchtigungen oder Behinderungen und der Diagnose einer posttraumatischen Belastungsstörung fest (Mayou et al. 1997). Unsere Befunde stehen aber zumindest in teilweisem Widerspruch zu den Resultaten von Green et al., die in einem Gruppenvergleich (Unfallpatienten mit bzw. ohne posttraumatische Belastungsstörung) keine signifikant unterschiedlichen Mittelwerte auf der Glasgow Outcome Scale fanden (Green et al. 1993).

Die *dritte Hypothese* dieser Studie konnte *bestätigt* werden: Es wurden keine signifikanten Zusammenhänge zwischen objektivierbaren Verletzungsbefunden und dem Auftreten posttraumatischer psychischer Symptome gefunden. Hingegen korrelierten prätraumatische und posttraumatische psychosoziale Variablen zu allen drei Messzeitpunkten signifikant mit dem CAPS-2-Gesamtscore. Als ergänzendes Resultat wurden signifikante Zusammenhänge zwischen objektiven Merkmalen des Heilungsverlaufs (Dauer des stationären Rehabilitationsaufenthaltes, Dauer der unfallbedingten Arbeitsunfähigkeit, FIM-Gesamtscore) und der CAPS-2 gefunden.

5. Wodurch unterscheiden sich Unfallpatienten mit und ohne posttraumatische Störungen?

5.1 Stand der Forschung

Im Subgruppenvergleich unterscheiden sich Unfallpatienten mit und ohne posttraumatische Belastungsstörungen hinsichtlich soziodemographischer Merkmale, prätraumatischer Life Events, auffälliger Persönlichkeitszüge oder des Verletzungsschweregrads kaum voneinander (Feinstein und Dolan 1991). Einzig Shalev und Mitarbeiter fanden eine signifikant geringere Schulbildung bei Unfallopfern mit posttraumatischen Belastungsstörungen (Shalev et al. 1996). Auf der anderen Seite zeigen diese Patienten wesentlich höhere Werte hinsichtlich der subjektiv erlebten Todesbedrohung (Green et al. 1993) und mehr dissoziative, depressive und Angst-Symptome (Shalev et al. 1996). Auch sind sie offensichtlich in der Erfüllung ihrer sozialen Rollen stärker beeinträchtigt als Unfallopfer ohne PTSD (Blanchard et al. 1995c).

5.2 Eigene Resultate: "Highly Symptomatic Group" versus "Less Symptomatic Group"

Fragestellung 4 unserer Studie lautete: "Unterscheiden sich Patienten, die im Beobachtungszeitraum zu einem oder mehreren Messzeitpunkten eine posttraumatische Belastungsstörung aufweisen, von solchen mit geringer Symptomatik?"

Die Anzahl der Patienten, die irgendwann im Verlaufe der Untersuchung das Vollbild einer posttraumatischen Belastungsstörung entwickelten, erwies sich für eine Untergruppenbildung als zu gering. Deshalb wurde für den geplanten Untergruppenvergleich eine Subgruppe von Patienten gebildet, die im Beobachtungszeitraum zu einem oder mehreren Messzeitpunkten eine subsyndromale oder voll ausgebildete posttraumatische Belastungsstörung aufwiesen. Für die Diagnosestellung einer subsyndromalen posttraumatischen Belastungsstörung kam die von Blanchard und Mitarbeitern gewählte Definition (Blanchard et al. 1995c) zur Anwendung: Die Patienten mussten die Kriterien für den Symptomcluster B (Wiedererleben), sowie entweder Symptomcluster C (Vermeidung) oder D (vegetative Übererregbarkeit) erfüllen, nicht aber C und D, wie es für das Vollbild der posttraumatischen Belastungsstörung erforderlich wäre.

Auf diese Weise wurde eine "Highly Symptomatic Group" gebildet. Diese Subgruppe (HSG, N = 36) wurde mit den restlichen Patienten verglichen, die über den gesamten Beobachtungszeitraum symptomarm blieben und zu keinem Zeitpunkt eine subsyndromale oder voll ausgebildete posttraumatische Belastungsstörung aufwiesen ("Less Symptomatic Group" LSG, N = 70).

HSG und LSG unterschieden sich weder hinsichtlich soziodemographischer Variablen (Alter, Nationalität, Zivilstand, Wohnsituation, Bildung, Beschäftigungssituation, Art der Berufstätigkeit) noch in Bezug auf unfallbezogene Merkmale (Art des Unfalls, ISS, GCS, retrograde Amnesie, leichtes Schädelhirntrauma, subjektiv berichtete Bewusstlosigkeit). Eine Tabelle mit den Vergleichswerten der erwähnten Variablen findet sich im Anhang (Kapitel 9.2.5, Tabelle 41, Seiten 188 ff.). Der einzige signifikante Unterschied zeigte sich in der Geschlechterverteilung (χ^2 = 4.15, df = 1, p<.05): Von den 27 Frauen der gesamten Stichprobe waren 14 (51.9%), von total 79 Männern hingegen nur 22 (27.8%) in der HSG (Tabelle 22). Aufgrund dieses Ergebnisses wurde der Faktor Geschlecht neben der Symptomgruppe als zweiter Faktor in die Varianzanalysen eingeführt.

Tabelle 22: Anzahl Personen nach Symptomgruppe und Geschlecht.

Symptomgruppe	Geschlecht männlich	weiblich	Total
Highly Symptomatic Group HSG	22	14	36
Less Symptomatic Group LSG	57	13	70
Total	79	27	106

Angesichts der grossen Zahl der in dieser Studie erhobenen Daten musste für den Gruppenvergleich eine sinnvolle Variablen-Auswahl getroffen werden. Die Stichprobengrösse liess eine maximale Anzahl von etwa 12 Variablen zu. Die Zusammensetzung sollte eine angemessene Repräsentation von Variablen aus verschiedenen Bereichen gewährleisten. Es mussten also protektive und Belastungsfaktoren aus der frühen Biographie und aus der Zeit kurz vor dem Unfall, die subjektive Bewertung des Unfallereignisses aus der Sicht des Patienten, die allgemeine posttraumatische Befindlichkeit, das Copingspektrum und die allgemeine Lebenseinstellung vertreten sein. Folgende 12 Variablen wurden für den Gruppenvergleich ausgewählt:

- Biographische protektive Faktoren
- Biographische Risikofaktoren
- Selbsteinschätzung des Unfallschweregrades
- SCL Global Severity Index 90
- Belastung durch Life Events

- Soziales Netz
- Depressive Verarbeitung (FKV)
- Aktives problemorientiertes Coping (FKV)
- Ablenkung und Selbstaufbau (FKV)
- Religiosität und Sinnsuche (FKV)
- Bagatellisierung und Wunschdenken (FKV)
- Sense of Coherence (SOC)

Zur Prüfung von Gruppenunterschieden bezüglich Symptomgruppe (HSG/LSG) und Geschlecht sowie von Unterschieden im zeitlichen Verlauf wurden multi- und univariate Varianzanalysen durchgeführt. Da insgesamt keine allzu krassen Verletzungen der Voraussetzungen vorlagen, schien uns die Wahl eines parametrischen Verfahrens gerechtfertigt. Um die Komplexität bei der Beurteilung von Interaktionseffekten nicht unnötig zu erhöhen, wurden nur Wechselwirkungen erster Ordnung berücksichtigt.

5.2.1 Biographische Faktoren und Selbsteinschätzung des Unfallschweregrades

Für die drei Variablen, die nur einmal, d.h. zum Messzeitpunkt T1, erhoben wurden (biographische protektive und Risikofaktoren sowie Selbsteinschätzung des Unfallschweregrades), wurden eine multivariate und drei univariate 2-faktorielle Varianzanalysen mit den Faktoren Symptomgruppe (HSG / LSG) und Geschlecht gerechnet. Die multivariate Varianzanalyse mit den erwähnten drei Variablen ergab einen signifikanten Effekt hinsichtlich Symptomgruppe, aber keinen signifikanten Geschlechtsunterschied. Zudem fand sich eine signifikante Interaktion zwischen Symptomgruppe und Geschlecht (Tabelle 23).

Tabelle 23: Biographische protektive Faktoren und Risikofaktoren, Selbsteinschätzung des Unfallschweregrades: Ergebnis der multivariaten Varianzanalyse nach Symptomgruppe und Geschlecht.

Multivariate Varianzanalyse

Faktor	Wilks' Λ	F	df	p	η^2
Symptomgruppe	.78	9.03	3,97	**<.001**	.22
Geschlecht	.96	1.48	3,97	.225	.04
Symptomgrp x Geschlecht	.86	5.08	3,97	**<.01**	.14

Für die *biographischen protektiven Faktoren* zeigte die univariate 2-faktorielle Varianzanalyse einen signifikanten Gruppeneffekt mit weniger protektiven Faktoren in der Symptomgruppe HSG, eine signifikante Interaktion zwischen Symptomgruppe und Geschlecht, aber keinen signifikanten Geschlechtsunterschied (für Mittelwerte und Signifikanzen siehe Tabelle 24). Die signifikante Wechselwirkung äussert sich in einem grösseren symptomgruppenspezifischen Unterschied der Frauen gegenüber den Männern. Die höchste mittlere Anzahl protektiver Faktoren weisen Frauen in der LSG auf. Es sind aber wiederum die Frauen, die in der HSG den tiefsten Wert aufweisen.

Tabelle 24: Biographische protektive Faktoren: Mittelwerte und Ergebnis der Varianzanalyse nach Symptomgruppe und Geschlecht.

Mittelwerte und Standardabweichungen (sofern bekannt) in Klammer

Symptomgruppe	Geschlecht		Total [1]
	männlich	weiblich	
HSG	5.36 (1.22)	4.21 (1.12)	4.79
LSG	5.49 (1.15)	6.08 (0.64)	5.79
Total [1]	5.43	5.15	5.29

Anmerkung: [1] durch N ungewichteter Mittelwert

Univariate Varianzanalyse

Faktor	F	df	p	η^2
Symptomgruppe	15.10	1,102	**<.001**	.13
Geschlecht	1.21	1,102	.274	.01
Symptomgrp x Geschlecht	11.47	1,102	**<.01**	.10

Die Varianzanalyse mit den *biographischen Risikofaktoren* ergab keine signifikanten Gruppeneffekte, weder für Symptomgruppe noch für Geschlecht, und auch keine signifikante Interaktion zwischen Symptomgruppe und Geschlecht (Tabelle 25). Tendenziell lässt sich eine höhere Ausprägung biographischer Risikofaktoren in der HSG erkennen.

Tabelle 25: Biographische Risikofaktoren: Mittelwerte und Ergebnis der Varianzanalyse nach Symptomgruppe und Geschlecht.

Mittelwerte und Standardabweichungen (sofern bekannt) in Klammer

| Symptomgruppe | Geschlecht | | Total [1] |
	männlich	weiblich	
HSG	3.36 (2.24)	3.43 (1.74)	3.40
LSG	2.16 (1.67)	3.15 (2.58)	2.66
Total [1]	2.76	3.29	3.03

Anmerkung: [1] durch N ungewichteter Mittelwert

Univariate Varianzanalyse

Faktor	F	df	p	η^2
Symptomgruppe	2.79	1,102	.098	.03
Geschlecht	1.43	1,102	.235	.01
Symptomgrp x Geschlecht	1.10	1,102	.296	.01

Die *Selbsteinschätzung des Unfallschweregrades* brachte in der univariaten Varianzanalyse einen signifikanten Effekt der Symptomgruppe mit höheren Werten in der HSG, aber keinen signifikanten Geschlechtsunterschied und keine signifikante Interaktion zwischen Symptomgruppe und Geschlecht (Tabelle 26). Tendenziell schätzen Männer ihren Unfall schwerer ein als Frauen.

Tabelle 26: Selbsteinschätzung des Unfallschweregrades: Mittelwerte und Ergebnis der Varianzanalyse nach Symptomgruppe und Geschlecht.

Mittelwerte und Standardabweichungen (sofern bekannt) in Klammer

Symptomgruppe	Geschlecht männlich	weiblich	Total [1]
HSG	4.65 (0.67)	4.46 (0.52)	4.56
LSG	4.09 (0.91)	3.62 (0.77)	3.86
Total [1]	4.37	4.04	4.21

Anmerkung: [1] durch N ungewichteter Mittelwert

Univariate Varianzanalyse

Faktor	F	df	p	η^2
Symptomgruppe	13.56	1,99	**<.001**	.12
Geschlecht	2.98	1,99	.087	.03
Symptomgrp x Geschlecht	.55	1,99	.460	.01

5.2.2 Posttraumatische psychosoziale Variablen im Verlauf

Neun posttraumatische Variablen wurden zu allen drei Messzeitpunkten erfasst: SCL Global Severity Index 90, Belastung durch Life Events, Soziales Netz, Depressive Verarbeitung (FKV), Aktives problemorientiertes Coping (FKV), Ablenkung und Selbstaufbau (FKV), Religiosität und Sinnsuche (FKV), Bagatellisierung und Wunschdenken (FKV), und Sense of Coherence (SOC). Für diese neun Variablen wurden eine multivariate und neun univariate 3-faktorielle Varianzanalysen mit Messwiederholungen gerechnet, und zwar, neben dem Faktor Zeit, wieder mit den Faktoren Symptomgruppe (HSG/LSG) und Geschlecht. Die multivariate Varianzanalyse mit Messwiederholungen über alle neun Variablen ergab signifikante Gruppeneffekte für Symptomgruppe und Geschlecht sowie auch einen signifikanten Zeiteffekt, jedoch keine signifikanten Interaktionen (Symptomgruppe x Geschlecht, Symptomgruppe x Zeit, Geschlecht x Zeit). Siehe hierzu Tabelle 27, Seite 107).

Tabelle 27: Neun psychosoziale Variablen (siehe Text) im Verlauf: Ergebnis der multivariaten Varianzanalyse mit Messwiederholungen nach Symptomgruppe und Geschlecht.

Multivariate Varianzanalyse mit Messwiederholungen

Faktor	Wilks' Λ	F	df	p	η^2
Symptomgruppe	.61	5.71	9,81	**<.001**	.39
Geschlecht	.75	3.07	9,81	**<.01**	.25
Zeit	.64	4.78	18,340	**<.001**	.20
Symptomgrp x Geschlecht	.88	1.28	9,81	.259	.13
Symptomgrp x Zeit	.87	1.41	18,340	.122	.07
Geschlecht x Zeit	.91	.96	18,340	.503	.05

Für die nachfolgenden univariaten Varianzanalysen wird der Verlauf der Mittelwerte jeweils in einem Diagramm dargestellt. Im Anhang (Tabelle 42, Seiten 190 ff.) sind die exakten Mittelwerte und Standardabweichungen sowie die ungewichteten Mittelwerte aufgeführt.

Für den *SCL Global Severity Index 90*, den Gesamtscore der Symptom Checklist, ergab die univariate Varianzanalyse einen signifikanten Gruppeneffekt mit deutlich höheren Mittelwerten für die HSG, aber keinen Geschlechtsunterschied und keine Interaktion zwischen Symptomgruppe und Geschlecht. Im Weiteren fand sich ein signifikanter Zeiteffekt (Abbildung 9). Der unabhängige Einzelvergleich zeigt, dass der Zeiteffekt im ersten halben Jahr nach dem Unfall, d.h. zwischen T1 und T2 signifikant war (F = 12.44, df = 1,92, p = .001, η^2 = .12), nicht jedoch derjenige zwischen T2 und T3 (F = .01, df = 1,92, p > .05).

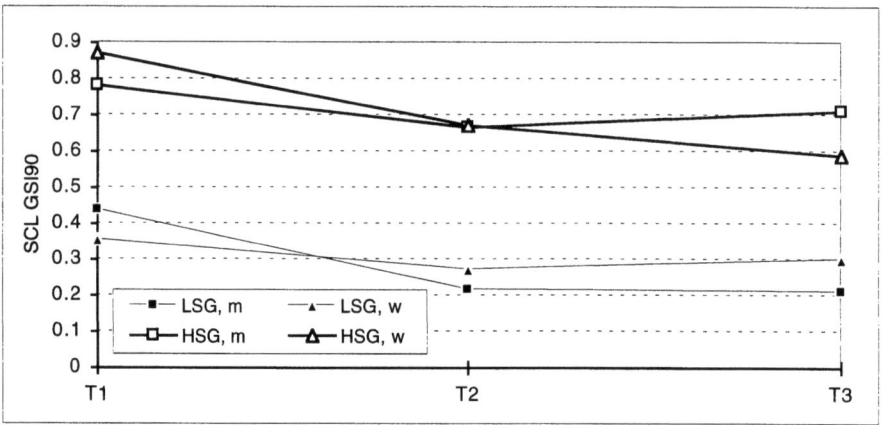

Univariate Varianzanalyse mit Messwiederholungen

Faktor	F	df	p	η^2
Symptomgruppe	27.77	1,92	**<.001**	.23
Geschlecht	.00	1,92	.946	.00
Zeit	9.61	2,184	**<.001**	.10
Symptomgrp x Geschlecht	.03	1,92	.866	.00
Symptomgrp x Zeit	.09	2,184	.918	.00
Geschlecht x Zeit	.17	2,184	.840	.00

Abbildung 9: SCL Gobal Severity Index 90: Verlauf der Mittelwerte und Ergebnis der univariaten Varianzanalyse mit Messwiederholungen nach Symptomgruppe und Geschlecht (N = 96).
HSG: Highly Symptomatic Group
LSG: Less Symptomatic Group
m: männlich
w: weiblich

Für die *Belastung durch Life Events* ergab die Varianzanalyse signifikante Effekte der Symptomgruppe und des Geschlechts mit höheren Belastungswerten in der Symptomgruppe HSG und bei den Frauen, aber keinen signifikanten Zeiteffekt und keine signifikanten Interaktionen zwischen den drei Faktoren (Abbildung 10). Patienten mit posttraumatischen Belastungsstörungen und Frauen fühlen sich durch Lebensereignisse mehr belastet, was allerdings nicht unbedingt eine objektive Mehrbelastung durch Lebensereignisse bedeutet. Eher muss von einer stärkeren subjektiv erlebten psychosozialen Belastung bei Patienten mit posttraumatischen Belastungsstörungen und bei Frauen gesprochen werden.

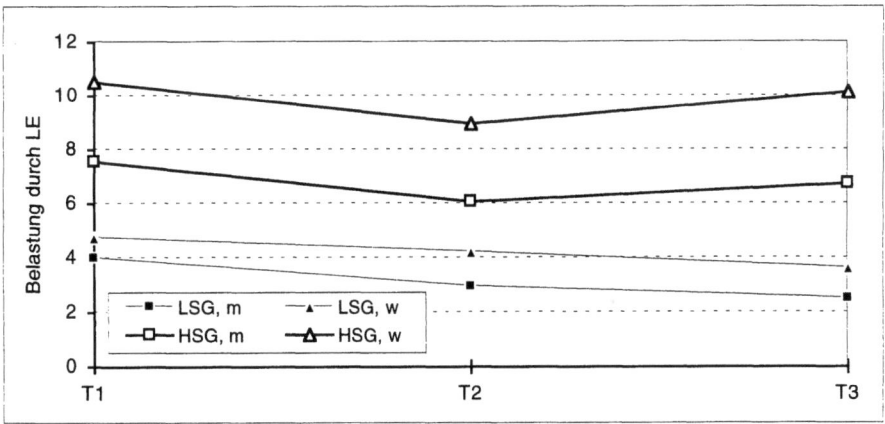

Univariate Varianzanalyse mit Messwiederholungen

Faktor	F	df	p	η^2
Symptomgruppe	27.97	1,102	**<.001**	.22
Geschlecht	5.48	1,102	**<.05**	.05
Zeit	2.12	2,204	.122	.02
Symptomgrp x Geschlecht	1.33	1,102	.251	.01
Symptomgrp x Zeit	.76	2,204	.471	.01
Geschlecht x Zeit	.06	2,204	.945	.00

Abbildung 10: Belastung durch Life Events: Verlauf der Mittelwerte und Ergebnis der univariaten Varianzanalyse mit Messwiederholungen nach Symptomgruppe und Geschlecht (N = 106).
HSG: Highly Symptomatic Group
LSG: Less Symptomatic Group
m: männlich
w: weiblich

Für das *soziale Netz* wurde in der univariaten Varianzanalyse mit Messwiederholung weder für die Symptomgruppe (HSG/LSG) noch für das Geschlecht ein signifikanter Gruppeneffekt gefunden. Es liess sich auch kein signifikanter Zeiteffekt nachweisen (Abbildung 11). Signifikante Interaktionen gab es ebenfalls nicht.

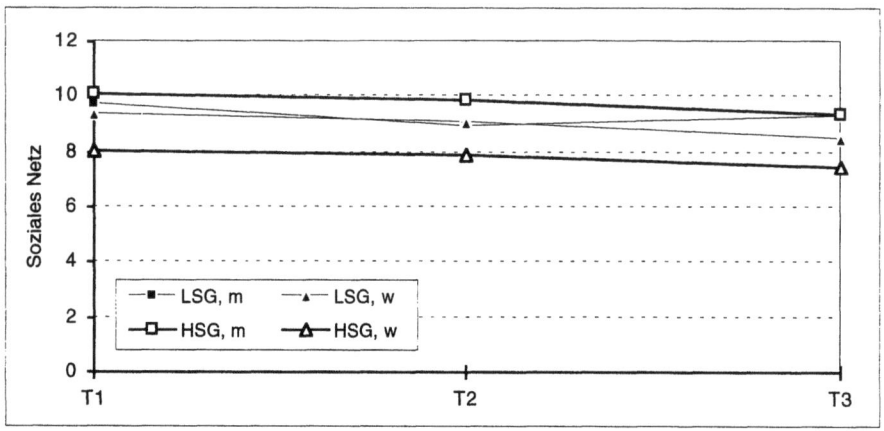

Univariate Varianzanalyse mit Messwiederholungen

Faktor	F	df	p	η^2
Symptomgruppe	.28	1,102	.597	.00
Geschlecht	3.44	1,102	.066	.03
Zeit	2.99	2,204	.053	.03
Symptomgrp x Geschlecht	1.76	1,102	.187	.02
Symptomgrp x Zeit	.34	2,204	.712	.00
Geschlecht x Zeit	.34	2,204	.715	.00

Abbildung 11: Soziales Netz: Verlauf der Mittelwerte und Ergebnis der univariaten Varianzanalyse mit Messwiederholungen nach Symptomgruppe und Geschlecht (N =106).
HSG: Highly Symptomatic Group
LSG: Less Symptomatic Group
m: männlich
w: weiblich

Für die Subskala *Depressive Verarbeitung* des FKV konnte ein starker Effekt für die Symptomgruppe mit mehr depressiven Copingstrategien in der HSG, aber kein signifikanter Geschlechtsunterschied und kein Zeiteffekt ermittelt werden (Abbildung 12). Es fanden sich keine signifikanten Interaktionen.

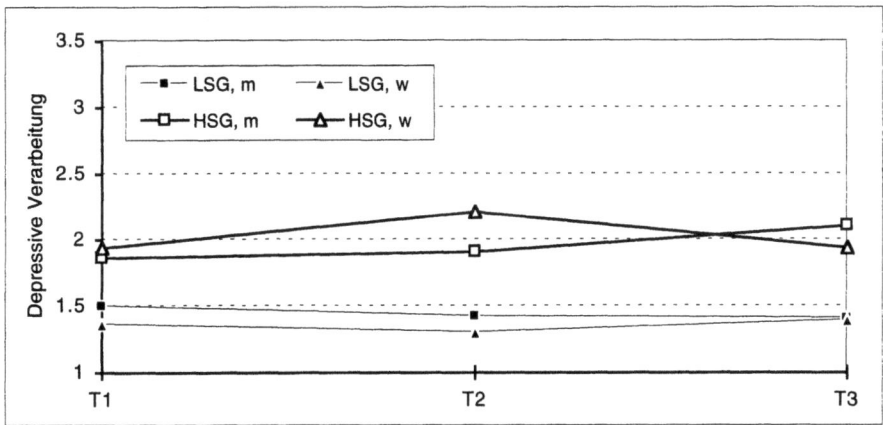

Univariate Varianzanalyse mit Messwiederholungen

Faktor	F	df	p	η^2
Symptomgruppe	24.35	1,91	**<.001**	.21
Geschlecht	.01	1,91	.943	.00
Zeit	.24	2,182	.787	.00
Symptomgrp x Geschlecht	.46	1,91	.501	.01
Symptomgrp x Zeit	1.10	2,182	.337	.01
Geschlecht x Zeit	.70	2,182	.498	.01

Abbildung 12: FKV Depressive Verarbeitung: Verlauf der Mittelwerte und Ergebnis der univariaten Varianzanalyse mit Messwiederholungen nach Symptomgruppe und Geschlecht (N = 95).
HSG: Highly Symptomatic Group
LSG: Less Symptomatic Group
m: männlich
w: weiblich

Ein anderes Bild zeigte sich in der Varianzanalyse mit der Subskala *Aktives problemorientiertes Coping* des FKV: Kein signifikanter Gruppeneffekt, weder für HSG/LSG, noch für Geschlecht, aber ein signifikanter Zeiteffekt mit einem Rückgang der aktiven Bewältigungsstrategien. Der unabhängige Einzelvergleich zeigt, dass die Abnahme der Mittelwerte in beiden Zeitabschnitten, d.h. zwischen T1 und T2 (F = 8.80, df = 1,93, p < .01, η^2 = .09) wie auch zwischen T2 und T3 (F = 9.30, df = 1,93, p < .01, η^2 = .09) signifikant ist (Abbildung 13). Im weiteren war auch eine signifikante Interaktion zwischen Symptomgruppe und Zeit zu verzeichnen. Im Einzelvergleich erwies sich diese Interaktion in der zweiten Jahreshälfte, d.h. zwischen T2 und T3, als signifikant (F = 5.66, df = 1,93, p < .05, η^2 = .06).

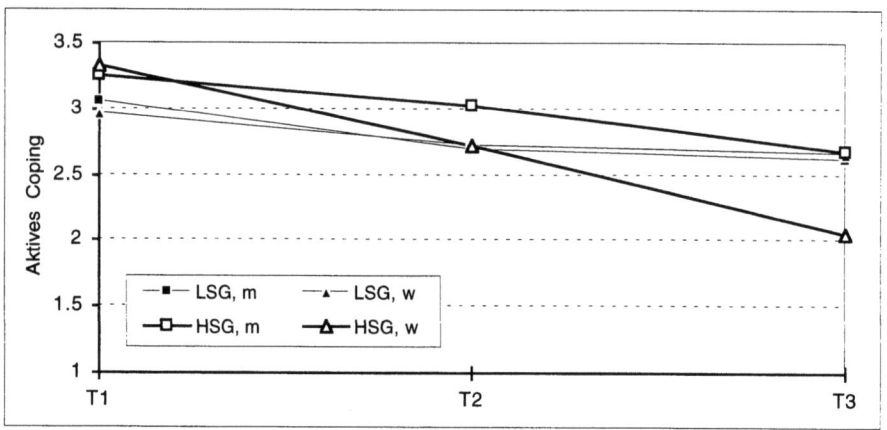

Univariate Varianzanalyse mit Messwiederholungen

Faktor	F	df	p	η^2
Symptomgruppe	.10	1,93	.755	.00
Geschlecht	.58	1,93	.449	.01
Zeit	15.13	2,186	**<.001**	.14
Symptomgrp x Geschlecht	.56	1,93	.458	.01
Symptomgrp x Zeit	3.11	2,186	**<.05**	.03
Geschlecht x Zeit	.77	2,186	.465	.01

Abbildung 13: FKV Aktives problemorientiertes Coping: Verlauf der Mittelwerte und Ergebnis der univariaten Varianzanalyse mit Messwiederholungen nach Symptomgruppe und Geschlecht (N = 97).
HSG: Highly Symptomatic Group
LSG: Less Symptomatic Group
m: männlich
w: weiblich

Bei der Subskala *Ablenkung und Selbstaufbau* des FKV ergab die Varianzanalyse mit Messwieder-holung keinen signifikanten Gruppeneffekt für HSG/LSG, keinen Zeiteffekt und keine signifikanten Interaktionen. Hingegen war der Geschlechtsunterschied signifikant, indem Männer mehr ablenkende Bewältigungsstrategien zeigten als Frauen (Abbildung 14).

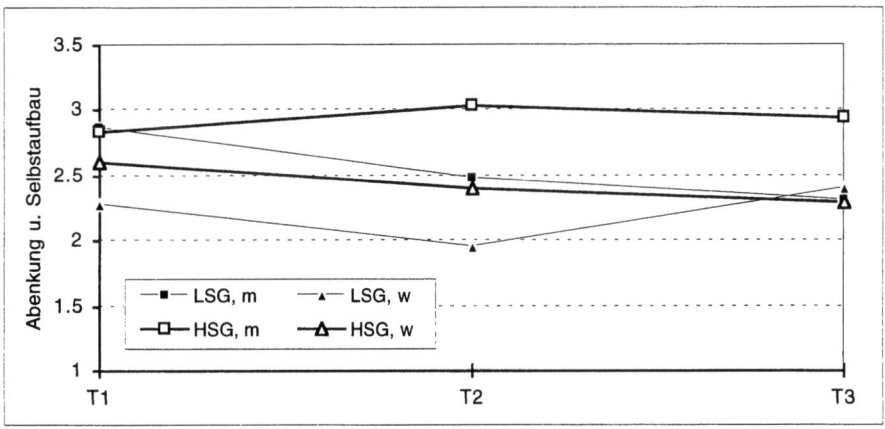

Univariate Varianzanalyse mit Messwiederholungen

Faktor	F	df	p	η^2
Symptomgruppe	3.21	1,92	.076	.03
Geschlecht	6.26	1,92	**<.05**	.06
Zeit	1.57	2,184	.212	.02
Symptomgrp x Ge-schlecht	.23	1,92	.632	.00
Symptomgrp x Zeit	1.36	2,184	.259	.02
Geschlecht x Zeit	1.01	2,184	.367	.01

Abbildung 14: FKV Ablenkung und Selbstaufbau: Verlauf der Mittelwerte und Ergebnis der univa-riaten Varianzanalyse mit Messwiederholungen nach Symptomgruppe und Ge-schlecht (N = 96).
HSG: Highly Symptomatic Group
LSG: Less Symptomatic Group
m: männlich
w: weiblich

Bei der Subskala *Religiosität und Sinnsuche* des FKV konnte die Varianzanalyse keinen signifikanten Gruppeneffekt ermitteln, weder für die Symptomgruppe HSG/LSG, noch für das Geschlecht (Abbildung 15). Auch im zeitlichen Verlauf über die drei Messzeitpunkte fanden sich keine signifikanten Veränderungen, und die Interaktionen zwischen den drei Dimensionen waren ebenfalls nicht signifikant.

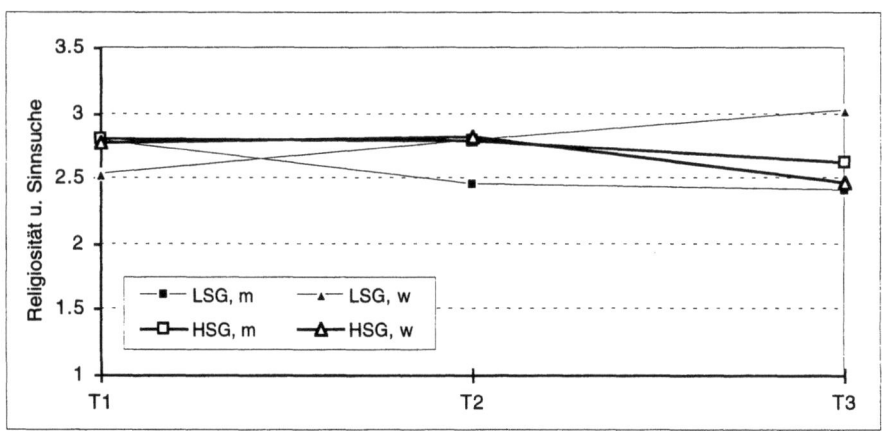

Univariate Varianzanalyse mit Messwiederholungen

Faktor	F	df	p	η^2
Symptomgruppe	.10	1,91	.755	.00
Geschlecht	.41	1,91	.524	.00
Zeit	.55	2,182	.575	.01
Symptomgrp x Geschlecht	.98	1,91	.325	.01
Symptomgrp x Zeit	1.96	2,182	.143	.02
Geschlecht x Zeit	2.28	2,182	.106	.02

Abbildung 15: FKV Religiosität und Sinnsuche: Verlauf der Mittelwerte und Ergebnis der univariaten Varianzanalyse mit Messwiederholungen nach Symptomgruppe und Geschlecht (N = 95).
HSG: Highly Symptomatic Group
LSG: Less Symptomatic Group
m: männlich
w: weiblich

Bagatellisierung und Wunschdenken, brachte hingegen wieder deutliche Gruppeneffekte mit mehr bagatellisierenden Copingstrategien in der Symptomgruppe HSG und bei den Männern (Abbildung 16). Es fanden sich aber kein signifikanter Zeiteffekt und keine signifikanten Interaktionen.

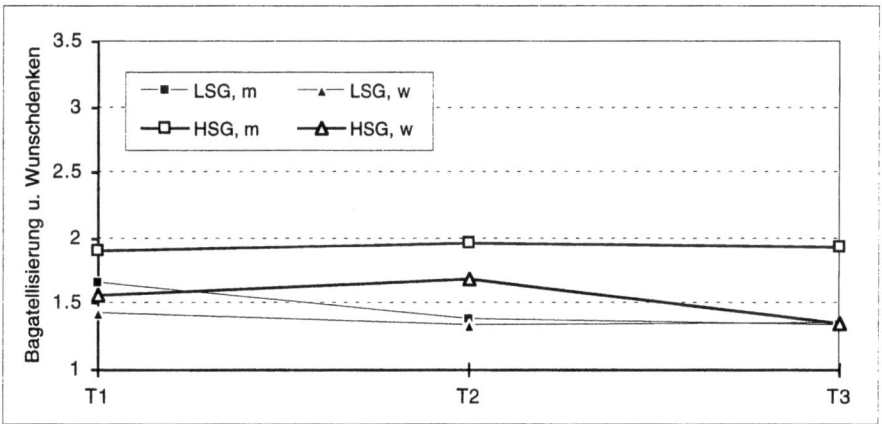

Univariate Varianzanalyse mit Messwiederholungen

Faktor	F	df	p	η^2
Symptomgruppe	8.17	1,92	**<.01**	.08
Geschlecht	4.60	1,92	**<.05**	.05
Zeit	1.32	2,184	.270	.01
Symptomgrp x Geschlecht	1.98	1,92	.163	.02
Symptomgrp x Zeit	1.15	2,184	.320	.01
Geschlecht x Zeit	.27	2,184	.767	.00

Abbildung 16: FKV Bagatellisierung und Wunschdenken: Verlauf der Mittelwerte und Ergebnis der univariaten Varianzanalyse mit Messwiederholungen nach Symptomgruppe und Geschlecht (N = 96).
HSG: Highly Symptomatic Group   m: männlich
LSG: Less Symptomatic Group   w: weiblich

Für die 5 FKV-Subskalen ergibt sich zusammenfassend folgendes Bild: Die Patienten der HSG wählten zu allen drei Messzeitpunkten signifikant mehr depressive und (insbesondere die Männer) mehr bagatellisierende Copingstrategien. Ausserdem kam es in der HSG, tendenziell vor allem bei den Frauen, in der zweiten Jahreshälfte zu einem stärkeren Rückgang der aktiven, problemorientierten Copingstrategien als in der LSG. Nur für "Aktives problemorientiertes Coping" nahm das Aktivitätsniveau über den Untersuchungszeitraum signifikant ab. Tendenziell war in der HSG kurz nach dem Unfall mehr und ein Jahr nach dem Unfall weniger aktives Coping zu verzeichnen als in der LSG.

Als letztes wurde der *Sense of Coherence* analysiert: Die Varianzanalyse zeigte einen signifikanten Gruppeneffekt mit tieferen SOC-Werten in der Symptomgruppe HSG, aber keinen signifikanten Geschlechtsunterschied und keine signifikanten Interaktionen (Abbildung 17). Es konnte zudem ein Zeiteffekt im Sinne einer signifikanten Abnahme des SOC-Gesamtscores ermittelt werden. Der unabhängige Einzelvergleich zeigt, dass die Abnahme des SOC zwischen T1 und T2 signifikant war (F = 8.26, df = 1,92, p < .01, η^2 = .08), nicht aber zwischen T2 und T3 (F = 0.01, df = 1,92, p > .05, η^2 = .00).

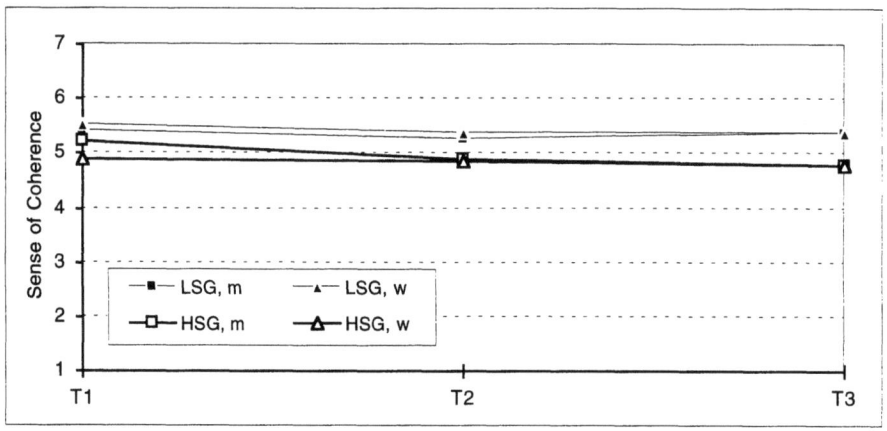

Univariate Varianzanalyse mit Messwiederholungen

Faktor	F	df	p	η^2
Symptomgruppe	8.40	1,92	**<.01**	.08
Geschlecht	.02	1,92	.899	.00
Zeit	5.28	2,184	**<.01**	.05
Symptomgrp x Geschlecht	.31	1,92	.579	.00
Symptomgrp x Zeit	1.32	2,184	.271	.01
Geschlecht x Zeit	.94	2,184	.392	.01

Abbildung 17: Sense of Coherence SOC: Verlauf der Mittelwerte und Ergebnis der univariaten Varianzanalyse mit Messwiederholungen nach Symptomgruppe und Geschlecht (N = 96).
HSG: Highly Symptomatic Group   m: männlich
LSG: Less Symptomatic Group   w: weiblich

5.2.3 Zusammenfassung und Kommentar

36 von 106 Patienten wiesen im Beobachtungszeitraum zu einem oder mehreren Messzeitpunkten eine subsyndromale oder voll ausgebildete posttraumatische Belastungsstörung auf. Diese "Highly Symptomatic Group" (HSG) wurde mit den restlichen Patienten verglichen, die zu keinem Zeitpunkt eine subsyndromale oder voll ausgebildete posttraumatische Belastungsstörung aufwiesen ("Less Symptomatic Group", LSG). In der HSG war der Anteil Frauen im Vergleich zur LSG höher. Für die HSG ergaben sich weniger biographische protektive Faktoren, eine stärkere subjektive Belastung durch Lebensereignisse, eine höhere subjektive Selbsteinschätzung des Unfallschweregrades, mehr all-gemeine psychische Beschwerden, mehr depressive und bagatellisierende Copingstrategien sowie einen niedrigeren Sense of Coherence. Frauen fühlten sich durch Lebensereignisse stärker belastet und zeigten weniger ablenkende und weniger bagatellisierende Bewältigungsstrategien als Männer. Im Zeitverlauf konnte im wesentlichen eine Abnahme der allgemeinen psychischen Beschwerden sowie eine ausgeprägte Verminderung aktiver Copingstrategien festgestellt werden. Auch der Sense of Coherence nahm in der ersten Jahreshälfte signifikant ab.

Insgesamt lässt sich sagen, dass die Gruppe der Patienten mit subsyndromalen oder voll ausgebilde-ten posttraumatischen Belastungsstörungen mehr prätraumatische psychosoziale Belastungen auf-wies. Schwerverletzte Unfallopfer, die vor dem Unfall stärker psychosozial belastet sind, haben offen-sichtlich grössere Probleme bei der Unfallverarbeitung.

5.3 Diskussion der Gruppenvergleiche

Die Fragestellung 4 (Vergleich zwischen Patienten mit bzw. ohne posttraumatische Belastungsstö-rung) konnte nicht genau entsprechend der ursprünglichen Formulierung beantwortet werden, da die Anzahl der Patienten, die im Verlaufe der Untersuchung das Vollbild einer posttraumatischen Bela-stungsstörung entwickelten (N = 9), für eine Untergruppenbildung zu gering war. Für die Bildung ei-ner "Highly Symptomatic Group" (HSG) wurden deshalb die 36 Patienten zusammengenommen, die im Beobachtungszeitraum zu einem oder mehreren Messzeitpunkten eine subsyndromale oder voll ausgebildete posttraumatische Belastungsstörung aufwiesen. Alle anderen Patienten, die zu keinem Zeitpunkt eine subsyndromale oder voll ausgebildete posttraumatische Belastungsstörung aufwie-sen, bildeten die "Less Symptomatic Group" (LSG).

HSG und LSG lassen sich gut miteinander vergleichen, weil sie sich - mit einer Ausnahme - weder hin-sichtlich soziodemographischer Merkmale noch hinsichtlich unfallbezogener Charakteristika unter-scheiden. Einzig der Anteil Frauen ist in der HSG signifikant höher. Deshalb wurde der Faktor Ge-schlecht als zweiter Faktor in die Varianzanalysen eingeführt.

Die Patienten der HSG hatten zwar gleich viele biographische Risikofaktoren, waren aber mit weniger *biographischen protektiven Faktoren* ausgestattet als die Patienten der LSG. Zudem fand sich eine interessante Interaktion zwischen Symptomgruppe und Geschlecht: Die Männer hatten nämlich in beiden Gruppen etwa gleich viele protektive Faktoren, während die Frauen in der HSG deutlich weniger, in der LSG aber deutlich mehr protektive Faktoren als die Männer aufwiesen. Anders gesagt: Der Unterschied bezüglich biographischer protektiver Faktoren in den beiden Symptomgruppen war bei den Frauen wesentlich stärker ausgeprägt als bei den Männern. Biographische Faktoren aus der Kindheit scheinen also auch bei der Entstehung posttraumatischer Belastungsstörungen eine Rolle zu spielen, so wie dies für die Entstehung anderer psychischer und psychosomatischer Störungen bereits nachgewiesen wurde (Egle et al. 1997; Hoffmann und Hochapfel 1995). Dies trifft möglicherweise für Frauen in höherem Masse als für Männer zu. Dass bei diesem Gruppenvergleich nur die protektiven, nicht aber die Risikofaktoren aus der Kindheit einen signifikanten Effekt zeigten, unterstreicht die Wichtigkeit einer ressourcenorientierten, salutogenetischen Perspektive.

Männer wie Frauen der HSG schätzten den überstandenen Unfall im Vergleich zu den Patienten der LSG subjektiv als gravierender ein. Dieser Befund steht im Einklang mit der transaktionalen Stresstheorie der Lazarus-Gruppe (Folkman 1984; Lazarus und Launier 1981), derzufolge die kognitive Bewertung eine wichtige Rolle für die Bewältigung eines Ereignisses spielt. Ruft man sich noch einmal in Erinnerung, dass die *subjektive Einschätzung des Unfallschweregrades* vom objektiven Verletzungsschweregrad (ISS) praktisch unabhängig war ($r = -.09$), wird die Bedeutung der subjektiven Bewertung des traumatischen Geschehens als eigenständiges Merkmal noch klarer.

Angesichts der hohen Korrelationen zwischen GSI 90 und CAPS-2 zu allen drei Messzeitpunkten überrascht es nicht, dass neben den typischen posttraumatischen Symptomen auch allgemeine psychische Beschwerden, gemessen mit dem *Global Severity Index 90*, in der HSG wesentlich ausgeprägter waren als in der LSG. Dieser Befund macht deutlich, dass die Gruppeneinteilung (HSG/LSG) offensichtlich nicht nur die Patienten mit den Symptomen einer posttraumatischen Belastungsstörung aussonderte, sondern darüber hinaus auch in einem generelleren Sinne Patienten mit psychischen Problemen von solchen separierte, die den Unfall ohne relevante psychische Symptome verarbeiteten. In anderen psychotraumatologischen Untersuchungen wurde ein Zusammenhang der SCL-90-R mit posttraumatischen Belastungsstörungen dokumentiert (Delahanty et al. 1997; Maercker und Schützwohl 1997; Weathers et al. 1996). Die signifikante Abnahme des GSI 90 zwischen T1 und T2 ist auch dadurch bedingt, dass der Mittelwert der Subskala "Somatisierung" zu T1 (bei frisch verletzten Patienten erwartungsgemäss) sehr hoch lag und sich nach einem halben Jahr normalisierte.

Patienten mit posttraumatischen Belastungsstörungen fühlten sich durch *Lebensereignisse* mehr belastet. Es sei noch einmal betont, dass dies nicht unbedingt eine tatsächliche Mehrbelastung durch Life Events bedeutet. Es trifft eher zu, von einer stärkeren subjektiv erlebten psychosozialen Belastung bei Patienten mit posttraumatischen Belastungsstörungen zu sprechen. Es wurde in der Literatur bereits mehrfach auf den Zusammenhang zwischen belastenden Lebensereignissen und psychischer Gesundheit hingewiesen (Cui und Vaillant 1996; Dalgard et al. 1995). Unsere Daten liefern hierfür einen weiteren Beleg. Quasi als ergänzender Gegenbefund wurde in der HSG ein signifikant tieferer *Sense of Coherence* gefunden. Aus salutogenetischer Perspektive passen diese beiden Resultate gut zusammen: Der SOC misst gemäss Antonovsky die Fähigkeit eines Individuums, auf Belastungen angemessen zu reagieren (Antonovsky 1993). Menschen mit hohem Kohärenzgefühl nehmen einen Stressor eher als vorhersehbar und verstehbar wahr, vertrauen auf ihre Fähigkeit, Belastungen zu bewältigen, und bewerten Lebensereignisse eher als Herausforderungen, die es anzunehmen gilt. Ein tiefer SOC steht für einen relativen Mangel an solchen Auffassungen. Frommberger und Mitarbeiter fanden bei Unfallopfern ebenfalls signifikant tiefere SOC-Mittelwerte in ihrer Subgruppe von Patienten mit posttraumatischen Belastungsstörungen und anderen psychiatrischen Lebenszeitdiagnosen (Frommberger et al. 1998).

In Bezug auf die *Bewältigungsstrategien* fanden sich im Gruppenvergleich, anders als bei den Korrelationen mit der CAPS-2 (Fragestellung 3), bei den fünf FKV-Subskalen unterschiedliche Effekte, die zumindest ansatzweise Aussagen über die Adaptivität bzw. Maladaptivität gewisser Copingstrategien zulassen. Die Patienten der HSG wählten zu allen drei Messzeitpunkten signifikant mehr depressive und, insbesondere die Männer, mehr bagatellisierende Copingstrategien. Ausserdem kam es in der HSG, tendenziell vor allem bei den Frauen, in der zweiten Jahreshälfte zu einem stärkeren Rückgang der aktiven, problemorientierten Copingstrategien als in der LSG. Ein weiterer, etwas überraschender Befund war, dass von den fünf FKV-Subskalen nur das Aktivitätsniveau der Subskala "Aktives problemorientiertes Coping" über den Untersuchungszeitraum signifikant abnahm. In der HSG war kurz nach dem Unfall mehr und ein Jahr nach dem Unfall weniger aktives Coping zu verzeichnen als in der LSG.

In einigen bisherigen Studien über Unfallverarbeitung wurden zum grössten Teil attributionstheoretische Fragestellungen bearbeitet (Bulman und Wortman 1977; Heinemann et al. 1988; Sholomskas et al. 1990; van den Bout et al. 1988). In anderen Studien wurden auch Coping-Messinstrumente eingesetzt (Amir et al. 1997; Buckelew et al. 1990; Frank et al. 1987; Malt 1992; Moore et al. 1994). Zuweilen wurden psychische Störungen oder psychische Befindlichkeit als Kriterium zur Beurteilung der Adaptivität einzelner Copingstrategien im Hinblick auf die Bewältigung von Unfallereignissen bzw. unfallbedingten Verletzungen herangezogen. Aufgrund der unterschiedlichen Coping-Messinstrumente sind Vergleiche zwischen den Studien allerdings Grenzen gesetzt. Immerhin: Die in der vorliegenden Studie gefundenen Zusammenhänge zwischen depressiven Bewältigungsstrategien und posttraumatischen Belastungsstörungen weisen in dieselbe Richtung wie Ergebnisse anderer Autoren, die emotionsfokussiertes Coping als maladaptive Strategien der Unfallverarbeitung identifizierten (Buckelew et al. 1990; Malt 1992; Spurrell und McFarlane 1993). Bagatellisierung und Wunschdenken wurde ebenfalls von einigen Autoren als ungünstig beurteilt (Buckelew et al. 1990; Frank et al. 1987; Moore et al. 1994). Malt kam ausserdem zum Schluss, dass kurz nach dem Unfallereignis auch allzu aktive Bewältigungsstrategien einen ungünstigen Einfluss auf den somatischen und psychosozialen Heilungsverlauf haben (Malt 1992). Die Daten der vorliegenden Studie legen in Ergänzung hierzu nahe, dass aktives, problemorientiertes Coping insbesondere dann maladaptiv ist, wenn es in der Akutphase im Übermass eingesetzt wird und im weiteren Verlauf, eventuell im Sinne einer resignativen Entwicklung, allzusehr vernachlässigt wird.

Zusammenfassend lässt sich bei aller Vorsicht der Schluss ziehen, dass depressive und bagatellisierende Copingstrategien sowie eine starke Abnahme aktiver, problemorientierter Copingstrategien im zeitlichen Verlauf bei Patienten mit posttraumatischen Belastungsstörungen häufiger zu finden sind und deshalb als maladaptive Strategien der Unfallverarbeitung angesehen werden können.

Frauen waren in der HSG signifikant stärker vertreten als in der LSG. Angesichts dieser Tatsache ist es eigentlich nicht selbstverständlich, dass sie sich in ihrer allgemeinen psychischen Befindlichkeit nicht von den Männern unterschieden. Frauen fühlten sich aber durch Lebensereignisse stärker belastet und zeigten gleichzeitig weniger ablenkende, selbstaufbauende und bagatellisierende Bewältigungsstrategien als Männer. Diese drei Geschlechtsunterschiede sind bemerkenswert: Zum einen überrascht es, dass trotz der bekannten erhöhten Anfälligkeit von Frauen für die Entwicklung posttraumatischer Belastungsstörungen und der höheren Belastung durch Lebensereignisse das mittlere Copingniveau in zwei von fünf FKV-Subskalen bei den Frauen niedriger war als bei den Männern. Eher wäre eine höhere Copingaktivität im Bereich der depressiven Bewältigungsstrategien zu erwarten gewesen. Zum anderen wurden Bagatellisierung und Wunschdenken ja soeben als möglicherweise maladaptive Copingstrategien im Hinblick auf die Unfallverarbeitung interpretiert. Nun zeigt sich aber, dass gerade solche Copingstrategien von den bezüglich posttraumatischer Belastungsstörungen besonders anfälligen Frauen seltener eingesetzt wurden als von den Männern.

Eine Erklärung für diese etwas widersprüchlich scheinenden Befunde findet sich nicht leicht. Vergleichsdaten aus der Literatur sind unseres Wissens nicht verfügbar. Auf das generell erhöhte Risiko von Frauen, an einer posttraumatischen Belastungsstörung zu erkranken (Breslau et al. 1991; Breslau et al. 1997a; Breslau et al. 1998; Green 1994; Norris 1992; Resnick et al. 1993; Solomon und Davidson 1997), wurde bereits hingewiesen. Bei Unfallopfern konnte diese Tendenz anhand höherer IES-Scores (Feinstein und Dolan 1991), häufiger auftretender Anpassungsstörungen und somatoformer

Störungen (Malt 1988), und eine höhere Inzidenz posttraumatischer Belastungsstörungen (Blanchard et al. 1995c) gezeigt, allerdings nicht von allen Autoren bestätigt werden (Kessler et al. 1995; Shalev et al. 1996).

Die Geschlechtsunterschiede im Gruppenvergleich lassen sich unserer Ansicht nach nicht ohne weiteres als Ausdruck einer generellen "Geschlechter-Stereotypie" erklären. Der höhere Anteil Frauen in der HSG und die höhere Belastung durch Lebensereignisse liessen sich noch relativ zwanglos in ein solches Erklärungsmodell einfügen. Die fehlenden Geschlechterdifferenzen in der Selbsteinschätzung des Unfallschweregrades, in der allgemeinen psychischen Befindlichkeit und auch hinsichtlich des sozialen Netzes passen jedoch nicht zum Stereotyp einer psychosozial weniger belastbaren Frau. Dennoch scheinen Frauen den Auswirkungen des Unfallereignisses und seiner Folgen weniger ausweichen zu wollen oder zu können: Eine Bewältigung mit Hilfe von ablenkenden Strategien oder durch Bagatellisierung des Geschehenen scheint ihnen weniger zu entsprechen.

Schliesslich stellt sich die Frage, inwieweit allenfalls das Geschlecht der Studienärztin, die sämtliche Interviews führte, einen Einfluss auf die Resultate dieser Studie hatte. Eine Untersuchung aus den Niederlanden in 21 allgemeinärztlichen Gruppenpraxen, in welchen jeweils gleich viele Ärztinnen und Ärzte tätig waren und die Patientinnen und Patienten frei wählen konnten, ob sie von einer Frau oder einem Mann behandelt werden wollten, zeigte folgende Ergebnisse zur Geschlechterkonstellation in der Arzt-Patienten-Beziehung: Frauen entscheiden sich eher für eine Ärztin, Ärztinnen haben längere Konsultationen als Ärzte, Patientinnen haben längere Konsultationen als Patienten und bei Ärztinnen werden häufiger soziale Probleme angesprochen (Bensing et al. 1992). Es wäre also denkbar, dass aufgrund der Geschlechterkonstellation in unserer Studie in den Interviews mit den Frauen möglichen psychosozialen Problemen mehr Beachtung geschenkt wurde als in den Interviews mit den Männern und dies sich dann auch in den psychosozialen Daten niederschlug.

Die *vierte Hypothese* dieser Studie konnte *bestätigt* werden. Patienten, die im Verlauf des Untersuchungszeitraums eine voll ausgebildete oder subsyndromale posttraumatische Belastungsstörung entwickelten (HSG), zeichnen sich durch eine erhöhte psychosoziale Vulnerabilität aus: Sie haben weniger biographische protektive Faktoren, stehen vor und nach dem Unfall unter höheren psychosozialen Belastungen und bewerten das Unfallgeschehen subjektiv als gravierender. Sie zeigen mehr depressive und bagatellisierende Copingstrategien, eine stärkere Abnahme der aktiven, problemorientierten Copingstrategien und ein niedrigeres Kohärenzgefühl als Patienten, die während des ganzen Beobachtungszeitraums wenig Symptome entwickelten (LSG). In der HSG war der Frauenanteil signifikant höher. Frauen fühlten sich durch Lebensereignisse stärker belastet und zeigten weniger ablenkende und bagatellisierende Bewältigungsstrategien als Männer.

6. Prädiktoren für den Heilungsverlauf nach Unfällen

6.1 Stand der Forschung

6.1.1 Prädiktoren für die Entwicklung posttraumatischer Belastungs- störungen

Die bisherigen Ergebnisse hinsichtlich somatischer und psychosozialer Prädiktoren im Hinblick auf die Entwicklung einer posttraumatischen Belastungsstörung nach unfallbedingten Verletzungen sind noch nicht einheitlich:

Objektive Unfallkriterien: Der Schweregrad der Verletzung und andere objektive Unfallkriterien erwiesen sich in praktisch allen Studien nicht als Prädiktoren für posttraumatische psychische Störungen (Bryant und Harvey 1996; Dahlmann 1993; Feinstein und Dolan 1991; Green et al. 1993; Malt und Olafsen 1992; Shalev et al. 1996). Einzig Blanchard und Mitarbeiter berichteten über einen signifikanten Einfluss des Verletzungsschweregrades auf die Entstehung einer posttraumatischen Belastungsstörung (Blanchard et al. 1995a). In Mayous Untersuchung entwickelte kein einziger der Patienten, die kurz bewusstlos waren und dadurch eine Amnesie für das Unfallgeschehen hatten, eine posttraumatische Belastungsstörung (Mayou et al. 1993; Mayou et al. 1997). In einer anderen Untersuchung konnte das Auftreten von Wiedererlebenssymptomen mit der Abwesenheit einer Schädelverletzung vorausgesagt werden (Bryant und Harvey 1996).

Prätraumatische Variablen: Frühere Unfallerfahrungen scheinen keine prädiktive Bedeutung im Hinblick auf die Entwicklung einer unfallbedingten posttraumatischen Belastungsstörung zu haben (Blanchard et al. 1995c; Bryant und Harvey 1996). Niedriger Bildungsstand soll aber das Risiko erhöhen, an einer posttraumatischen Belastungsstörung zu erkranken (Shalev et al. 1996). Andere soziodemographische Variablen wie z.B. Alter, Geschlecht, Zivilstand, sozialer Status oder Arbeitssituation leisteten in den bisherigen prädiktiven Modellen keinen signifikanten Beitrag (Feinstein und Dolan 1991; Shalev et al. 1996). Dies ist erstaunlich, da doch beispielsweise aus repräsentativen epidemiologischen Studien in der Gesamtbevölkerung bekannt ist, dass Frauen unter Berücksichtigung der Trauma-Art wesentlich anfälliger im Hinblick auf die Entwicklung einer posttraumatischen Belastungsstörung sind (Breslau et al. 1998; Kessler et al. 1995; Resnick et al. 1993; Solomon und Davidson 1997). Vorbestehende belastende Lebensereignisse und finanzielle Probleme sollen das Ausmass von Vermeidungssymtomen voraussagen (Bryant und Harvey 1996). Obschon das Auftreten von affektiven Störungen mit psychologischen oder sozialen Problemen vor dem Unfall in Zusammenhang gebracht wurde (Mayou et al. 1993), wird die Rolle prätraumatischer psychischer Morbidität einschliesslich Persönlichkeitsstörungen noch kontrovers beurteilt (Blanchard et al. 1995c; Malt et al.

1987). Auch vorbestehende Alkoholprobleme scheinen nicht eindeutig einen Risikofaktor darzustellen (Blanchard et al. 1996a; Feinstein und Dolan 1991; Mayou et al. 1997).

Posttraumatische Variablen: Die emotionalen und kognitiven Reaktionen, die bei den Betroffenen während und unmittelbar nach dem traumatischen Ereignis ablaufen, finden in jüngerer Zeit zunehmend Beachtung. So scheint die *subjektiv erlebte Bedrohung* während des Unfalls das Ausmass der akuten posttraumatischen psychischen Reaktionen vorauszusagen (Blanchard et al. 1995a). In neueren Untersuchungen erwies sich die sogenannte peritraumatische Dissoziation als wichtiger prädiktiver Faktor für die Entwicklung einer posttraumatischen Belastungsstörung (Shalev et al. 1996).

Früh einsetzende typische Symptome wie Flashbacks, andere Symptome des Wiedererlebens, sowie der initiale Score auf der Impact of Event Scale IES (Horowitz et al. 1979) wurden von mehreren Autoren als wichtige Risikofaktoren für das spätere Auftreten einer posttraumatischen Belastungsstörung identifiziert (Blanchard et al. 1996a; Feinstein und Dolan 1991; Grunert et al. 1992b; Mayou et al. 1991). Auch in der bisher längsten Follow-up-Studie über Unfallopfer von Mayou und Mitarbeitern waren Wiedererlebenssymptome und "emotional distress", neben bleibenden unfallbedingten körperlichen Behinderungen die wichtigsten Prädiktoren für posttraumatische Belastungsstörungen fünf Jahre nach dem Ereignis (Mayou et al. 1997). In der bereits ausführlich referierten Studie von Malt et al. füllte eine Subgruppe von 20 Patienten die Ways of Coping Checklist von Lazarus und Folkman aus: Coping korrelierte nicht mit dem Schweregrad der Verletzung, sondern mit dem Ausmass der psychopathologischen Auffälligkeit. Es wurden sechs Copingstrategien identifiziert, mit Hilfe derer ungünstige psychosoziale Verläufe vorausgesagt werden konnten. In unabänderlichen Situationen wie kurz nach einem Unfall scheinen unflexibles Coping und allzu aktive Bewältigungsstrategien einen ungünstigen Verlauf zu fördern (Malt 1992).

6.1.2 Prädiktoren für die Dauer der Arbeitsunfähigkeit nach Unfällen

Gemäss Cornes, der 521 Strassenverkehrsopfer untersuchte, sind "psychological problems" der wichtigste Prädiktor für eine längere unfallbedingte Arbeitsunfähigkeit (Cornes 1992). Leider wurde die Art dieser "psychological problems" nicht genauer spezifiziert. Jüngere Patienten nehmen die Arbeit rascher wieder auf (Cornes 1992), wahrscheinlich weil die Rehabilitation bei jüngeren Patienten nur selten durch konkomitierende Gesundheitsprobleme, z.B. kardiovaskuläre und chronische pulmonale Erkrankungen, erschwert wird.

Rogner und Mitarbeiter, eine Forschergruppe aus Kiel, untersuchten den Genesungsverlauf von Unfallpatienten aus kognitionspsychologischer Sicht (Rogner et al. 1987). Die Autoren verwendeten allerdings als Kriterium für den Heilungsverlauf nicht die Dauer der unfallbedingten Arbeitsunfähigkeit, sondern die Aufenthaltsdauer im Akutspital. Den besten Heilungsverlauf hatten die Patienten, die ihren Unfall für nicht vermeidbar hielten, sich wenig Selbstschuld zuschrieben, nicht darüber nachgrübelten, warum gerade ihnen der Unfall passiert war, und die in hohem Masse für sich eigene Kontrollmöglichkeiten über den Heilungsverlauf antizipierten. Der Schweregrad der Verletzung konnte in einer multiplen Regressionsanalyse 17% der Varianz der Aufenthaltsdauer aufklären. Durch die Hinzunahme der erhobenen Kognitionen liess sich die aufgeklärte Varianz auf 48% erhöhen.

6.2 Eigene Resultate

Die Fragestellung 5 unserer Studie lautete: "Lässt sich die Entwicklung einer posttraumatischen Belastungsstörung und die Dauer der unfallbedingten Arbeitsunfähigkeit aufgrund somatischer Befunde und psychosozialer Merkmale in der akuten Behandlungsphase vorhersagen?"

Mit Hilfe von multiplen Regressionsanalysen wurden zwei prädiktive Modelle bestimmt, die Aufschluss über das Ausmass der typischen posttraumatischen Symptomatik (CAPS-2-Gesamtscore) 12 Monate nach dem Unfall sowie über die Dauer der unfallbedingten Arbeitsunfähigkeit geben sollten. Im weiteren wurde versucht, mit Hilfe einer logistischen Regression einen möglichst hohen Anteil derjenigen Patienten korrekt zu klassifizieren, die 12 Monate nach dem Unfall psychisch auffällig waren, die also zum Messzeitpunkt T3 eine subsyndromale bzw. voll ausgebildete posttraumatische Belastungsstörung hatten und/oder an klinisch relevanten Angst- und/oder depressiven Symptomen litten.

6.2.1 Prädiktoren für die Entwicklung posttraumatischer Belastungsstörungen

Die Auswahl möglicher Prädiktoren für die Entwicklung posttraumatischer Belastungsstörungen wurde aufgrund theoretischer Überlegungen getroffen. Wir erwarteten zwar, dass der Verletzungsschweregrad keinen prädiktiven Wert haben würde. Zur Kontrolle wurde der Injury Severity Score (ISS) jedoch in die Liste aufgenommen. Wegen der in der Literatur belegten höheren Prävalenz posttraumatischer Belastungsstörungen bei Frauen und aufgrund unserer Ergebnisse im Gruppenvergleich (HSG versus LSG, siehe Kapitel 5.2, Seiten 101 ff.) vermuteten wir, dass das Geschlecht einen signifikanten Beitrag in diesem prädiktiven Modell leisten würde. In der Erwartung, dass prätraumatische psychosoziale Belastungen und Ressourcen einen Einfluss auf die Entwicklung posttraumatischer psychischer Probleme hätten, wurden die biographischen Risikofaktoren, die Belastung durch Lebensereignisse in den zwei Jahren vor dem Unfall, und das soziale Netz vor dem Unfall in die Liste aufgenommen. Da uns die Bedeutung der subjektiven Bewertung des traumatischen Ereignisses aus der Literatur bekannt war, wurden als weitere mögliche Prädiktoren das Bewusstsein einer tödlichen

Bedrohung während des Unfalls sowie die Selbsteinschätzung des Unfallschweregrades gewählt. Die IES-Subskala Intrusion ist aus vielen Studien als bedeutender Prädiktor bekannt. Bei chronischen Belastungen und Krankheiten werden aktive, problemorientierte Copingstrategien als günstig angesehen, weshalb diese FKV-Subskala als weitere Variable gewählt wurde. Als letzter möglicher Prädiktor wurde, entsprechend der salutogenetischen Orientierung dieser Studie, der Sense of Coherence in das Modell aufgenommen.

Für die multiple Regression mit der Zielvariable "CAPS-2-Gesamtscore zu T3" wurden also folgende 10 Variablen als mögliche Prädiktoren ausgewählt:

- T1 Injury Severity Score (ISS)
- T1 Geschlecht
- T1 Biographische Risikofaktoren
- T1 Belastung durch Lebensereignisse in den zwei Jahren vor dem Unfall
- T1 Soziales Netz vor dem Unfall
- T1 Bewusstsein einer tödlichen Bedrohung während des Unfalls
- T1 Selbsteinschätzung des Unfallschweregrades
- T1 IES-Subskala Intrusion
- T1 FKV-Subskala "Aktives problemorientiertes Coping"
- T1 Sense of Coherence (SOC)

104 Patienten konnten in die Regressionsanalyse aufgenommen werden. Die beiden nicht eingeschlossenen Patienten wiesen fehlende Daten in den Prädiktorvariablen auf. Patienten mit subsyndromaler oder voll ausgebildeter posttraumatischer Belastungsstörung zum Messzeitpunkt T3 waren aber in dieser multiplen Regression nicht untervertreten (siehe Abschnitt 2.4.5.2, Seiten 30 ff.). Tabelle 28 (Seite 126) zeigt in einer Korrelationsmatrix die bivariaten Korrelationen der beteiligten Variablen. 4 Variablen leisteten mit jeweils positiven Beta-Gewichten einen signifikanten Beitrag zur Vorhersage des CAPS-2-Scores: Die Anzahl biographischer Risikofaktoren, das Bewusstsein einer tödlichen Bedrohung während des Unfalls, die IES-Subskala Intrusion, und aktives, problemorientiertes Coping. Die erklärte Varianz dieses Modells lag bei 34% (siehe Tabelle 29, Seite 127).

Tabelle 28: Einzelkorrelationen der Prädiktorvariablen (erhoben zu T1) mit der Kriteriumsvariable CAPS-2 (erhoben zu T3) und Interkorrelationen der Prädiktorvariablen.

	CAPS	ISS	GESCH	BR	LEBC	SONE	TODBD	SEU	IESIN	FKVAC
ISS	-.02									
GESCH	.20	-.11								
BR	.29	-.06	.17							
LEBC	.27	-.12	.20	.41						
SONE	-.19	.12	-.14	-.21	-.12					
TODBD	.42	.07	.09	-.02	.18	-.12				
SEU	.23	-.07	-.10	-.06	.04	.05	.35			
IESIN	.43	-.13	.05	.14	.24	.05	.29	.31		
FKVAC	.32	.04	.04	-.11	.07	-.07	.23	.20	.28	
SOC	-.22	.01	-.08	-.20	-.26	.33	-.08	.12	-.26	.01

Anmerkungen: Pearson Korrelationskoeffizienten, N = 104

1-seitige Signifikanz: |r| ≥ .17 (p ≤ .05), |r| ≥ .23 (p ≤ .01), |r| ≥ .32 (p ≤ .001)

Variable	Bezeichnung	Erhebungs-zeitpunkt
CAPS	Clinician-Administered PTSD Scale (logarithmiert)	T3
ISS	Injury Severity Score	T1
GESCH	Geschlecht (1 = männlich, 2 = weiblich)	T1
BR	Biographische Risikofaktoren	T1
LEBC	Belastung durch Life Events	T1
SONE	Soziales Netz	T1
TODBD	Bewusstsein einer tödlichen Bedrohung	T1
SEU	Selbsteinschätzung des Unfallschweregrades	T1
IESIN	IES Intrusion	T1
FKVAC	FKV Aktives problemorientiertes Coping	T1
SOC	Sense of Coherence	T1

Tabelle 29: Resultat der multiplen Regression der Clinician-Administered PTSD Scale (CAPS-2, erhoben zu T3) auf zu T1 erhobene Prädiktoren.

Prädiktorvariable	Beta	p
Injury Severity Score (ISS)	.02	n.s.
Weibliches Geschlecht	.11	n.s.
Biographische Risikofaktoren	**.24**	**<.05**
Belastung durch Life Events	.01	n.s.
Soziales Netz	-.07	n.s.
Bewusstsein einer tödlichen Bedrohung	**.26**	**<.01**
Selbsteinschätzung des Unfallschweregrades	.07	n.s.
IES Intrusion	**.23**	**<.05**
FKV Aktives problemorientiertes Coping	**.20**	**<.05**
Sense of Coherence (SOC)	-.07	n.s.

Anmerkungen: N = 104, R = .63, R^2 (korrigiert) = .34 (p<.001)

6.2.2 Prädiktoren für die Dauer der unfallbedingten Arbeitsunfähigkeit

Die Auswahl möglicher Prädiktoren für die Dauer der unfallbedingten Arbeitsunfähigkeit wurde ebenfalls aufgrund theoretischer Überlegungen getroffen. Bei diesem prädiktiven Modell war vom Injury Severity Score (ISS) ein signifikanter Beitrag im Sinne einer länger dauernden Arbeitsunfähigkeit bei schwereren Verletzungen zu erwarten. Ebenso sollten eine längere Aufenthaltsdauer im Akutspital (komplizierte Behandlungen) und höheres Alter (zunehmende Komplikationsraten wegen häufigerer Multimorbidität) die Dauer der Arbeitsunfähigkeit verlängern. Es war zu vermuten, dass nach Arbeitsunfällen die Arbeit nicht so rasch wieder aufgenommen würde als beispielsweise nach Sport- und Freizeitunfällen. Im weiteren lag auf der Hand, dass vorwiegend körperlich tätige Patienten gegenüber geistig Tätigen länger arbeitsunfähig bleiben würden. An subjektiven Bewertungsmassen wurden in dieses Modell die Selbsteinschätzung des Unfallschweregrades und die Selbsteinschätzung der Erholungsfähigkeit aufgenommen. Schliesslich erwarteten wir, dass der bekannte Prädiktor IES (Subskala Intrusion) auch einen Einfluss auf die Dauer der unfallbedingten Arbeitsunfähigkeit haben würde.

Für die multiple Regression mit der Zielvariable "Anzahl Tage unfallbedingter Arbeitsunfähigkeit" wurden demnach folgende 10 Variablen als mögliche Prädiktoren ausgewählt:

- T1 Injury Severity Score (ISS)
- T3 Aufenthaltsdauer im Akutspital

- T1 Alter
- T1 Art des Unfalls: Verkehrsunfall
- T1 Art des Unfalls: Arbeitsunfall
- T1 Art des Unfalls: Sport-/Freizeitunfall
- T1 Vorwiegende berufliche Tätigkeit (körperlich/geistig)
- T1 Selbsteinschätzung des Unfallschweregrades
- T1 IES-Subskala Intrusion
- T1 Selbsteinschätzung der Erholungsfähigkeit in körperlicher, beruflicher und sozialer Hinsicht

Aufgrund der Datenlage konnten in diese Regressionsanalyse 100 Patienten aufgenommen werden. Zwei Patienten wiesen fehlende Daten in den Prädiktorvariablen auf. Für vier Patienten konnte kein Wert für die Kriteriumsvariable ermittelt werden, weil sie bereits vor ihrem Unfall keiner geregelten Erwerbstätigkeit oder Ausbildung nachgegangen waren und deshalb keine Anzahl Tage Arbeitsunfähigkeit angeben konnten. Langzeitarbeitsunfähige Personen, die über 300 Tage nicht arbeiten konnten, sind aber in dieser multiplen Regression nicht untervertreten (siehe Abschnitt 2.4.5.2: Fehlende Daten, Seiten 30 ff.). Tabelle 30 (Seite 129) zeigt in einer Korrelationsmatrix die bivariaten Korrelationen der beteiligten Variablen. Vier Variablen leisteten einen signifikanten Beitrag zur Vorhersage der Dauer der unfallbedingten Arbeitsunfähigkeit, nämlich die Aufenthaltsdauer im Akutspital, die Art des Unfalls (Sport- und Freizeitunfälle führten zu kürzerer Arbeitsunfähigkeit), die Selbsteinschätzung des Unfallschweregrades, sowie die Selbsteinschätzung der Erholungsfähigkeit (Tabelle 31, Seite 130). Der Injury Severity Score (ISS) verfehlte das 5%-Signifikanzniveau knapp ($p = .06$). Obschon bei diesem prädiktiven Modell "objektive" Masse auch einen Einfluss hatten, lag die erklärte Varianz mit 35% nur unwesentlich höher als bei der Vorhersage der posttraumatischen Symptomatik.

Tabelle 30: Einzelkorrelationen der Prädiktorvariablen (erhoben zu T1 oder T2) mit der Anzahl Tage Arbeitsunfähigkeit (Kriteriumsvariable, erhoben zu T3) und Interkorrelationen der Prädiktorvariablen.

	TAUF	ISS	TAKUT	ALTER	VKUNF	ABUNF	SFUNF	TAET	SEU	IESIN
ISS	.12									
TAKUT	.34	.05								
ALTER	.14	-.21	.22							
VKUNF	-.01	.03	.05	-.37						
ABUNF	.01	-.01	.01	-.03	.08					
SFUNF	-.21	.09	-.04	.07	-.06	.24				
TAET	-.20	-.20	-.13	.26	-.06	-.26	-.03			
SEU	.41	-.07	.21	.20	.01	.07	.04	.02		
IESIN	.34	-.13	.04	.15	-.07	.27	-.06	-.15	.32	
SEE	-.24	-.02	.07	.15	-.03	.02	.24	.10	.07	-.31

Anmerkungen: Pearson Korrelationskoeffizienten, N = 100

1-seitige Signifikanz: Irl ≥ .18 (p ≤ .05), Irl ≥ .24 (p ≤ .01), Irl ≥ .33 (p ≤ .001)

Variable	Bezeichnung	Erhebungs-zeitpunkt
TAUF	Anzahl Tage unfallbedingter Arbeitsunfähigkeit	T3
ISS	Injury Severity Score	T1
TAKUT	Anzahl Tage im Akutspital	T2
ALTER	Alter	T1
VKUNF	Verkehrsunfall	T1
ABUNF	Arbeitsunfall	T1
SFUNF	Sport- / Freizeitunfall	T1
TAET	Art der Berufstätigkeit (1 = vorw. handwerklich, 2 = vorw. geistig)	T1
SEU	Selbsteinschätzung des Unfallschweregrades	T1
IESIN	IES Intrusion	T1
SEE	Selbsteinschätzung der Erholungsfähigkeit	T1

Tabelle 31: Resultat der multiplen Regression der Anzahl Tage Arbeitsunfähigkeit (erhoben zu T3) auf zu T1 oder T2 erhobene Prädiktoren.

Prädiktorvariable	Beta	p
Injury Severity Score (ISS)	.16	n.s.
Anzahl Tage im Akutspital	**.22**	**<.05**
Alter	.12	n.s.
Verkehrsunfall	.01	n.s.
Arbeitsunfall	-.04	n.s.
Sport- / Freizeitunfall	**-.18**	**<.05**
Vorwiegend geistige Berufstätigkeit	-.15	n.s.
Selbsteinschätzung des Unfallschweregrades	**.33**	**<.001**
IES Intrusion	.16	n.s.
Selbsteinschätzung der Erholungsfähigkeit	**-.18**	**<.05**

Anmerkungen: N = 100, R = .64, R^2 (korrigiert) = .35 (p<.001)

6.2.3 Prädiktoren für die Entwicklung allgemeiner psychischer Morbidität

Wie aus Tabelle 18 (Seite 78) ersichtlich ist, litten zum Messzeitpunkt T3, also 12 Monate nach dem Unfall insgesamt 27 Patienten an einer subsyndromalen bzw. voll ausgebildeten posttraumatischen Belastungsstörung und/oder an einer möglichen bzw. wahrscheinlichen Angststörung und/oder Depression gemäss den cut-off-Werten der Hospital Anxiety and Depression Scale (HADS). Für die logistische Regression zur Klassifikation dieser Gruppe von Patienten mit psychischen Problemen wurden die gleichen Variablen verwendet wie für die soeben referierte multiple Regression zur Vorhersage des CAPS-2-Gesamtscores zu T3 (siehe Kapitel 6.2.1, Seiten 124 ff.):

- T1 Injury Severity Score (ISS)
- T1 Geschlecht
- T1 Biographische Risikofaktoren
- T1 Belastung durch Lebensereignisse in den zwei Jahren vor dem Unfall
- T1 Soziales Netz vor dem Unfall
- T1 Bewusstsein einer tödlichen Bedrohung während des Unfalls
- T1 Selbsteinschätzung des Unfallschweregrades
- T1 IES-Subskala Intrusion
- T1 FKV-Subskala "Aktives problemorientiertes Coping"

• T1 Sense of Coherence (SOC)

Aufgrund der Datenlage konnten 99 Patienten in die logistische Regressionsanalyse aufgenommen werden. Fünf Patienten hatten die Hospital Anxiety and Depression Scale (HADS) nicht ausgefüllt. Es stand deshalb lediglich fest, dass sie keine subsyndromale oder voll ausgebildete posttraumatische Belastungsstörung aufwiesen. Aufgrund fehlender Daten in den Prädiktorvariablen mussten zwei Patienten aus der logistischen Regressionsanalyse ausgeschlossen werden. Einer dieser beiden Patienten gehörte zur Gruppe von Patienten mit allgemeiner psychischer Morbidität (N = 27). Die Prüfung auf stochastische Unabhängigkeit ergab jedoch, dass auch bei dieser Analyse psychisch stärker leidende Patienten gegenüber den anderen nicht in unzulässiger Anzahl ausgeschlossen waren (siehe Abschnitt 2.4.5.2, Seiten 30 ff.). Einen signifikanten Beitrag leisteten in diesem Prädiktionsmodell nur die biographischen Risikofaktoren und das Bewusstsein einer tödlichen Bedrohung während des Unfalls (Tabelle 32). Insgesamt konnten mit den gewählten Prädiktoren 83.8% der Fälle korrekt klassifiziert werden. Das Modell erlaubte die korrekte Klassifikation von 61.5% der Patienten mit psychischen Problemen und 91.8% der psychisch unauffälligen Patienten (Tabelle 33, Seite 132). Die Spezifität des Modells ist also höher als seine Sensitivität.

Tabelle 32: Resultat der logistischen Regression allgemeiner psychischer Morbidität (subsyndromale oder voll ausgebildete posttraumatische Belastungsstörung und/oder klinisch relevante Angst- und/oder depressive Symptomatik) zu T3 auf zu T1 erhobene Prädiktoren.

Prädiktorvariable	OR	95% CI	p
Injury Severity Score (ISS)	0.99	0.93 / 1.06	n.s.
Weibliches Geschlecht	2.15	0.52 / 8.77	n.s.
Biographische Risikofaktoren	**1.51**	1.02 / 2.24	**<.05**
Belastung durch Life Events	1.08	0.96 / 1.21	n.s.
Soziales Netz	0.94	0.74 / 1.19	n.s.
Bewusstsein einer tödlichen Bedrohung	**4.67**	1.04 / 20.9	**<.05**
Selbsteinschätzung des Unfallschweregrades	1.95	0.65 / 5.85	n.s.
IES Intrusion	1.06	0.99 / 1.14	n.s.
FKV Aktives problemorientiertes Coping	1.19	0.59 / 2.41	n.s.
Sense of Coherence (SOC)	0.38	0.13 / 1.10	n.s.

Anmerkungen: N = 99, OR: Odds Ratio, CI: Confidence Interval

Tabelle 33: Klassifikationstabelle zur logistischen Regression (Tabelle 32).

		Vorhersage		
		keine psychische Störung	PTBS oder HADS-Diagnose	Total
Diagnose	keine psychische Störung	67	6	73
	PTBS oder HADS-Diagnose	10	16	26
	Total	77	22	99

Anmerkungen:	angegeben ist N (Anzahl Personen)	
	Spezifität:	91.8%
	Sensitivität:	61.5%
	Klassifikationsleistung gesamthaft:	83.8%
	PTBS:	subsyndromale und voll ausgebildete posttraumatische Belastungsstörungen
	HADS-Diagnose:	mögliche und wahrscheinliche Angststörungen und/oder Depressionen

6.2.4 Zusammenfassung und Kommentar

Mit Hilfe von multiplen Regressionsanalysen wurden zwei prädiktive Modelle bestimmt, die Aufschluss über das Ausmass der typischen posttraumatischen Symptomatik (CAPS-2-Gesamtscore) 12 Monate nach dem Unfall sowie über die Dauer der unfallbedingten Arbeitsunfähigkeit geben sollten:

- Vier Variablen leisteten einen signifikanten Beitrag zur Vorhersage des CAPS-2-Gesamtscores: Die Anzahl biographischer Risikofaktoren, der Eindruck einer tödlichen Bedrohung während des Unfalls, die IES-Subskala Intrusion, sowie aktives, problemorientiertes Coping (positive Beta-Gewichte für alle Prädiktoren). Während aktive, problemorientierte Copingstrategien bei chronischen Belastungen und Krankheiten als günstig angesehen werden, scheinen sie in der Akutphase nach einem schweren Unfall eher ungeeignet. Die erklärte Varianz dieses Modells lag bei 34%.

- Bei der Vorhersage der Dauer unfallbedingter Arbeitsunfähigkeit leisteten ebenfalls vier Variablen einen signifikanten Beitrag, nämlich die Aufenthaltsdauer im Akutspital, die Art des Unfalls (Sport- und Freizeitunfälle führten zu kürzerer Arbeitsunfähigkeit), die Selbsteinschätzung des Unfallschweregrades, und die Selbsteinschätzung der Erholungsfähigkeit. Obschon bei diesem prädiktiven Modell "objektive" Masse auch einen Einfluss hatten, lag die erklärte Varianz mit 35% nur unwesentlich höher als bei der Vorhersage der posttraumatischen Symptomatik.

Der Versuch, mit Hilfe der in dieser Studie erfassten Variablen eine klinisch relevante Vorhersage bezüglich der Entwicklung posttraumatischer Belastungsstörungen bzw. der Dauer der unfallbedingten Arbeitsunfähigkeit zu treffen, ist also gelungen. Die beiden prädiktiven Modelle sind allerdings nicht besonders stark. Die Gründe hierfür liegen vermutlich in erster Linie in der Stichprobenauswahl: Durch den weitgehenden Ausschluss psychosozialer Risikopatienten war die Varianz posttraumatischer psychischer Morbidität relativ gering, was die Vorhersage erschwerte.

12 Monate nach dem Unfall hatten 27 Patienten klinisch relevante psychopathologische Befunde. Sie litten an einer subsyndromalen bzw. voll ausgebildeten posttraumatischen Belastungsstörung und/oder an klinisch relevanten Angst- und/oder depressiven Symptomen. In einer logistischen Regression zur Klassifikation dieser Gruppe von Patienten mit psychischen Problemen leisteten die biographischen Risikofaktoren und das Bewusstsein einer tödlichen Bedrohung während des Unfalls signifikante Beiträge. Allerdings erlaubte das Modell die korrekte Klassifikation von nur 61.5% der "Fälle". Die logistische Regression vermittelt ein der multiplen Regression vergleichbares Bild.

6.3 Diskussion der Prädiktionsmodelle

Die letzte Fragestellung dieser Studie bezog sich auf die Suche nach Prädiktoren für einen ungünstigen Heilungsverlauf nach schweren Unfällen. Zunächst wurde mit Hilfe einer multiplen Regressionsanalyse ein prädiktives Modell gerechnet, das Aufschluss über das Niveau der typischen Symptomatik einer posttraumatischen Belastungsstörung 12 Monate nach dem Unfall geben sollte: Vier Variablen leisteten mit je positiven Korrelationen einen signifikanten Beitrag zur *Vorhersage des CAPS-2-Gesamtscores*: Die Anzahl biographischer Risikofaktoren, das Bewusstsein einer tödlichen Bedrohung während des Unfalls, die IES-Subskala Intrusion, sowie die FKV-Subskala "Aktives, problemorientiertes Coping". Die erklärte Varianz dieses Modells lag bei 34%.

Das höchste Beta-Gewicht in diesem Modell hatte das *Bewusstsein einer tödlichen Bedrohung* während des Unfalls. Die subjektiv erlebte Bedrohung leistete auch in prädiktiven Modellen anderer Autoren einen signifikanten Beitrag zur Vorhersage des Ausmasses der akuten posttraumatischen psychischen Reaktionen (Blanchard et al. 1995a; Bryant und Harvey 1996). Dieses Resultat steht wiederum im Einklang mit der transaktionalen Stress- und Bewältigungstheorie von Lazarus und Mitarbeitern, die der subjektiven Bewertung (primary appraisal) im Kontext der gegenwärtig verfügbaren Bewältigungsmöglichkeiten einen hohen Stellenwert einräumt (Folkman 1984; Lazarus und Folkman 1984; Lazarus und Launier 1981). Das Resultat kann auch als Bestätigung dafür gesehen werden, dass die aktuellen Bemühungen um eine klinisch sinnvolle Definition des Stressor-Begriffs als Voraussetzung für die Diagnose einer posttraumatischen Belastungsstörung in die richtige Richtung gehen (March 1993). Im DSM-IV werden nun erstmals neben den Ereignis-bezogenen Merkmalen auch Opfer-bezogene Merkmale in die Stressor-Kriterien einbezogen. Das Ereignis muss nicht nur mit einer Schädigung oder Bedrohung der körperlichen Integrität des Betroffenen oder einer nahen Bezugs-person einhergehen; es muss zusätzlich beim Betroffenen eine Reaktion von Angst, Hilflosigkeit oder Grauen hervorrufen, um als traumatisch eingestuft zu werden (APA 1994).

Eine ähnliche prädiktive Kraft hatten die *biographischen Risikofaktoren* für die Entstehung psychi-scher und psychosomatischer Störungen. Wie bereits erwähnt, stehen uns leider keine Vergleichsda-ten aus der Literatur zur Verfügung. Aus methodischen Überlegungen darf der Stellenwert dieser Variable nicht überschätzt werden. Immerhin findet sich hier ein deutlicher Hinweis darauf, dass prä-traumatische Merkmale einen Einfluss auf die Ausprägung der Symptome einer posttraumatischen Belastungsstörung haben.

Dass die *IES-Subskala Intrusion* einen wichtigen Platz in diesem prädiktiven Modell einnehmen würde, war zu erwarten. Der prädiktive Wert der Impact of Event Scale ist durch eine Vielzahl psychotrauma-tologischer Studien belegt. Auch bei Unfallopfern konnte diese Erkenntnis wiederholt bestätigt wer-den (Blanchard et al. 1996a; Feinstein und Dolan 1991; Grunert et al. 1992b; Mayou et al. 1991).

Während *aktive, problemorientierte Copingstrategien* bei chronischen Belastungen und Krankheiten als günstig angesehen werden (Heim 1998), scheinen sie in der Akutphase nach einem schweren Unfall eher ungeeignet. Malt und Olafsen identifizierten sechs Copingstrategien, mit Hilfe derer un-günstige psychosoziale Verläufe nach unfallbedingten Verletzungen vorausgesagt werden konnten (Malt 1992). Aktives Coping war eine dieser sechs maladaptiven Strategien. Die Autoren kamen zum Schluss, dass allzu aktive Bewältigungsstrategien kurz nach dem Unfallereignis einen ungünstigen Einfluss auf den somatischen und psychosozialen Heilungsverlauf haben. Die Daten der vorliegen-den Studie stützen diese These. Im Gruppenvergleich (HSG/LSG) zeigte aktives problemorientiertes Coping als einzige FKV-Subskala eine signifikante Abnahme über die Zeit. In der multiplen Regressi-on erwies sich diese Subskala nun auch als Prädiktor für die Entwicklung von Symptomen der post-traumatischen Belastungsstörung. Diese beiden Ergebnisse legen den Schluss nahe, dass aktives, problemorientiertes Coping nach schweren Unfällen insbesondere dann maladaptiv ist, wenn es in der Akutphase im Übermass eingesetzt wird und im weiteren Verlauf zugunsten einer passiv-resignativen Entwicklung vernachlässigt wird.

Dass der Schweregrad der Verletzung (ISS) keinen signifikanten Beitrag zur Vorhersage des CAPS-2-Gesamtscores nach 12 Monaten leistete, entspricht unseren Erwartungen und auch den Ergebnissen der meisten bisherigen Studien, die diese Frage bearbeiteten (Bryant und Harvey 1996; Dahlmann

1993; Feinstein und Dolan 1991; Green et al. 1993; Malt und Olafsen 1992; Shalev et al. 1996). Einzig Blanchard und Mitarbeiter haben bis jetzt über einen signifikanten Einfluss des Verletzungsschweregrades auf die Entstehung einer posttraumatischen Belastungsstörung berichtet (Blanchard et al. 1995a).

Dass der Einfluss des Geschlechts in diesem prädiktiven Modell nicht signifikant war, überrascht schon eher, obschon auch dieses Resultat im Einklang mit der bestehenden Forschungsliteratur steht (Feinstein und Dolan 1991; Shalev et al. 1996). Es ist wenig wahrscheinlich, dass eine Kollinearität mit anderen Prädiktorvariablen dafür verantwortlich zu machen ist: Das Geschlecht korrelierte einzig mit den biographischen Risikofaktoren ($r = .17$) und der Belastung durch Life Events ($r = .20$) signifikant. Offenbar hat das Merkmal Geschlecht eine geringere Bedeutung als die erwähnten vier anderen Prädiktoren.

Angesichts des signifikanten Unterschieds im Gruppenvergleich zwischen HSG und LSG erstaunt es im weiteren, dass auch der Sense of Coherence keinen signifikanten Beitrag zur Varianzaufklärung leistete. Der SOC als relativ umfassendes Mass für die allgemeine Lebenseinstellung wurde in den letzten Jahren in einer grossen Zahl von Studien in der psychiatrischen (Eriksson und Lundin 1996; Kushner et al. 1993) und psychosomatischen Forschung (Callahan und Pincus 1995; Hawley et al. 1992; Sack et al. 1996) eingesetzt. Er erwies sich als guter Verlaufsprädiktor psychischer wie somatischer Erkrankungen (Chamberlain et al. 1992; Flannery und Flannery 1990; Petrie und Brook 1992). Im Forschungsbereich der Psychotraumatologie ist uns allerdings keine Studie bekannt, in welcher der SOC als Prädiktorvariable in Regressionsanalysen zur Voraussage posttraumatischer Belastungsstörungen eingesetzt worden wäre. In der vorliegenden Studie erwies sich der SOC im Zusammenspiel mit anderen Variablen als Prädiktor mit nur geringer prädiktiver Kraft.

Zusammenfassend lässt sich sagen, dass eine Kombination von biographischen Risikofaktoren aus der Kindheit einerseits und von ersten Reaktionen auf der emotionalen (subjektive Todesbedrohung), kognitiven (Wiedererlebens-Symptome) und verhaltensorientierten Ebene (aktives Coping) andererseits eine signifikante Vorhersage der typischen Symptome einer posttraumatischen Belastungsstörung nach 12 Monaten erlaubt. Mit Hilfe von kurz nach dem Unfall erhobenen psychosozialen Variablen liessen sich 34% der Varianz posttraumatischer psychischer Symptomatik aufklären.

Dieses Resultat mag auf den ersten Blick ein wenig enttäuschend wirken. Andere Forscher kamen diesbezüglich aber nicht auf wesentlich bessere Resultate: Blanchard und Mitarbeiter konnten in einer multiplen Regressionsanalyse 12.2% der Varianz posttraumatischer psychischer Symptomatik (PTSS-Score) 1-4 Monate nach dem Unfall aufklären, wobei der Verletzungs-Schweregrad (AIS-Score) und der subjektive Eindruck einer tödlichen Bedrohung signifikante Beiträge leisteten (Blanchard et al.

1995a). In einer anderen Publikation präsentierte die gleiche Forschergruppe ein prädiktives Modell zur Vorhersage des CAPS-Scores sechs Monate nach dem Unfall: Der initiale CAPS-Score und der Schweregrad der Verletzung leisteten signifikante Beiträge zu diesem Modell, das 42% der Varianz posttraumatischer psychischer Symptomatik (PTSS-Score) sechs Monate nach dem Unfall aufklärte (Blanchard et al. 1997). Bryant und Harvey legten zwei prädiktive Modelle vor, die 34% der Varianz der IES-Subskala Intrusion und 38% der Varianz der IES-Subskala Vermeidung 2 Wochen nach dem Unfall aufklärten (Bryant und Harvey 1996). Wenn man berücksichtigt, dass die Vorhersage im hier präsentierten prädiktiven Modell über 12 Monate reicht, so entspricht das Resultat vermutlich dem, was realistischerweise erwartet werden kann: Ein Drittel der Varianz der postraumatischen Symptomatik wird durch die erhobenen psychosozialen Variablen erklärt. In künftigen Studien könnten zusätzliche Anteile der Varianz eventuell durch weitere prätraumatische Variablen (z.B. Persönlichkeitszüge) sowie durch objektive Unfallmerkmale (z.B. Umstände der Bergung und Akutversorgung, Schuldkonstellation) aufgeklärt werden.

In der ergänzend durchgeführten logistischen Regression zur Klassifikation von Patienten mit allgemeiner psychischer Morbidität 12 Monate nach dem Unfall leisteten ebenfalls die biographischen Risikofaktoren und das Bewusstsein einer tödlichen Bedrohung während des Unfalls signifikante Beiträge. Das Modell erlaubte die korrekte Klassifikation (Sensitivität) von 61.5% der Patienten, die ein Jahr nach dem Unfall an klinisch relevanten Symptomen einer posttraumatischen Belastungsstörung und/oder Angst- und/oder depressiven Störung litten. Da die Spezifität wesentlich höher war als die Sensitivität, ist der praktische Wert dieses Modells begrenzt. Das Resultat der logistischen Regression kann aber immerhin als Untermauerung der Ergebnisse der multiplen Regression angesehen werden.

Bei der *Vorhersage der Dauer unfallbedingter Arbeitsunfähigkeit* leisteten ebenfalls vier Variablen einen signifikanten Beitrag, nämlich die Aufenthaltsdauer im Akutspital, die Art des Unfalls (Sport- und Freizeitunfälle führten zu kürzerer Arbeitsunfähigkeit), die Selbsteinschätzung des Unfallschweregrades, und die Selbsteinschätzung der Erholungsfähigkeit.

Der ISS verfehlte zwar das 5%-Signifikanzniveau knapp. Es ist jedoch zu vermuten, dass die *Aufenthaltsdauer im Akutspital* zumindest zum Teil das Ausmass der Verletzungen und allfälligen somatischen Komplikationen widerspiegelt. Andererseits darf nicht vergessen werden, dass die Aufenthaltsdauer im Akutspital nicht nur durch rein somatische Variablen bestimmt wird. Dies konnte von Rogner und Mitarbeitern aufgezeigt werden, die den Genesungsverlauf von Unfallpatienten aus kognitionspsychologischer Sicht untersuchten (Rogner et al. 1987). Die kürzeste Aufenthaltsdauer im Akutspital hatten die Patienten, die ihren Unfall für nicht vermeidbar hielten, sich wenig Selbstschuld zuschrieben, nicht darüber nachgrübelten, warum gerade ihnen der Unfall passiert war, und die der Überzeugung waren, ihren Heilungsverlauf aus eigener Kraft beeinflussen zu können. Der Schwere-

grad der Verletzung konnte in einer multiplen Regressionsanalyse 17% der Varianz der Aufenthaltsdauer aufklären. Durch die Hinzunahme der erhobenen Kognitionen liess sich die aufgeklärte Varianz
auf 48% erhöhen (Rogner et al. 1987). Es ist im weiteren bekannt, dass unerkannte und unbehandel-
te psychische Störungen die Aufenthaltsdauer auf internistischen und chirurgischen Abteilungen
verlängern (Saravay und Lavin 1994). Umgekehrt konnte belegt werden, dass konsiliarpsychiatrische
Aktivitäten zu einer Verkürzung der Aufenthaltsdauer im Spital beitragen können (Strain et al. 1994;
Strain et al. 1991). Auch kommt es vor, dass Patienten mit schweren, invalidisierenden Verletzungen,
in erster Linie querschnittsgelähmte Patienten, nur wenige Tage im Akutspital verbringen, um dann
bereits zur sogenannten Frührehabilitation in ein spezialisiertes Rehabilitationszentrum überwiesen
zu werden. Es ist also angebracht, auch die Aufenthaltsdauer im Akutspital aus einer bio-psycho-sozialen Perspektive zu betrachten.

Ein weiteres objektives Mass, das die Länge der unfallbedingten Arbeitsunfähigkeit beeinflusste, war
die Art des Unfalls: *Sport- und Freizeitunfälle* führten zu kürzerer Arbeitsunfähigkeit. Obschon in einigen Studien ebenfalls Patienten mit unterschiedlichen Unfallarten untersucht wurden (Feinstein und
Dolan 1991; Malt 1988; Shalev et al. 1996), finden sich in der Literatur unseres Wissens keine Daten,
die Aufschluss über die Verarbeitung eines Unfalltraumas in Abhängigkeit der Art des Unfalls geben.
Es kann deshalb nur vermutet werden, dass Patienten, die beim Sport oder im Rahmen einer Freizeit-
Aktivität verunfallen, eventuell aus Sorge um ihren Arbeitsplatz versuchen, so rasch als möglich ihre
Erwerbstätigkeit wieder aufzunehmen. Als weitere Hypothese wäre denkbar, dass Patienten mit
Sport- und Freizeitunfällen im Zusammenhang mit ihrem unfallbedingten Arbeitsausfall eher zu einem
schlechten Gewissen gegenüber ihren Arbeitskollegen neigen, weil sich der Unfall sozusagen im
Rahmen einer "unnötigen" Aktivität ereignete. Verkehrs-, Arbeits- und Haushaltunfälle lassen sich
gegenüber anderen möglicherweise leichter legitimieren, und die Bereitschaft, dem Verunfallten Ab-
senz vom Arbeitsplatz zuzubilligen, ist bei diesen Unfallarten allenfalls grösser.

Die *Selbsteinschätzung des Unfallschweregrades* erwies sich als mit Abstand stärkster Prädiktor für
die Dauer der unfallbedingten Arbeitsunfähigkeit. Eine weitere subjektive Variable, nämlich die
Selbsteinschätzung der Erholungsfähigkeit, hatte ebenfalls eine signifikante prädiktive Kraft. Es ist
eindrücklich, dass auch in diesem prädiktiven Modell die Variablen, die mit der subjektiven Bewertung
des Unfallereignisses und dessen Folgen zu tun haben, einen so hohen Stellenwert einnehmen. Ein
signifikanter Anteil der Varianz lässt sich also bereits dadurch erfassen, dass dem Patienten kurz nach
dem Unfall zwei klare und einfache Fragen gestellt werden. Leider sind in der Literatur kaum Studien
zur Vorhersage der Wiederaufnahme der Arbeit nach unfallbedingten Verletzungen zu finden. Cornes identifizierte "psychological problems" als wichtigsten Prädiktor für die Dauer der unfallbedingten
Arbeitsunfähigkeit (Cornes 1992). Die Art dieser "psychological problems" wurde in dieser Publikation
nicht genauer spezifiziert. Jüngere Patienten nehmen gemäss Cornes die Arbeit rascher wieder auf,

wahrscheinlich weil die Rehabilitation bei jüngeren Patienten nur selten durch konkomitierende Gesundheitsprobleme, z.B. kardiovaskuläre und chronische pulmonale Erkrankungen, erschwert wird (Cornes 1992). Dieser Befund konnte in der vorliegenden Studie aber nicht bestätigt werden: Das Alter leistete keinen signifikanten Beitrag zur Vorhersage der Dauer der unfallbedingten Arbeitsunfähigkeit.

Obschon bei diesem zweiten prädiktiven Modell neben den subjektiven Bewertungen durch die Patienten auch "objektive" Masse wie die Aufenthaltsdauer im Akutspital und die Art des Unfalls einen Einfluss ausübten, lag die erklärte Varianz mit 35% nur unwesentlich höher als bei der Vorhersage der posttraumatischen Symptomatik. Wir hatten erwartet, dass bei der Wahl eines "objektiven" Zielkriteriums wie des Zeitpunkts der Wiederaufnahme der Arbeit die Aufklärung eines grösseren Anteils der Varianz möglich wäre als bei der Regression auf ein psychometrisch erfasstes Mass psychischer Morbidität.

Der Versuch, mit Hilfe der in dieser Studie erfassten Variablen eine klinisch relevante Vorhersage bezüglich der Entwicklung posttraumatischer Belastungsstörungen bzw. der Dauer der unfallbedingten Arbeitsunfähigkeit zu treffen, ist also gelungen. Die beiden prädiktiven Modelle sind allerdings nicht besonders stark. Die Gründe hierfür liegen vermutlich in erster Linie in der Stichprobenauswahl: Durch den weitgehenden Ausschluss psychosozialer Risikopatienten war die Varianz posttraumatischer psychischer Morbidität relativ gering. Dadurch wurde die Vorhersage sicherlich erschwert. Ausserdem belegen die fünf Kasuistiken (Kapitel 7, Seiten 139 ff.), wie unterschiedlich die einzelnen Patienten und Patientinnen ihr individuelles Trauma verarbeiteten. Trotz der grossen Homogenität hinsichtlich des Schweregrades der Verletzungen gibt es doch eine erhebliche interindividuelle Varianz im Umgang mit den unmittelbaren und mittel- bis längerfristigen Folgen des Unfalls, die mit den erhobenen Variablen nicht erfasst werden konnte.

Die *fünfte Hypothese* dieser Studie konnte *teilweise bestätigt* werden. Vier psychosoziale Variablen (biographische Risikofaktoren, tödliche Bedrohung, IES Intrusion, aktives Coping) erwiesen sich als signifikante Prädiktoren zur Vorhersage des Ausmasses der posttraumatischen Symptomatik 12 Monate nach dem Unfall. Für die Vorhersage der Dauer der unfallbedingten Arbeitsunfähigkeit wurden ebenfalls vier signifikante Prädiktoren gefunden: Aufenthaltsdauer im Akutspital, Sport- und Freizeitunfälle, Selbsteinschätzung des Unfallschweregrades und Selbsteinschätzung der Erholungsfähigkeit. Die beiden prädiktiven Modelle konnten aber je nur etwa ein Drittel der Varianz aufklären.

7. Fallbeispiele

Als Ergänzung zu den statistischen Auswertungen werden im folgenden Abschnitt fünf Fallvignetten präsentiert. Sie sollen ein Bild davon vermitteln, was die in dieser Studie untersuchten Patienten im ersten Jahr nach ihrem Unfall erlebten. Obwohl die Stichprobe aus methodischer Sicht relativ homogen war, hat doch jeder Patient seine eigene, einmalige Geschichte. Bei jedem fanden wir wieder einen anderen biographischen Hintergrund, einen anderen aktuellen Lebenskontext. Auch wenn alle Patienten schwere Unfälle überstanden und gravierende, mehrheitlich lebensbedrohliche Verletzungen erlitten haben, waren doch das subjektive Erleben des Traumas und die individuelle Verarbeitung im Verlauf des ersten Jahres bei jeder Patientin, jedem Patienten anders. Die Texte sollen etwas von dieser Vielfalt wiedergeben, welche die Studienärztin im Laufe des Untersuchungszeitraumes in ihren Gesprächen mit den Patienten erfuhr.

7.1 Rangierunfall

Der 34-jährige Bahnarbeiter ist beim Rangieren verunfallt. Obwohl er nicht bewusstlos war, kann er sich nicht mehr erinnern, wie der Unfall zustande kam. Deshalb kann er auch keine Mitteilung darüber machen, ob er sich im Moment des Unfalls tödlich bedroht fühlte. Herr K. hat eine traumatische Oberschenkelamputation sowie schwere Quetschungen des linken Armes und Schultergürtels davongetragen.

Herr K. war vor seinem Unfall mehrfachen psychosozialen Belastungen ausgesetzt. Zum einen hat seine Frau vor einigen Monaten eine Fehlgeburt erlitten, was das Paar sehr bedrückt habe. Jetzt ist Frau K. erneut schwanger. Sein Vater hat kürzlich einen Herzinfarkt durchgemacht, auch dies belastet ihn sehr. Weiterhin gibt es Streit mit den Bewohnern des Nachbarhauses. Herr K. erzählt, er sei eigentlich ein sehr fröhlicher und geselliger Mensch mit einem guten sozialen Netz. Im Moment fühlt er sich jedoch sehr schlecht und möchte eigentlich nicht mehr leben. Er ist sehr deprimiert und muss häufig weinen. Nur die Schwangerschaft seiner Frau gibt ihm Kraft, die augenblickliche Situation durchzustehen. Der Patient hat starke intrusive Symptome mit sich aufdrängenden Erinnerungen und Angstträumen sowie Vermeidungssymptome. An einige Aspekte des Unfalls kann sich Herr K. trotz immer erhaltenen Bewusstseins nicht erinnern (psychogene Amnesie). Er hat das Gefühl einer verkürzten Zukunftsperspektive. Schlaf- und Konzentrationsstörungen liegen nicht vor, lediglich eine gewisse Hypervigilanz sowie leichte psychovegetative Beschwerden.

Herr K. verbingt mehrere Monate in einer Rehabilitationsklinik. Rezidivierende Fistelbildungen aus dem Oberschenkelstumpf verzögern die Rehabilitation, so dass der Patient ein halbes Jahr nach dem Unfall immer noch ohne Prothese im Rollstuhl sitzt. Auch die Wiederherstellung der traumatisierten

Arm- und Schulterpartie ist unbefriedigend. Herr K. kann seinen linken Arm nicht gebrauchen. Im Gegensatz zum ungünstigen körperlichen Heilungsverlauf hat sich Herrn K.'s Stimmung aber deutlich gebessert. Er berichtet mit grossem Stolz von der bevorstehenden Geburt seines Kindes. Er verbringt fast jedes Wochenende zu Hause bei seiner Frau. Da sie ihm in ihrem gegenwärtigen Zustand kaum behilflich sein kann, nimmt er die Unterstützung von Freunden und Bekannten in Anspruch. Herr K. weiss, dass er seine frühere Tätigkeit nicht mehr wird ausführen können. Er ist jedoch zuversichtlich, bei der Bahn einen adäquaten neuen Arbeitsplatz zu erhalten. Es besteht noch eine gewisse Amnesie für das Unfallgeschehen, ansonsten zeigt Herr K. keinerlei Symptome von Intrusion, Vermeidung oder psychovegetativer Übererregbarkeit. Auch die depressive Verstimmung ist weitgehend abgeklungen. Er blickt jetzt wesentlich optimistischer in die Zukunft und freut sich vor allen Dingen auf das gemeinsame Kind.

Ein Jahr nach dem Unfall besucht die Studienärztin Herrn K. zu Hause. Er lebt in einem kleinen Dorf in der Innerschweiz. Die Studienärztin wird freundlich von der ganzen Familie empfangen. Die kleine Tochter ist inzwischen fünf Monate alt und entwickelt sich prächtig. Herr K. ist seit einigen Wochen wieder zu 50% berufstätig. Er hat bei der Bahn einen geschützten Büroarbeitsplatz erhalten. Die Stumpfversorgung ist noch nicht optimal, möglicherweise muss sich der Patient einem erneuten Eingriff unterziehen. Er leidet aber nur selten unter Schmerzen. Der traumatisierte linke Arm ist zumindest eingeschränkt gebrauchsfähig, das kosmetische Ergebnis der Eingriffe ist zufriedenstellend. Insgesamt fühlt sich Herr K. wieder wohl und kann mit der bestehenden Invalidität und Behinderung gut umgehen. Er habe auch das Autofahren mit einem umgebauten Fahrzeug wieder aufgenommen und sich damit eine gewisse Unabhängigkeit und Selbständigkeit zurückerobert. Auffallend ist, dass sich der Patient jetzt fast an das ganze Ereignis nicht mehr erinnern kann. Ansonsten gibt es keine Symptome, die für ein Vorliegen eine posttraumatischen Belastungsstörung sprechen.

Kommentar: Obschon Herr K. bereits prätraumatisch erheblichen psychosozialen Belastungen ausgesetzt war, kam er bis dahin mit seinem Leben gut zurecht. Der schwere Arbeitsunfall war dann aber ganz offensichtlich der Tropfen, der das Fass zum Überlaufen brachte: Herr K. entwickelte ausgeprägte psychische Symptome. Trotz verzögertem somatischem Heilungsverlauf konnte der Patient sowohl seine Depression als auch seine posttraumatische Belastungsstörung aber relativ rasch überwinden, was vor dem Hintergrund des Karasek'schen Stressmodells verständlich wird (siehe Kapitel 1.3.2, Seiten 5 ff.): Dank einem Optimum an sozialer Unterstützung durch Ehefrau und Freunde gelang es Herrn K., rasch wieder ein hohes Mass an Regulierbarkeit zu erlangen und auch eine befriedigende berufliche Tätigkeit aufzunehmen. Die Abwesenheit von Schmerzen halfen ihm vermutlich, die bleibende Behinderung zu akzeptieren. Die Prognose erscheint günstig.

7.2 Traumatische Amputation beider Beine

Der 30-jährige Monteur ist auf einer Baustelle im Iran im Einsatz. Beim Aufstellen eines grossen Zeltes springt plötzlich das Stahlseil einer grossen Seilwinde von der Rolle und reisst Herrn W. in die Luft. Es kommt zu einer traumatischen Amputation beider Beine. Im Augenblick des Geschehens hat Herr W. das Bewusstsein einer tödlichen Bedrohung. Unter grossen Schmerzen wird er in einer mehrstündigen Aktion in das nächstgelegene Krankenhaus transportiert. Dort teilt man ihm mit, dass der linke Unterschenkel sowie der rechte Oberschenkel nicht wieder angenäht werden können. Einen Tag später wird Herr W. per Flugzeug repatriiert.

Herr W. ist verheiratet und hat zwei kleine Kinder, die ihn seit seinem Unfall noch nicht gesehen haben, weil er das Gefühl hat, die Kinder mit seinem Anblick zu erschrecken. Seine Partnerschaft beschreibt Herr W. als gut und tragfähig. Herr W. lebt in einem kleinen Dorf und ist sozial gut integriert. Über seine Kindheit berichtet er, dass er seit 24 Jahren keinen Kontakt mehr zu seiner Mutter habe, die sich vom Vater habe scheiden lassen. Zum Vater habe immer ein gutes Verhältnis bestanden.

Trotz seines schweren Traumas zeigt Herr W. zunächst keine Zeichen von Intrusion oder Vermeidung. Es bestehen lediglich massive Schlafstörungen sowie deutliche Konzentrationsprobleme und eine geringgradig erhöhte Wachsamkeit. Herr W. macht sich vor allen Dingen Sorgen, wie seine Frau diesen Schicksalsschlag verkraften wird. Insgesamt ist der Patient jedoch optimistisch eingestellt und vertraut darauf, mit Hilfe seines sozialen Umfeldes auch dieses Problem zu meistern.

Ein halbes Jahr später besucht die Studienärztin den Patienten in seinem Haus. Herr W. hat einen längeren Aufenthalt in einem Rehabilitationszentrum hinter sich, wo er mit einer Unterschenkel- und einer Oberschenkelprothese versorgt wurde. Allerdings ist Herr W. mit seinem Rehabilitationserfolg überhaupt nicht zufrieden. Er leidet unter massiven Phantomschmerzen, die ihm schlaflose Nächte bereiten und nur mit Morphinderivaten einigermassen in Schach gehalten werden können. Dadurch ist er am Morgen häufig wie zerschlagen und kaum leistungsfähig. Für die morgendliche Toilette braucht er insgesamt fast zwei Stunden. Herr W. ist ausserdem extrem aufgebracht über die Tatsache, dass er wieder zu 100% arbeitsfähig geschrieben werden soll, wenn die geplante Umschulungsmassnahme zum Büroangestellten beendet ist. Auch die Unterstützung der Firma, die am Anfang grosszügig zugesagt wurde, erweist sich als wenig zuverlässig. Inzwischen hat Herr W. auch weitere Abklärungen unternommen, um hinter die genaue Unfallursache zu kommen. Offensichtlich lag an der Seilzugmaschine, von der das Unglück ausging, ein technischer Defekt vor. Herr W. möchte Klage gegen den Maschinenhersteller einreichen. Im Vergleich zu der Erstuntersuchung bestehen ein halbes Jahr nach dem Ereignis massive Symptome des Wiedererlebens: Der Patient leidet täglich unter sich aufdrängenden und quälenden Erinnerungen an das Ereignis. Er ist jedesmal sehr mitgenommen, ja geradezu überwältigt, wenn er an den Unfall erinnert wird. Ebenso sind Flashbacks aufgetreten, die mit ausgeprägten dissoziativen Phänomenen einhergehen. Der Patient hat einmal den gesamten Ablauf des Unfalls in der Phantasie wiedererlebt. Die am Anfang noch teilweise bestehende psychogene Amnesie hat sich völlig verloren, der Patient kann sich wieder an alle Einzelheiten des Unfalls erinnern. Ausserdem fühlt er sich häufig abgekoppelt von anderen Menschen und leidet weiterhin unter schweren Schlafstörungen. Im Umgang mit den Kindern ist er häufig reizbar und macht sich die ganze Zeit Sorgen wegen den Gefahren, denen seine Kinder ausgesetzt sein könnten. Er ist schreckhaft und kann sich nicht konzentrieren. Mit anderen Worten: Herr W. leidet an einer ausgeprägten posttraumatischen Belastungsstörung. Er glaubt von der Invalidenversicherung verraten worden zu sein und äussert in diesem Zusammenhang aggressive Gefühle. Sein tragfähiges soziales Netz hilft ihm, wenigstens teilweise mit den bestehenden Problemen umzugehen. Die grösste Unterstützung erfährt er nach wie vor von Frau und Kindern. Auf der anderen Seite empfindet er sich selbst als "Zumutung" für seine Familie. Von seiner initial optimistischen und zuversichtlichen Einstellung ist nicht mehr sehr viel übrig geblieben. Die Studienärztin empfiehlt dem Patienten, einen Psychiater aufzusuchen, der Patient lehnt dies jedoch ab.

Ein Jahr nach dem Unfall ist Herr W. in einem besseren Zustand. Er hat neue Prothesen erhalten, mit denen er besser laufen kann. Allerdings hat sich im Unterschenkelstumpf eine Fistel gebildet, die vermutlich operativ saniert werden muss. Bezüglich der Versicherungsprobleme deutet sich eine Lösung an, möglicherweise wird Herr W. eine 100%ige Invalidenrente erhalten. Die begonnene Umschulungsmassnahme macht ihm allerdings keinen Spass. Er kann höchstens drei Stunden ohne Unterbrechung konzentriert arbeiten, danach muss er aufstehen, herumlaufen und sich auch manchmal hinlegen. Bezüglich der Symptomatik seiner posttraumatischen Belastungsstörung bestehen nach wie vor intrusive Erinnerungen an das Ereignis, Flashbacks und Alpträume. Jetzt zeigt sich auch ein deutliches Vermeidungsverhalten, indem Herr W. versucht, Gedanken und Gefühle, die mit dem Trauma in Verbindung stehen, zu vermeiden, sowie Situationen zu umgehen, die Erinnerungen an den Unfall wachrufen könnten. Der Patient hat ausserdem ausgeprägte Ein- und Durchschlafstörungen, Konzentrationsschwierigkeiten, eine gesteigerte Reizbarkeit und eine massive Hypervigilanz sowie gelegentliche Schreckreaktionen. Dennoch hat Herr W. sein Leben wieder etwas mehr im Griff, er kann sogar an manchen Dingen wieder Freude empfinden. Er hat mit seiner Ehefrau eine zweiwöchige Reise ans Rote Meer unternommen, das habe ihm gut getan. Allerdings setzt ihm die körperliche Behinderung im täglichen Leben immer wieder Grenzen. Insbesondere leide er darunter, dass er seinen Kindern kein adäquater Vater sein könne. Das soziale Netz erweist sich weiterhin als tragfähig und bezüglich der versicherungsrechtlichen Auseinandersetzung zeichnet sich eine befriedigende Lösung ab. Im Zusammenhang mit seiner Klage gegen den Maschinenhersteller gibt es noch keine neuen Erkenntnisse. Manchmal hat der Patient das Gefühl, es wäre besser gewesen, diesen Unfall nicht zu überleben. Diese Gedanken kann er seinen Angehörigen nicht mitteilen, er ist hingegen froh, mit der Studienärztin darüber sprechen zu können. Trotz dieser Erfahrung, dass es hilfreich sein kann, gewisse Themen und Fragen mit einer Fachperson zu besprechen, kann der Patient das Angebot einer Psychotherapie nicht akzeptieren.

Kommentar: Bei Herrn W. hat ein schweres körperliches Trauma zu bleibender Invalidisierung mit einem persistierendem Schmerzsyndrom geführt. Parallel dazu hat sich eine ausgeprägte posttraumatische Belastungsstörung entwickelt. Bisher hat sich das soziale Netz des Patienten als tragfähig erwiesen, Herr W. ist aber durch die körperliche Behinderung in seiner Regulierbarkeit nach wie vor stark eingeschränkt. Ausserdem ist Herr W. erheblichen Sekundärstressoren in Form von Enttäuschungen im Umgang mit Behörden und dem ehemaligen Arbeitgeber ausgesetzt. Durch die Phantomschmerzen ist er zusätzlich massiv beeinträchtigt. Diese beiden Belastungsfaktoren bergen die Gefahr, dass sich der Patient zunehmend sozial zurückzieht und in seiner Verbitterung bestehende Hilfemöglichkeiten wie z.B. eine Psychotherapie nicht annehmen kann. Bei der weiteren Rehabilitation wird deshalb der Schmerz-bekämpfung ein grosser Stellenwert zukommen. Die Wiederaufnahme einer adäquaten Tagesbeschäftigung muss schrittweise und behutsam erfolgen. Eine psychotherapeutische Behandlung ist indiziert, wird aber vom Patienten bisher noch abgelehnt. Die Langzeitprognose wird im hohen Masse von einer adäquaten Schmerztherapie und einem wenigstens teilweisen Wiedererlangen der Eigenständigkeit und einer befriedigenden beruflichen Tätigkeit abhängen.

7.3 Unverschuldeter Verkehrsunfall

Die 38-jährige Frau G. wurde als Motorradfahrerin von einem links abbiegenden Fahrzeug angefahren und zu Boden geschleudert. Sie erlebte den Unfall bei vollem Bewusstsein, hatte dabei jedoch nicht den Eindruck, in Lebensgefahr zu sein. Die Patientin erlitt eine Trümmerfraktur des rechten Unterschenkels, eine Nieren- sowie eine Milzkontusion.

Frau G. hat eine unauffällige Kindheit und Jugend erlebt. Die Mutter litt zwar an einer Krebserkrankung, die sie jedoch bis jetzt überlebt hat. In den letzten zwei Jahren kam es mehrmals zu Exazerbationen einer chronischen psychischen Erkrankung ihres Bruders. Ausserdem ist in dieser Zeit ihr früherer Ehemann, von dem sie schon seit Jahren getrennt lebt, gestorben. Frau G. lebt seit ihrer Scheidung alleine, hat keine Kinder, jedoch einen grossen Bekanntenkreis und gute, stützende Beziehungen zu ihrer Herkunftsfamilie. Sie ist selbständig und betreibt einen kleinen Laden, in dem sie Bücher verkauft und Schmuck und Lederarbeiten herstellt. Weiterhin ist sie im spirituellen Bereich aktiv und gibt selber esoterische Kurse. Diese spirituelle Beschäftigung ist für sie Lebensgrundlage und Lebensinhalt. Frau G. ist fest davon überzeugt, dass sie diesen Unfall ohne körperliche und seelische Schädigungen überstehen wird. Der Unfall habe ihr sicherlich etwas mitteilen wollen, wobei sie zum jetzigen Zeitpunkt den Sinn und Inhalt dieser Mitteilung noch nicht erkennen kann. Psychopathologische Symptome im Sinne des Wiedererlebens, der Vermeidung oder psychovegetativer Übererregbarkeit sowie depressiver Verstimmung können nicht eruiert werden.

Ein halbes Jahr später empfängt die Patientin unsere Studienärztin in ihrem Geschäft. Sie erzählt, dass sie nach ihrer Spitalentlassung noch vier Monate gehbehindert war. Zunächst sei eine erneute Operation geplant gewesen, da die Knochen nicht wunschgemäss geheilt seien. Sie habe einen Geistheiler aufgesucht und mit dessen Hilfe sei es zu einer radiologisch nachweisbaren Verbesserung der Knochenheilung gekommen. Daraufhin hätten die Chirugen von einem erneuten Eingriff abgesehen. Die Metallentfernung sei für nächstes Jahr geplant. Vier Monate nach dem Unfall habe sie wieder zu 50% in ihrem Geschäft zu arbeiten begonnen. Heute fühle sie sich wieder ebenso leistungsfähig wie vor dem Unfall. Psychopathologische Symptome sind nach wie vor nicht vorhanden. Frau G. berichtet ausführlich über ihren Bewältigungsprozess, den sie weiterhin mit Hilfe ihrer spirituellen Fähigkeiten unterstütze.

Das Abschlussgespräch ein Jahr nach dem Unfall findet wieder im Geschäft der Patientin statt. Sie leidet noch zeitweilig unter Schmerzen im rechten Bein, ist aber unter Alltagsbedingungen völlig beschwerdefrei und gut belastbar. Acht Monate nach dem Unfall hat sie wieder zu 100% in ihrem Geschäft zu arbeiten begonnen. Seelisch und körperlich gehe es ihr so gut, wie sie dies bereits kurz nach dem Unfallereignis vorausgesagt habe. Inzwischen hat sie das Gefühl, der Unfall gebe ihr die Chance, Dinge zu ändern und zu beeinflussen. Frau G. glaubt fest daran, dass die Energien, die sie aus dieser Erfahrung gezogen hat, ihr weiteres Leben und auch ihre Beziehungen zu anderen Menschen positiv beeinflussen. Ausserdem habe sie in dieser Zeit auch viele "positive Energien" von anderen Menschen erfahren. Die Patientin integriert den Unfall in ihr Leben und möchte ihn aus ihrer Biographie nicht streichen.

Kommentar: Hier liegen die Ressourcen eindeutig im Bereich der individuellen Lebenseinstellung und der Sinnfindung im esoterischen Umfeld. Auch diese alleinstehende Patientin war prätraumatisch beträchtlichen psychosozialen Belastungen ausgesetzt. Sie liess sich aber durch den Unfall offensichtlich keinen Moment in ihrem Optimismus erschüttern. Ganz im Sinne des Sense of Coherence (siehe Kapitel 2.4.4.7, Seiten 26 ff.) fasste sie die Unfallverletzung und die monatelange Rehabilitationszeit nicht nur als Belastung auf, sondern in erster Linie als Herausforderung mit einer Chance zu persönlichem Wachstum. Sicherlich trugen der günstige somatische Heilungsverlauf ohne bleibende Behinderung oder Schmerzen sowie das tragende soziale Beziehungsnetz ebenfalls zum guten Rehabilitationsergebnis bei.

7.4 Verkehrsunfall nach Streit mit Ehepartner

Frau Z. stammt aus dem ehemaligen Jugoslawien, lebt aber seit vielen Jahren in der Schweiz. Sie ist verheiratet und hat zwei halberwachsene Kinder. Ihre Ehe ist seit längerer Zeit dysfunktional, und auch mit den Kindern gibt es immer wieder Konflikte. Im Zusammenhang mit diesen Problemen konsumiert Frau Z. gelegentlich Benzodiazepine und Alkohol. Eines Abends steigt sie nach einem schweren Streit mit ihrem Ehemann ins Auto und fährt ziellos in der Gegend umher. In ihrem emotionalen Ausnahmezustand und unter dem Einfluss von Alkohol verursacht sie einen Selbstunfall und zieht sich schwere Becken- und Oberschenkelfrakturen sowie Gesichtsverletzungen zu.

Die 42-jährige Patientin ist beim Erstinterview, 14 Tage nach ihrem Unfall, so aufgewühlt, dass das Gespräch nach kurzer Zeit abgebrochen werden muss. Am nächsten Tag bricht Frau Z. bereits bei der Begrüssung in Tränen aus, so dass auch dieses Gespräch nach wenigen Minuten beendet werden muss. Erst beim dritten Versuch kann die Studienärztin etwas über die Lebenssituation der Patientin vor dem Unfall erfahren. Frau Z. arbeitet in einer Buchbinderei und unterhält mit dieser Arbeit ihre Familie. Der Ehemann ist arbeitslos und gebe sich keine Mühe, eine neue Arbeit zu finden. Auch von den beiden halberwachsenen Kinder fühlt sich die Patientin im Stich gelassen. Offenbar anerkennt niemand in der Familie ihr Engagement. Frau Z. litt deshalb in den letzten Monaten unter depressiven Verstimmungen. Auf die Frage, ob der Unfall vielleicht ein versteckter Hilferuf im Sinne eines Suizidversuches gewesen sein könnte, gibt Frau Z. deutlich zu verstehen, dass ihr Glaube ihr so etwas verbieten würde. Ihr Leben sei aber ruiniert und sie sehe keinen Ausweg mehr. Die Patientin berichtet über deutliche Symptome des Wiedererlebens: Sie sieht den Unfall immer wieder wie einen Film vor ihren Augen ablaufen. Sie vermeidet alles, was sie an das Ereignis erinnern könnte. Sie ist schreckhaft und zittert und schwitzt, sobald die Studienärztin auf den Unfall zu sprechen kommt. Ihre Konzentrationsfähigkeit reicht nicht aus, um sich längere Zeit mit komplexen Fragen zu beschäftigen.

Ein halbes Jahr später berichtet die Patientin, dass sie nach ihrem Aufenthalt im Universitätsspital fünf Wochen in einer Rehabilitationsklinik gewesen sei. In dieser Zeit sei es ihr sehr schlecht gegangen: Sie sei mit der pflegerischen Betreuung nicht zufrieden gewesen, man habe sie immer wieder gekränkt. Auch zu Hause habe sie sich nicht besser gefühlt. Abgesehen von den starken Schmerzen und der Behinderung sei sie auch immer depressiver geworden. Sie leide unter Schlafstörungen und Appetitmangel und müsse häufig weinen. Ausserdem habe sie starke Konzentrationsstörungen. Wiedererlebens- oder Vermeidungssymptome bestehen nur geringfügig. Das letzte halbe Jahr empfindet Frau Z. als massive Krise. Ihre Partnerschaftskonflikte sieht sie zur Zeit als nicht lösbar an. Insgesamt verfügt Frau Z. über wenig Ressourcen bezüglich praktischer oder seelischer Unterstützung. Ein weiterer Belastungsfaktor ist der Entzug des Führerscheins für drei Monate sowie eine Busse von Fr. 2'800.-- wegen Fahrens in angetrunkenem Zustand (1,0 Promille). Der Patientin wird dringend nahegelegt, sich wegen ihrer Depression in fachärztliche Behandlung zu begeben.

Einen Monat später nimmt Frau Z. mit der Studienärztin Kontakt auf und bittet um psychiatrische Hilfe. Die Studienärztin vermittelt ein psychiatrisches Abklärungsgespräch im Universitätsspital. Frau Z. fühlt sich aber vom Psychiater unverstanden und kann sich nicht zu einer Psychotherapie entschliessen. Einige Monate später unternimmt sie einen zweiten Behandlungsversuch bei einem anderen Kollegen.

Ein Jahr nach dem Unfall trifft die Studienärztin Frau Z. zum Abschlussgespräch in einem Café in der Stadt. In der Zwischenzeit hat noch eine Metallentfernung im Bereich des linken Oberschenkels stattgefunden. Nach wie vor klagt die Patientin über Schmerzen im Oberschenkelbereich und eine Instabilität im rechten Kniegelenk. Für Frau Z. ist dieser Heilungsverlauf eine grosse Enttäuschung. Allerdings möchte sie trotz der körperlichen Einschränkungen ihre Arbeit demnächst wieder aufnehmen. Sie ist immer noch in ambulanter Psychotherapie und erhält zum Schlafen Lexotanil, welches jedoch nur unzureichend helfe. Weiterhin klagt Frau Z. über Konzentrationsstörungen, eine ausgeprägte Hypervigilanz sowie gelegentlich auftretende psychovegetative Beschwerden. Ihre Familien- und Partnerprobleme bestehen unverändert weiter, allerdings kommt Frau Z. im Moment mit dieser Situation ein wenig besser zurecht. Rückblickend gesteht die Patientin, dass sie sich nach dem Unfall häufig wünschte tot zu sein. Inzwischen sei sie aber doch froh, den Unfall überlebt zu haben. Allerdings stellen die körperlichen Behinderungen und Schmerzen doch eine schwere Beeinträchtigung dar.

Kommentar: Frau Z. erlitt ihren Unfall in einer lebensgeschichtlich schwierigen Phase und war bereits prätraumatisch psychisch labilisiert. Der chronische Paarkonflikt mit dem arbeitslosen Ehemann, die dauernden Streitereien mit den Kindern, die Mehrfachbelastung durch Beruf, Haushalt- und Familienarbeit führten bei der Patientin schon seit längerer Zeit zu einem nur marginalen psychosozialen Funktionieren. Die schlechte soziale Integration der Familie beeinträchtigte die Aussichten auf eine erfolgreiche Rehabilitation zusätzlich. Frau Z. reagierte auf die zusätzliche Belastung durch den Unfall zunächst mit einer posttraumatischen Belastungsstörung. Später entwickelte sie zusätzlich eine ausgeprägte depressive Symptomatik. Erst spät konnte sie psychotherapeutische Hilfe annehmen. Sie blieb aber skeptisch und wollte nicht daran glauben, dass sie selbst, wenn auch mit therapeutischer Unterstützung, etwas zur Verbesserung ihrer unglücklichen Lebenssituation beitragen könnte. Ein Jahr nach dem Unfall ist der Bewältigungsprozess, nicht zuletzt auch wegen der weiterbestehenden unfallunabhängigen Probleme bei gleichzeitig ungenügenden Hilfsmöglichkeiten im sozialen Umfeld, noch nicht abgeschlossen. Für Frau Z. stellt der Unfall eine schwere zusätzliche Belastung in einer ohnehin schwierigen Lebenssituation dar.

7.5 Querschnittslähmung nach Motorradunfall

Der 33-jährige Herr G. stürzte bei hoher Geschwindigkeit mit seinem Motorrad und geriet unter einen Lastwagen. Er wurde sofort bewusstlos, entsprechend besteht eine vollständige retrograde Amnesie über den Unfallhergang. Der Patient zog sich bei dem Unfall eine Wirbelkörperfraktur mit kompletter Paraplegie beidseits sowie multiple Rippenfrakturen zu.

Ausser einem neuen Arbeitsplatz, den der Patient einen Tag vor dem Unfall angetreten hat, habe es in den letzten zwei Jahren keine besonderen Lebensereignisse gegeben. Herr G. lebt noch zu Hause bei den Eltern und hat viele Freunde und Bekannte. Er ist auch in verschiedenen Vereinen aktiv. Seine Kindheit ist bis auf einen niedrigen sozioökonomischen Status der Eltern weitgehend unauffällig. Er berichtet, dass er als Kind und Jugendlicher zeitweilig einen schlechten Kontakt zu Gleichaltrigen herstellen konnte, dies habe sich jedoch gegeben. Der Patient war während der Schulzeit zwei bis drei Jahre wegen Legasthenie in Behandlung. Er ist aufgeschlossen und zugänglich und zeigt keinerlei Symptome einer posttraumatischen Belastungsstörung. Er klagt nicht einmal über Schlafstörungen, obwohl er mehrfach in der Nacht geweckt wird, um gelagert zu werden. Der Patient ist bezüglich seiner körperlichen Rehabilitation hoch motiviert und positiv eingestellt.

Zum zweiten Gespräch wird der Patient von der Studienärztin im Paraplegikerzentrum besucht. Herr G. ist zufrieden mit seinen Fortschritten. Er sitzt im Rollstuhl, hat aber das Gefühl, hinsichtlich Kraft und Sensibilität Fortschritte zu machen. Er wird zur Zeit im Rahmen eines Arbeitsversuchs einen Tag pro Woche an seinem alten Arbeitsplatz eingesetzt. Seine Leistungsfähigkeit sei allerdings schlechter als vor dem Unfall. Auch bei diesem Gespräch zeigen sich keinerlei Symptome einer posttraumatischen Belastungsstörung. Der Patient ist nach wie vor zuversichtlich und überzeugt, sein Leben wieder in den Griff zu bekommen. Er hat bereits ein umgebautes Fahrzeug bekommen, ausserdem wurden im Hause der Eltern bauliche Veränderungen durchgeführt, die es dem Patienten ermöglichen, sein Leben eigenständig zu bewältigen.

Ein Jahr nach dem Unfall trifft die Studienärztin Herrn G. wieder im Paraplegikerzentrum. Ein 50%iger Arbeitsversuch ist in der Zwischenzeit erfolgreich verlaufen. Trotzdem ist Herr G. auf eigene Initiative erneut ins Paraplegikerzentrum eingetreten, weil er überzeugt ist, hier noch weitere Fortschritte machen zu können. Er kann inzwischen 100 Meter mit Stöcken laufen, allerdings nur sehr langsam. Herr G. nimmt hoch motiviert an sämtlichen therapeutischen und sozialen Angeboten und Aktivitäten teil und hat seine Situation offensichtlich voll akzeptiert. Er möchte weiterhin an der Möglichkeit arbeiten, etwas von seiner Gehfähigkeit zurückzugewinnen, hat sich jedoch auf ein Leben im Rollstuhl eingestellt. Er vergleicht seine gegenwärtige Verfassung nun nicht mehr mit der Zeit vor dem Unfall, sondern mit seiner Situation direkt nach dem Trauma, als er in allen Lebensbereichen von fremder Hilfe abhängig war. Neue psychosoziale Belastungen im letzten halben Jahr habe es nur durch einen Todesfall im Verwandtenkreis gegeben. Der Patient ist weiterhin sehr aktiv und nach wie vor in seinem Freundeskreis gut integriert. Herr G. strahlt Optimismus und Zufriedenheit aus und lässt die Studienärztin sehr beeindruckt nach Hause fahren.

Kommentar: Dieser Patient erlitt ein massives Trauma mit lebenslänglichen invalidisierenden Folgen in Form einer Querschnittslähmung. Dennoch bestanden zu keiner Zeit Hinweise auf eine posttraumatische Belastungsstörung oder eine andere psychischen Störung. Hier mag die organisch bedingte retrograde Amnesie eine gewisse protektive Wirkung entfaltet haben. Bei der Verarbeitung der Verletzung kamen jedoch vermutlich weitere Faktoren zum Tragen. Herr G. verfügt über ein grosses soziales Beziehungsnetz, aus dem er Kraft schöpft. Er wird von seinem Arbeitgeber unterstützt und kann sich trotz der schweren Behinderung wieder am gewohnten Arbeitsplatz integrieren. Dank seiner positiven Lebenseinstellung ist er überzeugt, dass es sich lohnt, die Herausforderungen seiner drastisch veränderten Lebenssituation anzunehmen und das Beste daraus zu machen. Auch geringfügige Fortschritte im Rehabilitationsprozess nimmt er als Erfolgserlebnis und sieht sich in seiner Überzeugung bestätigt, dass er im Sinne der "manageability" des Salutogenese-Konzepts (siehe Kapitel 2.4.4.7, Seiten 26 ff.) Einfluss auf seinen Heilungsverlauf nehmen kann. Früh verschafft er sich ein Optimum an Regulierbarkeit, indem er sich ein geeignetes Fahrzeug besorgt und zu Hause bauliche Massnahmen durchführen lässt, die es ihm ermöglichen, den Alltag weitgehend eigenständig zu bewältigen. Er hadert nicht mit dem Schicksal, sondern freut sich darüber, dass er ein Jahr nach dem Unfall wesentlich autonomer ist als zur Zeit seines Aufenthaltes auf der Intensivstation.

8. Zusammenfassung und Schlussfolgerungen

Zielsetzung des Forschungsprojekts

Mit einer Längsschnittstudie sollten die Häufigkeit und Art psychischer Störungen nach schweren unfallbedingten Verletzungen sowie deren Verlauf über einen Zeitraum von 12 Monaten untersucht werden. Im besonderen ging es um Zusammenhänge zwischen somatischen Befunden der Unfallverletzung, prä- und posttraumatischen psychosozialen Merkmalen und dem Auftreten psychischer Störungen. Dabei sollten neben möglichen Risikofaktoren auch psychosoziale Ressourcen bzw. protektive Faktoren erfasst werden. Schliesslich stellte sich die Frage, ob sich aufgrund der in der akuten Behandlungsphase erhobenen somatischen und psychosozialen Variablen das Ausmass psychischer Symptomatik 12 Monate nach dem Unfall sowie die Dauer der unfallbedingten Arbeitsunfähigkeit vorhersagen lassen.

Methodik

In einer prospektiven Verlaufsuntersuchung wurden während 18 Monaten alle Patienten, die infolge eines Unfalls auf die Intensivstation der Klinik für Unfallchirurgie des Universitätsspitals Zürich eingewiesen und als schwerverletzt diagnostiziert wurden, hinsichtlich ihrer Eignung zur Aufnahme in die Studie evaluiert. Als Einschlusskriterien galten hinsichtlich des Verletzungsschweregrades ein Injury Severity Score von mindestens 10, ein Alter zwischen 18 und 70 Jahren sowie hinreichende deutsche Sprachkenntnisse. Da sich gewisse Symptome der posttraumatischen Belastungsstörung, z.B. Konzentrationsstörungen, kaum von jenen einer traumatisch bedingten hirnorganischen Beeinträchtigung unterscheiden lassen, wurden alle Patienten mit einem schweren Schädelhirntrauma (Glasgow Coma Scale Score <9) ausgeschlossen. Weitere Ausschlusskriterien waren schwere prätraumatische somatische und/oder psychische Erkrankungen sowie Suizidhandlungen oder Gewalttaten als Ursache der Verletzungen.

Von 135 für die Studie geeigneten Patienten verweigerten 14 die Teilnahme. Somit konnte eine konsekutive Stichprobe von 121 mehrheitlich lebensbedrohlich verletzten Patienten rekrutiert werden. Alle Studienteilnehmer wurden während der akuten Behandlungsphase (5-30 Tage nach dem Unfall), sowie 6 und 12 Monate nach dem Unfall mittels eines ausführlichen semistrukturierten Interviews und verschiedener Selbstrating-Fragebogen untersucht. Die definitive Stichprobe besteht aus 106 Patienten, von denen vollständige Datensätze über alle drei Messzeitpunkte vorliegen.

Im Interview wurden neben soziodemographischen Daten detaillierte Informationen über den Unfallhergang und dessen subjektive Bewertung durch den Patienten erhoben. Es wurden auch biographische protektive und Risikofaktoren für die Entstehung psychischer und psychosomatischer Krank-

150

heiten erfasst. Im weiteren wurde eine genaue Arbeitsanamnese aufgenommen. Folgende standardisierte Untersuchungsinstrumente kamen zum Einsatz: zur Messung spezifischer und unspezifischer posttraumatischer psychischer Symptome die Clinician-Administered PTSD Scale (CAPS-2), die Impact of Event Scale (IES), die Symptom-Checklist (SCL-90-R) sowie die Hospital Anxiety and Depression Scale (HADS); zur Erfassung psychosozialer Ressourcen und Belastungen kurz vor dem Unfall und im Untersuchungszeitraum ein kombiniertes Instrument mit Fragen über Life events / soziales Netz / soziale Unterstützung / chronischen Alltagsstress (LUNST); zur Messung des aktuellen Coping-Repertoires der Freiburger Fragebogen zur Krankheitsverarbeitung (FKV); als Mass für die allgemeine Lebenseinstellung der Sense of Coherence-Fragebogen (SOC); der Paced Auditory Serial-Addition Task (PASAT) als Screeninginstrument zur Erfassung der kognitiven Leistungsfähigkeit; schliesslich das Functional Independence Measure (FIM), mit dem die Selbständigkeit in der Verrichtung alltäglicher Aktivitäten eingeschätzt wurde.

Wichtigste Resultate

Der Injury Severity Score betrug im Mittel 21.9 (s = 9.9, Range = 10-51), der Glasgow Coma Scale Score lag bei 14.4 (s = 1.4, Range = 9-15). 44 Patienten (41.5%) hatten ein leichtes Schädelhirntrauma bzw. eine Kommotio erlitten. Die Verletzungen erforderten eine stationäre Behandlung im Akutspital von durchschnittlich einem Monat. Viele Patienten wurden anschliessend in eine Rehabilitationsklinik überwiesen. Die unfallbedingte Arbeitsunfähigkeit dauerte im Mittel ein halbes Jahr. Ein Jahr nach dem Unfall hatte aber nur etwas mehr als die Hälfte der Patienten die Arbeit wieder voll aufgenommen. 38 Patienten (35.8%) litten an unfallbedingten körperlichen Behinderungen. Hinsichtlich ihrer kognitiven Leistungsfähigkeit und der Selbständigkeit in der Verrichtung alltäglicher Aktivitäten waren die Patienten nach einem Jahr dennoch weitgehend wiederhergestellt. - In psychopathologischer Hinsicht lagen die Skalenwerte der entsprechenden Messinstrumente (CAPS-2, IES, SCL-90-R) kurz nach dem Unfall am höchsten, um dann im Verlauf des Beobachtungszeitraums mehr oder weniger kontinuierlich abzunehmen. Die Grösse des sozialen Netzes und die soziale Unterstützung blieben stabil, ebenso die Inzidenz von Lebensereignissen und damit verbundene Belastungen. Der chronische Alltagsstress nahm nach dem Unfall ab. Die Copingaktivitäten gingen mit zunehmender zeitlicher Distanz zum Unfallereignis teilweise zurück. Das Kohärenzgefühl (SOC) war in dieser Stichprobe relativ hoch.

Kurz nach dem Unfall litten 5 Patienten (4.7%) an einer voll ausgebildeten und 22 (20.8%) an einer subsyndromalen posttraumatischen Belastungsstörung. Allerdings hatte die Symptomatik aufgrund des gewählten Studiendesigns zu diesem Zeitpunkt noch nicht mindestens einen Monat angedauert, was gemäss DSM-III-R eine Voraussetzung für die Diagnosestellung wäre. Ein halbes Jahr nach dem Unfall hatten noch 4 Patienten (3.8%) ein Vollbild und 11 (10.4%) eine subsyndromale posttraumatische Belastungsstörung. Ein Jahr nach dem Unfall hatten 2 Patienten (1.9%) eine voll ausgebildete und 13 (12.3 %) eine subsyndromale posttraumatische Belastungsstörung. Es gab zwar über die ganze Stichprobe gemessen eine signifikante Abnahme der Symptomatik im ersten halben Jahr, ein Teil der Patienten zeigte jedoch atypische Verläufe: Vier Patienten entwickelten erst zwischen T1 und T2 eine posttraumatische Belastungsstörung, die dann über den Beobachtungszeitraum anhielt. Bei 2 Patienten trat das Syndrom erst zwischen T2 und T3, also in der zweiten Jahreshälfte nach dem Unfall auf. Ein Jahr nach dem Unfall litten zudem 21 Patienten an klinisch relevanten Angst- und/oder depressiven Symptomen. Innerhalb dieser Gruppe hatten 9 Patienten gleichzeitig auch eine voll ausgebildete oder subsyndromale posttraumatische Belastungsstörung.

Die posttraumatische psychische Symptomatik (CAPS-2-Score) korrelierte nicht mit objektiven Verletzungsmerkmalen und den meisten soziodemographischen Charakteristika. Der CAPS-2-Score zeigte jedoch signifikante Zusammenhänge mit einer Reihe von psychosozialen Variablen, so mit dem Ausmass der psychosozialen Belastung durch Lebensereignisse und Alltagsstress in den zwei Jahren vor dem Unfall, mit den subjektiven Einschätzungen des Ereignisses und seiner Folgen durch Patienten und Spitalpersonal, mit IES und SCL-90-R, mit den Coping-Subskalen sowie mit dem Sense of Coherence. Der CAPS-2-Score korrelierte ebenfalls signifikant positiv mit den "objektiven" Merkmalen des Heilungsverlaufs, z.B. mit der Dauer der stationären Behandlung und der unfallbedingten Arbeitsunfähigkeit.

36 von 106 Patienten (34.0%) wiesen im Beobachtungszeitraum zu einem oder mehreren Messzeitpunkten eine subsyndromale oder voll ausgebildete posttraumatische Belastungsstörung auf. Diese "Highly Symptomatic Group" (HSG) wurde mit den restlichen Patienten verglichen, die zu keinem Zeitpunkt eine subsyndromale oder voll ausgebildete posttraumatische Belastungsstörung aufwiesen ("Less Symptomatic Group", LSG). In der HSG war der Anteil Frauen im Vergleich zur LSG höher. Es wurden Varianzanalysen mit den Faktoren "Symptomgruppe" und "Geschlecht" gerechnet. Für die HSG ergaben sich weniger protektive biographische Faktoren, eine stärkere subjektive Belastung durch Lebensereignisse, eine höhere subjektive Selbsteinschätzung des Unfallschweregrades, mehr allgemeine psychische Beschwerden, mehr depressive und bagatellisierende Copingstrategien sowie ein niedrigerer Sense of Coherence. Frauen fühlten sich durch Lebensereignisse stärker belastet und zeigten weniger ablenkende und bagatellisierende Bewältigungsstrategien als Männer. Im Zeitverlauf konnte im wesentlichen eine Abnahme der allgemeinen psychischen Beschwerden sowie eine ausgeprägte Verminderung aktiver Copingstrategien festgestellt werden. Auch der Sense of Coherence nahm in der ersten Jahreshälfte signifikant ab.

Mit Hilfe von multiplen Regressionsanalysen wurden schliesslich zwei prädiktive Modelle gerechnet, die Aufschluss über das Ausmass der typischen posttraumatischen Symptomatik (CAPS-2-Score) 12 Monate nach dem Unfall sowie über die Dauer der unfallbedingten Arbeitsunfähigkeit geben sollten:

- 4 Variablen leisteten einen signifikanten Beitrag zur Vorhersage des CAPS-2-Scores: Die Anzahl biographischer Risikofaktoren, das subjektive Erleben einer tödlichen Bedrohung während des Unfalls, die IES-Subskala Intrusion, sowie aktives, problemorientiertes Coping (positive Korrelationen für alle Prädiktoren). Während aktive, problemorientierte Copingstrategien bei chronischen Belastungen und Krankheiten als günstig angesehen werden, scheinen sie in der Akutphase nach einem schweren Unfall eher ungeeignet. Die erklärte Varianz dieses Modells lag bei 34%.

- Bei der Vorhersage der Dauer unfallbedingter Arbeitsunfähigkeit leisteten ebenfalls 4 Variablen einen signifikanten Beitrag, nämlich die Art des Unfalls (Sport- und Freizeitunfälle führten zu kürzerer Arbeitsunfähigkeit), die Selbsteinschätzung des Unfallschweregrades, die Selbsteinschätzung der Erholungsfähigkeit und die Aufenthaltsdauer im Akutspital. Obschon bei diesem prädiktiven Modell "objektive" Masse auch einen Einfluss hatten, lag die erklärte Varianz mit 35% nur unwesentlich höher als bei der Vorhersage der posttraumatischen Symptomatik.

Die beiden prädiktiven Modelle sind nicht besonders stark. Die Gründe hierfür liegen vermutlich in erster Linie in der Stichprobenauswahl: Durch den weitgehenden Ausschluss psychosozialer Risikopatienten war die Varianz posttraumatischer psychischer Morbidität relativ gering, was die Vorhersage erschwerte. Somit war es nur ansatzweise möglich, mit Hilfe der in dieser Studie erfassten Variablen eine klinisch relevante Vorhersage bezüglich der Entwicklung posttraumatischer Belastungsstörungen bzw. der Dauer der unfallbedingten Arbeitsunfähigkeit zu treffen.

Schlussfolgerungen

Die Resultate dieser Studie legen nahe, dass eine schwerwiegende Verletzung bei prätraumatisch in körperlicher und psychischer Hinsicht gesunden Unfallpatienten in der Regel keine posttraumatische Belastungsstörung zur Folge hat. Die Entwicklung posttraumatischer psychischer Störungen hängt offensichtlich kaum von objektiven Verletzungsmerkmalen ab, sondern in erster Linie von prä- und posttraumatischen psychosozialen Variablen, insbesondere vom subjektiven Erleben des Unfallereignisses und seiner Folgen. Psychosoziale Merkmale bestimmen auch zu einem wesentlichen Teil die Dauer der unfallbedingten Arbeitsunfähigkeit.

Die Studie unterstreicht die Wichtigkeit einer gut funktionierenden interdisziplinären Zusammenarbeit bei der Behandlung schwerverletzter Unfallopfer. Bereits in der Phase der Akutbehandlung ist auf ärztlicher Ebene eine enge Kooperation von Rettungsärzten, Traumatologen, Intensivmedizinern und Anästhesisten unerlässlich. In späteren Phasen der Behandlung übernehmen dann entsprechend der individuellen Problemlage plastische Chirurgen, Orthopäden, Hausärzte und andere Spezialisten je einen Teil der ärztlichen Verantwortung. Dazu kommt die ganze Vielzahl von Vertretern der medizinischen Partnerberufe (Pflege, Physiotherapie, Ergotherapie, etc.), die bei der Behandlung eines schwerverletzten Patienten eine mindestens ebenso wichtige Rolle spielen. Die Ergebnisse der vorliegenden Studie legen nahe, dass nicht alle schwerverletzten Unfallpatienten spezialärztliche psychosoziale Beratung oder psychiatrische Diagnostik und Therapie benötigen. Eine schwere Unfallverletzung hinterlässt zwar in aller Regel nicht nur körperliche, sondern auch psychische und psychosoziale Spuren. Die meisten Patienten brauchen eine gewisse Zeit, bis sie die Erfahrung einer schweren Beeinträchtigung ihrer körperlichen Integrität verarbeiten können. Wenn sie über hinreichende persönliche Ressourcen verfügen und von Seiten der Angehörigen und des Behandlungsteams genügend Unterstützung erhalten, werden prätraumatisch gesunde Personen auch einen schweren Unfall in der Regel ohne psychiatrisch-psychotherapeutische Hilfe verarbeiten. In vielen Fällen sind aber die Rahmenbedingungen nicht so optimal wie soeben formuliert. Hier kann die Psychiatrie einen wichtigen Beitrag zur fachgerechten Behandlung und Rehabilitation von Unfallopfern leisten.

Es ist unrealistisch, jeden Unfallpatienten präventiv einer psychiatrischen Untersuchung zuzuführen. Ärzte und Pflegepersonal von chirurgischen Notfallstationen, Akutabteilungen und Intensivstationen tragen deshalb die Verantwortung dafür, dass diejenigen Patienten rechtzeitig erkannt werden, die Probleme bei der Unfallverarbeitung haben und Gefahr laufen, eine posttraumatische psychische Störung zu entwickeln. Dies wird angesichts der angespannten und oft hektischen Arbeitssituation im chirurgischen Notfallbereich nicht immer ganz einfach sein. Nur wenn Chirurgen und Pflegepersonal im Hinblick auf mögliche psychische Störungen nach schweren Traumata sensibilisiert sind, werden sie die psychosozialen Aspekte unfallbedingter Verletzungen vermehrt beachten und in der Behandlung zu berücksichtigen. Eine diesbezügliche Schulung müsste im ärztlichen Bereich im Medizinstudium beginnnen. Das Thema sollte aber in der chirurgischen Weiter- und Fortbildung immer wieder behandelt werden. Dies kann wahrscheinlich am besten im Rahmen eines konsiliar- und liaisonpsychiatrischen Kooperationsmodells gewährleistet werden.

Die frühzeitige Identifikation von psychosozialen Risikopatienten muss also durch die somatischen Behandlungsteams erfolgen, die hierfür angemessen ausgebildet sein sollten. Erst in zweiter Priorität wäre die Einrichtung eines Konsiliar- und Liaisonpsychiatrischen Dienstes zu fordern, dem die vorgängig triagierten Patienten zur diagnostischen Abklärung und allfälligen Einleitung einer Behandlung zugewiesen werden können.

In künftigen Forschungsprojekten über die psychosozialen Folgen unfallbedingter Verletzungen sollten psychosoziale Risikopatienten erfasst und in die Untersuchung eingeschlossen werden. Hierbei ist insbesondere an sozial schlecht integrierte Personen (z.B. fremdsprachige Ausländer), an Patienten mit vorbestehenden psychischen Erkrankungen, sowie an Menschen mit anderweitigen prätraumatischen psychosozialen Belastungen zu denken. Es wäre wünschbar, ein klinisch relevantes und einfach anwendbares Screening-Instrument zu entwickeln, das es den chirurgischen Behandlungsteams erlaubt, Patienten mit ungünstiger Prognose bezüglich posttraumatischer psychischer

Morbidität und Wiederaufnahme der Arbeit frühzeitig zu identifizieren. Ein Fortsetzungsprojekt zur vorliegenden Studie, welches diese Zielsetzungen verfolgt, wurde vom Schweizerischen National-fonds bewilligt und wird seit Anfang 1999 durchgeführt. Die Entwicklung eines solchen Screening-Instrumentes wäre auch die Voraussetzung für die Planung einer kontrollierten Therapiestudie zur Prüfung der präventiven Wirksamkeit psychosozialer Interventionen bei Unfallpatienten.

9. Anhang

Dieses Kapitel enthält eine Reihe von ergänzenden Informationen, die für das Verständnis nicht unabdingbar sind und deshalb im Interesse einer grösseren Lesefreundlichkeit nicht in den laufenden Text der Arbeit integriert wurden. Der Vollständigkeit halber werden die Materialien aber hier angefügt. Die interessierte Leserin, der interessierte Leser mag hier vertiefende Informationen zu verschiedenen Bereichen suchen. Es finden sich hier insbesondere

- die in unserer Studie eingesetzten Untersuchungsinstrumente, soweit es sich nicht um standardisierte Skalen handelte;

- ergänzendes Datenmaterial aus den statistischen Auswertungen.

9.1 Untersuchungsinstrumente

9.1.1 Soziodemographische Angaben

1. Geburtsdatum .... (Tag. Monat. Jahr)

2. Geschlecht
   männlich .... ☐
   weiblich .... ☐

3. Zivilstand
   ledig .... ☐
   verheiratet .... ☐
   verwitwet .... ☐
   geschieden .... ☐

4. Eigene Kinder (leiblich oder adoptiert)
   Anzahl .... ☐

5. Nationalität
   Schweiz/Liechtenstein .... ☐
   Deutschland .... ☐
   Österreich .... ☐
   Italien/Spanien/Griechenland/Portugal .... ☐
   ehemaliges Jugoslawien .... ☐
   übrige Länder .... ☐

6. Konfession
   reformiert .... ☐
   katholisch .... ☐
   jüdisch .... ☐
   islamisch .... ☐
   andere .... ☐
   konfessionslos .... ☐

7. Gegenwärtige Hauptbeschäftigung
   (mehr als eine Antwort möglich)
   voll erwerbstätig .... ☐
   in Teilzeit erwerbstätig .... ☐
   nicht erwerbstätig .... ☐
   arbeitslos .... ☐
   Hausarbeit im eigenen Haushalt .... ☐
   in Ausbildung (Schule, Studium, Lehre) .... ☐
   AHV-RentnerIn, pensioniert .... ☐
   IV-RentnerIn .... ☐
   andere Situation .... ☐

8. Art der Berufstätigkeit
   vorwiegend handwerklich .... ☐
   vorwiegend geistig .... ☐

9. Berufliche Stellung von Erwerbstätigen
   selbständig .... ☐
   angestellt im höheren Kader .... ☐
   angestellt im mittleren und unteren Kader .... ☐
   angestellt in anderer Funktion .... ☐
   andere Stellung .... ☐

10. Schulbildung (alle abgeschlossenen Ausbil-   keine Schul- oder Berufsbildung .... ☐
    dungen angeben)   obligatorische Schulen .... ☐
                                                  Berufslehre .... ☐
                                                  Gymnasium, Primarlehrerseminar .... ☐
                                                  höhere Fach- und Berufsausbildung .... ☐
                                                  höhere Fachschule .... ☐
                                                  Universität, Hochschule .... ☐
                                                  andere Ausbildung .... ☐

11. Fort- oder Weiterbildung zur Zeit   ja .... ☐
                                                 nein .... ☐

12. Wohnsituation: Üblicherweise alleinwohnend ja .... ☐
                                                 nein .... ☐

    Falls nein: zusammenwohnend mit ...   Eltern/Schwiegereltern .... ☐
    (mehr als eine Antwort möglich)   Geschwistern .... ☐
                                                 PartnerIn .... ☐
                                                 eigenen Kindern .... ☐
                                                 anderen Kindern .... ☐
                                                 anderen Erwachsenen .... ☐

9.1.2 Biographische Faktoren

Die nachfolgend aufgeführten biografischen Faktoren werden in einem freien Interview exploriert. Die Antworten des Patienten werden anschliessend von der Studienärztin auf der Liste dokumentiert.

Risikofaktoren

	ja	nein	keine Antwort
1. unerwünschtes Kind	❏	❏	❏
2. uneheliche Geburt	❏	❏	❏
3. niedriger sozioökonomischer Status der Eltern	❏	❏	❏
4. schlechte Schulbildung der Eltern	❏	❏	❏
5. grosse Familie und wenig Wohnraum	❏	❏	❏
6. Kontakte mit Einrichtungen der 'sozialen Kontrolle'	❏	❏	❏
7. Kriminalität oder Dissozialität eines Elternteils	❏	❏	❏
8. chronische Disharmonie / Beziehungspathologie in der Familie	❏	❏	❏
9. psychische Störungen des Vaters	❏	❏	❏
10. psychische Störungen der Mutter	❏	❏	❏
11. schwere körperliche Erkrankungen eines Elternteils	❏	❏	❏
12. alleinerziehende Mutter	❏	❏	❏
13. sexueller und/oder aggressiver Missbrauch	❏	❏	❏
14. Verlust der Mutter	❏	❏	❏
15. häufig wechselnde Bezugspersonen	❏	❏	❏
16. schlechte Kontakte zu Gleichaltrigen	❏	❏	❏
17. Altersabstand zum nächsten Geschwister	❏	❏	❏

Protektive Faktoren

	ja	nein	keine Antwort
1. dauerhafte, gute Beziehung zu mindestens einer primären Bezugsperson	❏	❏	❏
2. Grossfamilie / kompensatorische Elternbeziehungen / Entlastung der Mutter	❏	❏	❏
3. insgesamt positives Mutterbild	❏	❏	❏
4. mindestens durchschnittliche Intelligenz	❏	❏	❏
5. robustes, aktives und kontaktfreudiges Temperament	❏	❏	❏
6. soziale Förderung (z.B. Jugendgruppen, Schule, Kirche)	❏	❏	❏
7. verlässlich unterstützende Bezugsperson(en) im Erwachsenenalter	❏	❏	❏

Vorbestehende Erkrankungen

	ja	nein	keine Antwort
1. Waren Sie in den letzten 4 Wochen vor dem Unfall wegen einer körperlichen Erkrankung in ärztlicher Behandlung?	❏	❏	❏

Wenn ja, beschreiben: ....

	ja	nein	keine Antwort
2. Waren Sie jemals wegen psychischer Probleme in psychiatrischer oder psychologischer Behandlung?	❏	❏	❏

Wenn ja, beschreiben: ....

3. Wieviele Tage haben Sie im vergangenen Jahr aus Gesundheitsgründen nicht gearbeitet?
   Anzahl Tage: ....

9.1.3 Klinische Globaleinschätzung

Durch: a) den Leiter der unfallchirurgischen Intensivstation
      b) die für den Patienten zuständige Pflegeperson der Intensivstation
      c) die Studienärztin

Wie schätzen Sie die Fähigkeit dieses Patienten bzw. dieser Patientin ein, den Unfall und seine somatischen und psychosozialen Folgen zu bewältigen?

1. Bezüglich der somatischen Unfallfolgen

❏   ❏   ❏   ❏   ❏

sehr gering   *sehr hoch*

2. Bezüglich der Wiederaufnahme der Arbeit

❏   ❏   ❏   ❏   ❏

sehr gering   *sehr hoch*

3. Bezüglich der Wiederaufnahme bisheriger sozialer Beziehungen

❏   ❏   ❏   ❏   ❏

sehr gering   *sehr hoch*

Selbsteinschätzung des Patienten

Als wie schwer schätzen Sie den Unfall ein, den Sie erlitten haben?

❏   ❏   ❏   ❏   ❏

sehr leicht   *sehr schwer*

Wie schätzen Sie Ihre Fähigkeit ein, den Unfall zu bewältigen?

1. Bezüglich der körperlichen Unfallfolgen

❏   ❏   ❏   ❏   ❏

sehr gering   *sehr hoch*

2. Bezüglich der Wiederaufnahme der Arbeit

❏   ❏   ❏   ❏   ❏

sehr gering   *sehr hoch*

3. Bezüglich der Wiederaufnahme bisheriger sozialer Beziehungen

❏   ❏   ❏   ❏   ❏

sehr gering   *sehr hoch*

9.1.4 Functional Independence Measure (FIM)

	Funktionsniveau			
Persönliche Pflege	1	2	3	4
1. *Ernährung* Alle Aspekte des Essens und Trinkens, wie Behälter öffnen, Flüssigkeiten ausgiessen, Fleisch schneiden, Brot schmieren, Kauen und Schlucken.	❑	❑	❑	❑
2. *Körperpflege* Mundpflege, Haarpflege, Hände und Gesicht waschen, Rasieren, Schminken.	❑	❑	❑	❑
3. *Baden* Baden des ganzen Körpers vom Hals abwärts (in Badewanne, Dusche oder Bett).	❑	❑	❑	❑
4. *Ankleiden: Oberkörper* Ankleiden oberhalb der Taille, wie auch An- und Ablegen von Prothesen oder Orthesen, wenn zutreffend.	❑	❑	❑	❑
5. *Ankleiden: Unterkörper* Ankleiden unterhalb der Taille, wie auch An- und Ablegen von Prothesen oder Orthesen, wenn zutreffend.	❑	❑	❑	❑
6. *Toilette* Pflege der perinealen Hygiene, Ankleiden nach der Toilette.	❑	❑	❑	❑
Sphincterkontrolle				
7. *Blasenmanagement* Vollständige willentliche Kontrolle der Harnblase, Handhabung der nötigen Ausrüstung zur Blasenentleerung.	❑	❑	❑	❑
8. *Stuhlmanagement* Vollständige willentliche Kontrolle des Stuhlgangs, Anwendung von Laxantien, Suppositorien, auch manuelle Ausräumung.	❑	❑	❑	❑
Mobilität				
9. *Positionswechsel: Bett, Stuhl, Rollstuhl* Umgang mit allen Aspekten des Positionswechsels in oder von Bett, Stuhl oder Rollstuhl, oder Einnehmen einer stehenden Position, wenn Gehen die typische Art der Fortbewegung ist.	❑	❑	❑	❑
10. *Positionswechsel: Toilette* Sich auf die Toilette begeben, und die Toilette verlassen.	❑	❑	❑	❑
11. *Positionswechsel: Badewanne oder Dusche* Sich in die Badewanne oder Dusche begeben, und diese verlassen.	❑	❑	❑	❑
Bewegung				
12. *Gehen oder im Rollstuhl fahren* Gehen, oder im Rollstuhl fahren, wenn im Rollstuhl sitzend, im Haus.	❑	❑	❑	❑
13. *Treppen* 12-14 Stufen (eine Treppe) hinauf- und hinuntergehen.	❑	❑	❑	❑

	Funktionsniveau			
Kommunikation	1	2	3	4

14. *Verständnis*
Klares Verständnis verbaler oder visueller Kommunikation.   ❑ ❑ ❑ ❑

15. *Ausdruck*
Klarer Ausdruck verbaler oder visueller Kommunikation.   ❑ ❑ ❑ ❑

Soziale Wahrnehmung

16. *Soziale Interaktion*
Fertigkeiten bezüglich Zurechtkommen in und Teilnehmen an therapeutischen und sozialen Situationen.   ❑ ❑ ❑ ❑

17. *Problemlösung*
Fertigkeiten, früher erworbene Informationen zur Lösung von alltäglichen Problemen einzusetzen.   ❑ ❑ ❑ ❑

18. *Gedächtnis*
Fertigkeiten im Zusammenhang mit dem Gespür für die Verrichtung
alltäglicher Tätigkeiten in einer Institution oder einer Gemeinde.   ❑ ❑ ❑ ❑

Erläuterung der Funktionsniveaux

Funktions- niveau	Beschreibung
	Unabhängig Für die jeweilige Aktivität ist keine Hilfsperson erforderlich.
4	***Vollständige Unabhängigkeit*** Alle beschriebenen Aufgaben werden typischerweise sicher und ohne Modifikation oder Hilfsmittel und innerhalb angemessener Zeit bewältigt.
3	***Gemässigte Unabhängigkeit*** Die Aktivität erfordert eine oder mehrere der folgenden: Hilfsmittel, unangemessen viel Zeit, oder Sicherheitsüberlegungen (Risiko).
	Abhängig Für die jeweilige Aktivität ist eine Hilfsperson zur Überwachung oder zur physischen Hilfe erforderlich, oder die Aktivität wird nicht ausgeführt.
2	***Gemässigte Abhängigkeit*** Die Person bringt 50% oder mehr der Anstrengung auf. Das Ausmass der erforder-lichen Hilfe ist: a) Überwachung: Die Person braucht nicht mehr als Aufforderung oder Zureden, ohne Körperkontakt. b) Minimale Hilfe: Die Person braucht nicht mehr Hilfe als Berührung, oder bringt 75% oder mehr der Anstrengung auf. c) Mässige Hilfe: Die Person braucht mehr als Berührung, oder bringt 50-75% der An-strengung auf.
1	***Vollständige Abhängigkeit*** Die Person bringt weniger als 50% der Anstrengung auf. Maximale oder totale Hilfe ist erforderlich, oder die Aktivität wird nicht ausgeführt. Das Ausmass der erforderlichen Hilfe ist: a) Maximale Hilfe: Die Person bringt 25-50% der Anstrengung auf. b) Totale Hilfe: Die Person bringt weniger als 25% der Anstrengung auf.

9.1.5 Clinician-Administered PTSD Scale (CAPS-2)

Instruktionen: Der Zeitraum für jedes Symptom ist die vergangene Woche. Schätzen Sie zunächst die Frequenz des identifizierten Symptoms während der vorhergehenden Woche ein, indem Sie die vorgegebenen Fragen oder vergleichbare Alternativen sowie die entsprechenden Anschlussfragen verwenden. Als nächstes bestimmen Sie auf die gleiche Weise die Intensität des Symptoms. Um eine möglichst präzise Einschätzung zu erreichen, können die Formulierungen der jeweiligen Einteilungen dem(der) Patienten(in) vorgelesen werden.

Symtomcluster B: Das traumatische Ereignis wird ständig wiedererlebt

1. Wiederholte und sich aufdrängende Erinnerungen an das Ereignis

Frequenz
Haben Sie in der vergangenen Woche ungewollte Erinnerungen an das Ereignis erlebt, ohne mit etwas konfrontiert zu sein, das Sie an das Ereignis erinnerte? Traten diese Erinnerungen im Wachzustand oder nur in Träumen auf (ausschliessen, wenn Erinnerungen nur während Träumen auftraten)? Wie häufig?

- ☐ 0　nie
- ☐ 1　einmal
- ☐ 2　zwei- bis dreimal
- ☐ 3　vier- bis fünfmal
- ☐ 4　täglich oder fast täglich

Intensität
Wieviel Leid oder Unbehagen verursachten diese Erinnerungen im schlimmsten Fall? Mussten Sie Ihre momentane Aktivität unterbrechen? Können Sie die Erinnerungen wegweisen, wenn Sie es versuchen?

- ☐ 0　gar nicht
- ☐ 1　wenig:　minimales Leid
- ☐ 2　mässig:　klar vorhandenes Leid, aber noch zu bewältigen, wenig Störung von Aktivitäten
- ☐ 3　schwer:　beträchtliches Leid, ausgeprägte Störung von Aktivitäten, Schwierigkeiten, die Erinnerungen wegzuweisen
- ☐ 4　extrem:　überwältigendes Leid, unfähig Aktivitäten fortzusetzen, kann Erinnerungen nicht wegweisen

2. Intensives psychisches Leid bei der Konfrontation mit Ereignissen, die das traumatische Ereignis symbolisieren oder ihm in irgendeiner Weise ähnlich sind, einschliesslich Jahrestage des Traumas

<u>Frequenz</u>

Waren Sie in der vergangenen Woche mitgenommen oder aufgeregt, wenn Sie mit etwas konfrontiert waren, das Sie an das Ereignis erinnerte (z.B. bestimmte Männer bei Vergewaltigungsopfern, Autoverkehr bei Unfallopfern)? Wie häufig?

- ❏ 0   nie
- ❏ 1   einmal
- ❏ 2   zwei- bis dreimal
- ❏ 3   vier- bis fünfmal
- ❏ 4   täglich oder fast täglich

<u>Intensität</u>

Wieviel Leid oder Unbehagen hat Ihnen die Konfrontation mit diesen Auslösern im schlimmsten Fall verursacht?

- ❏ 0   keinerlei Leid oder Unbehagen
- ❏ 1   wenig: minimales Leid
- ❏ 2   mässig: klar vorhandenes Leid, aber noch zu bewältigen
- ❏ 3   schwer: beträchtliches Leid
- ❏ 4   extrem: überwältigendes Leid

3. Plötzliches Handeln oder Fühlen, als ob das traumatische Ereignis wiedergekehrt wäre (dazu gehören ein Gefühl, das Ereignis wieder zu durchleben, Vorstellungen, Halluzinationen und dissoziationsartige Episoden (flashbacks), auch im Wachheitszustand oder bei Intoxikation)

<u>Frequenz</u>

Haben Sie in der vergangenen Woche plötzlich gehandelt oder gefühlt, als ob das Ereignis wieder stattfände? Wie häufig?

- ❏ 0   nie
- ❏ 1   einmal
- ❏ 2   zwei- bis dreimal
- ❏ 3   vier- bis fünfmal
- ❏ 4   täglich oder fast täglich

<u>Intensität</u>

Wie ausgeprägt schien es Ihnen im schlimmsten Fall, dass das Ereignis wieder stattfände? Wie lang dauerte es? Was taten Sie, als das passierte?

- ❏ 0   gar nicht
- ❏ 1   wenig: etwas realistischer als wenn man lediglich an das Ereignis dächte
- ❏ 2   mässig: deutliche, aber vorübergehende dissoziative Qualität; ist sich der Umgebung noch klar bewusst
- ❏ 3   schwer: stark dissoziativ (berichtet über Bilder, Töne, Gerüche), hat aber noch ein gewisses Bewusstsein der Umgebung
- ❏ 4   extrem: vollständige Dissoziation (flashback), kein Bewusstsein der Umgebung, mögliche Amnesie für die Episode (blackout)

4. Wiederholte, stark belastende Träume über das Ereignis

Frequenz

Hatten Sie in der vergangenen Woche unangenehme Träume über das Ereignis? Wie häufig?

☐ 0   nie

☐ 1   einmal

☐ 2   zwei- bis dreimal

☐ 3   vier- bis fünfmal

☐ 4   jede oder fast jede Nacht

Intensität

Wieviel Leid oder Unbehagen verursachten Ihnen diese Träume im schlimmsten Fall? Wachten Sie wegen diesen Träumen auf? Wenn ja: Was fühlten oder taten Sie, als Sie erwachten? Wie lange brauchten Sie gewöhnlich, um wieder einschlafen zu können? (auf Paniksymptome, Schreien, Einnahme von gewissen Stellungen achten!)

☐ 0   gar nicht

☐ 1   wenig: minimales Leid, kein Aufwachen

☐ 2   mässig: wachte auf, schlief aber rasch wieder ein

☐ 3   schwer: beträchtliches Leid, Schwierigkeiten, wieder einzuschlafen

☐ 4   extrem: überwältigendes Leid, konnte nicht wieder einschlafen

Symtomcluster C: Anhaltende Vermeidung von Stimuli, die mit dem Trauma in Verbindung stehen, oder eine Einschränkung der allgemeinen Reagibilität (war vor dem Trauma nicht vorhanden)

5. Anstrengungen, Gedanken oder Gefühle, die mit dem Trauma in Verbindung stehen, zu vermeiden

Frequenz

Haben Sie in der vergangenen Woche versucht, Gedanken oder Gefühle (z.B. Wut,Trauer, Schuld) im Zusammenhang mit dem Ereignis zu vermeiden? Wie häufig?

☐ 0   nie

☐ 1   einmal

☐ 2   zwei- bis dreimal

☐ 3   vier- bis fünfmal

☐ 4   täglich oder fast täglich

Intensität

Wie sehr mussten Sie sich anstrengen, um Gedanken oder Gefühle im Zusammenhang mit dem Ereignis zu vermeiden? (es zählen alle Versuche kognitiver Vermeidung, einschliesslich Ablenkung, Unterdrückung und Bewusstseinseinschränkung mittels Alkohol oder anderen Substanzen)

☐ 0   gar nicht

☐ 1   wenig: minimale Anstrengung

☐ 2   mässig: ziemliche Anstrengung, Vermeidung deutlich vorhanden

☐ 3   schwer: beträchtliche Anstrengung, ausgeprägte Vermeidung

☐ 4   extrem: drastische Anstrengungen zur Vermeidung

6. Anstrengungen, Aktivitäten oder Situationen zu vermeiden, die Erinnerungen an das Trauma wachrufen

Frequenz

Haben Sie in der vergangenen Woche versucht, Aktivitäten oder Situationen zu umgehen, die Sie an das Ereignis erinnerten? Wie häufig?

☐ 0   nie

☐ 1   einmal

☐ 2   zwei- bis dreimal

☐ 3   vier- bis fünfmal

☐ 4   täglich oder fast täglich

Intensität

Wie sehr mussten Sie sich anstrengen, um Aktivitäten oder Situationen zu vermeiden, die Sie an das Ereignis erinnerten? (es zählen alle Versuche verhaltensmässiger Vermeidung, z.B. Kriegsveteran, der Veteranenaktivitäten, Kriegsfilme etc. vermeidet)

☐ 0   gar nicht

☐ 1   wenig: minimale Anstrengung

☐ 2   mässig: ziemliche Anstrengung, Vermeidung deutlich vorhanden

☐ 3   schwer: beträchtliche Anstrengung, ausgeprägte Vermeidung

☐ 4   extrem: drastische Anstrengungen zur Vermeidung

7. Unfähigkeit, sich an einen wichtigen Aspekt des Traumas zu erinnern (psychogene Amnesie)

Frequenz

Waren Sie in der vergangenen Woche unfähig, sich an wichtige Teile des Ereignisses zu erinnern (z.B. Namen, Gesichter, Ablauf des Ereignisses)? Wieviel vom gesamten Ereignis war davon betroffen?

☐ 0   trifft nicht zu: klare Erinnerung an das Ereignis

☐ 1   wenige Aspekte nicht erinnert (<10%)

☐ 2   einige Aspekte des Ereignisses nicht erinnert (etwa 20-30%)

☐ 3   viele Aspekte des Ereignisses nicht erinnert (etwa 50-60%)

☐ 4   fast das ganze Ereignis nicht erinnert (>80%)

Intensität

Wie grosse Schwierigkeiten hatten Sie, sich an wichtige Teile des Ereignisses zu erinnern?

☐ 0   gar keine

☐ 1   wenig: minimale Schwierigkeiten

☐ 2   mässig: ziemliche Schwierigkeiten, konnte sich mit Konzentration an das Ereignis erinnern

☐ 3   schwer: beträchtliche Schwierigkeiten

☐ 4   extrem: keinerlei Erinnerung

8. Auffallend vermindertes Interesse an bedeutenden Aktivitäten

Frequenz

Waren Sie in der vergangenen Woche weniger an wichtigen Aktivitäten interessiert, die Ihnen früher Freude gemacht hatten, z.B. Sport, Hobbies, soziale Aktivitäten? Wenn Sie mit der Zeit vor dem Ereignis vergleichen, an wievielen Aktivitäten hatten Sie vermindertes Interesse?

☐ 0   kein Interesseverlust

☐ 1   wenige Aktivitäten betroffen (<10%)

☐ 2   einige Aktivitäten betroffen (etwa 20-30%)

☐ 3   viele Aktivitäten betroffen (etwa 50-60%)

☐ 4   die meisten Aktivitäten betroffen (>80%)

Intensität

Wie stark war im schlimmsten Fall Ihr vermindertes Interesse an diesen Aktivitäten?

☐ 0   kein Interesseverlust

☐ 1   wenig: nur geringer Interesseverlust, würde die Aktivität wahrscheinlich geniessen, wenn einmal damit begonnen

☐ 2   mässig: deutlicher Interesseverlust, geniesst aber nach wie vor gewisse Aktivitäten

☐ 3   schwer: ausgeprägter Interesseverlust

☐ 4   extrem: vollständiger Interesseverlust, verzichtet bewusst auf Aktivitäten

9. Gefühl der Isolierung bzw. Entfremdung von anderen

Frequenz

Haben Sie sich in der vergangenen Woche isoliert oder von den Menschen Ihrer Umgebung abgeschnitten gefühlt? Ist das anders als vor dem Ereignis? Während wie langer Zeit haben Sie sich so gefühlt?

☐ 0   nie

☐ 1   sehr kurze Zeit (<10%)

☐ 2   einige Zeit (etwa 20-30%)

☐ 3   häufig (etwa 50-60%)

☐ 4   die meiste oder die ganze Zeit (>80%)

Intensität

Wie stark war im schlimmsten Fall Ihr Gefühl, isoliert oder von den Menschen Ihrer Umgebung abgeschnitten zu sein?

☐ 0   kein Gefühl der Isolierung bzw. Entfremdung

☐ 1   wenig: fühlt sich gelegentlich "abgekoppelt" von anderen

☐ 2   mässig: deutlich vorhandene Gefühle der Isolation, spürt aber noch gewisse zwischenmenschliche Verbindung oder Zugehörigkeit

☐ 3   schwer: ausgeprägte Gefühle der Isolierung bzw. Entfremdung von den meisten Menschen; vertraut allenfalls einer Person

☐ 4   extrem: fühlt sich vollständig isoliert oder von anderen entfremdet; fühlt sich niemandem nahe

10. Eingeschränkter Affekt, kann z.B. keine zärtlichen Gefühle mehr empfinden

<u>Frequenz</u>
Hatten Sie in der vergangenen Woche Phasen, in denen Sie sich emotional wie betäubt fühlten oder Schwierigkeiten hatten, Gefühle wie Liebe oder Glück zu empfinden? Ist das anders als vor dem Ereignis? Wie häufig fühlten Sie sich so?

☐ 0   nie
☐ 1   sehr kurze Zeit (<10%)
☐ 2   einige Zeit (etwa 20-30%)
☐ 3   häufig (etwa 50-60%)
☐ 4   die meiste oder die ganze Zeit (>80%)

<u>Intensität</u>
Wie stark waren im schlimmsten Fall Ihre Gefühle von emotionaler Betäubung? (Bei der Einschätzung dieses Punktes Beobachtungen über das im Laufe des Interviews gezeigte Gefühlsrepertoire einschliessen)

☐ 0   keine emotionale Betäubung
☐ 1   wenig: leichte emotionale Betäubung
☐ 2   mässig: deutlich vorhandene emotionale Betäubung, kann aber noch Gefühle wahrnehmen
☐ 3   schwer: ausgeprägte emotionale Betäubung im Bereich mindestens zweier wesentlicher Emotionen (z.B. Liebe, Glück)
☐ 4   extrem: fühlt sich völlig emotionslos

11. Gefühl verkürzter Zukunftsperspektiven, z.B. erwartet nicht, Karriere zu machen, zu heiraten, Kinder zu haben oder lange leben zu können

<u>Frequenz</u>
Hatten Sie in der vergangenen Woche Zeiten, in denen Sie das Gefühl hatten, es habe keinen Sinn, für die Zukunft zu planen, Ihr Leben werde vorzeitig enden (wenn ja, realistische Risiken wie lebensbedrohliche medizinische Situationen ausschliessen)? Ist das anders als vor dem Ereignis? Wie häufig fühlten Sie sich so?

☐ 0   nie
☐ 1   sehr kurze Zeit (<10%)
☐ 2   einige Zeit (etwa 20-30%)
☐ 3   häufig (etwa 50-60%)
☐ 4   die meiste oder die ganze Zeit (>80%)

<u>Intensität</u>
Wie stark war im schlimmsten Fall dieses Gefühl, Ihr Leben werde vorzeitig enden? Wie lange denken Sie werden Sie leben? Wie überzeugt waren Sie, dass Sie vorzeitig sterben werden?

☐ 0   kein Gefühl verkürzter Zukunftsperspektiven
☐ 1   wenig: leichtes Gefühl verkürzter Zukunftsperspektiven
☐ 2   mässig: deutlich vorhandenes Gefühl verkürzter Zukunftsperspektiven, aber keine genaue Vorhersage über die verbleibende Lebensdauer
☐ 3   schwer: ausgeprägtes Gefühl verkürzter Zukunftsperspektiven; evtl. genaue Vorhersage über die verbleibende Lebensdauer
☐ 4   extrem: überwältigendes Gefühl verkürzter Zukunftsperspektiven; völlig überzeugt, vorzeitig zu sterben

Symtomcluster D: Anhaltende Symptome eines erhöhten Erregungsniveaus (waren vor dem Trauma nicht vorhanden)

12. Ein- oder Durchschlafstörungen

Frequenz

Hatten Sie in der vergangenen Woche Probleme, ein- oder durchzuschlafen? Ist das anders als vor dem Ereignis? Wie häufig hatten Sie Schlafprobleme?

❑ 0 nie

❑ 1 einmal

❑ 2 zwei- bis dreimal

❑ 3 vier- bis fünfmal

❑ 4 jede oder fast jede Nacht

Einschlafstörungen: ❑ ja   ❑ nein

Durchschlafstörungen: ❑ ja   ❑ nein

Frühmorgendliches Erwachen: ❑ ja   ❑ nein

Anzahl Stunden Schlaf pro Nacht (tatsächlich / gewünscht):   _____ / _____

Intensität

(Obige Schlüsselfragen stellen und Schlafstörung als Ganzes beurteilen) Wieviel Zeit brauchten Sie zum Einschlafen? Wie häufig sind Sie während der Nacht aufgewacht? Wieviele Stunden schliefen Sie insgesamt pro Nacht?

❑ 0 keine Schlafprobleme

❑ 1 wenig: braucht etwas länger zum Einschlafen, oder minimale Durchschlafstörung (bis zu 30 Minuten weniger Schlaf)

❑ 2 mässig: deutliche Schlafstörung, deutlich längere Einschlafzeit oder deutliche Durchschlafstörung (30-90 Minuten weniger Schlaf)

❑ 3 schwer: viel längere Einschlafzeit oder ausgeprägte Durchschlafstörung (90 Minuten bis 3 Stunden weniger Schlaf)

❑ 4 extrem: sehr lange Einschlafzeit oder tiefgreifende Durchschlafstörung (mehr als 3 Stunden weniger Schlaf)

13. Reizbarkeit oder Wutausbrüche

Frequenz

Gab es in der vergangenen Woche Zeiten, in denen Sie sich ungewöhnlich reizbar fühlten oder Gefühle der Wut äusserten und aggressiv handelten? Ist das anders als vor dem Ereignis? Wie häufig fühlten Sie sich oder handelten Sie so?

❑ 0 nie

❑ 1 einmal

❑ 2 zwei- bis dreimal

❑ 3 vier- bis fünfmal

❑ 4 täglich oder fast täglich

Intensität

Wie wütend waren Sie? In welcher Weise äusserten Sie Ihre Wut?

❑ 0 keine Reizbarkeit oder Wut

❑ 1 wenig: minimale Reizbarkeit, spricht lauter, wenn wütend

☐ 2   mässig: deutliche Reizbarkeit, wird leicht streitsüchtig, erholt sich aber schnell

☐ 3   schwer: ausgeprägte Reizbarkeit, wird verbal oder körperlich aggressiv, wenn wütend

☐ 4   extrem: durchdringende Wut, Episoden von physischer Gewalttätigkeit

14. Konzentrationsschwierigkeiten

Frequenz

Hatten Sie in der vergangenen Woche Schwierigkeiten, sich auf Ihre momentane Aktivität oder auf das zu konzentrieren, was um Sie herum geschah? Hat sich Ihre Konzentration seit dem Ereignis geändert? Wie häufig hatten Sie Konzentrationsschwierigkeiten?

☐ 0   nie

☐ 1   sehr kurze Zeit (<10%)

☐ 2   einige Zeit (etwa 20-30%)

☐ 3   häufig (etwa 50-60%)

☐ 4   die meiste oder die ganze Zeit (>80%)

Intensität

Wie stark waren im schlimmsten Fall Ihre Konzentrationsschwierigkeiten? (Beobachtungen über Konzentration und Aufmerksamkeit während des Interviews einschliessen)

☐ 0   keine Konzentrationsschwierigkeiten

☐ 1   wenig: nur geringe Anstrengung erforderlich, um sich zu konzentrieren

☐ 2   mässig: deutliche Konzentrationsstörung, konnte sich aber mit Anstrengung konzentrieren

☐ 3   schwer: ausgeprägte Konzentrationsstörung, auch bei Anstrengung

☐ 4   extrem: völlige Unfähigkeit, sich zu konzentrieren

15. Hypervigilanz

Frequenz

Waren Sie in der vergangenen Woche besonders aufmerksam oder wachsam, auch wenn dazu keine offensichtliche Notwendigkeit bestand? Ist das anders als vor dem Ereignis? Wie häufig waren Sie aufmerksam oder wachsam?

☐ 0   nie

☐ 1   sehr kurze Zeit (<10%)

☐ 2   einige Zeit (etwa 20-30%)

☐ 3   häufig (etwa 50-60%)

☐ 4   die meiste oder die ganze Zeit (>80%)

Intensität

Wie sehr strengten Sie sich an, alles um Sie herum wahrzunehmen? (Beobachtungen über Hypervigilanz während des Interviews einschliessen)

☐ 0   keine Hypervigilanz

☐ 1   wenig: minimale Hypervigilanz, leicht erhöhte Wachsamkeit

☐ 2   mässig: deutliche Hypervigilanz, wachsam in der Öffentlichkeit (wählt z.B. einen sicheren Platz im Restaurant oder Kino)

☐ 3   schwer: ausgeprägte Hypervigilanz, sehr wachsam, sucht Umgebung nach Gefahren ab, übertriebene Sorge um die eigene Sicherheit (auch des Hauses und der Familie)

☐ 4   extrem: übermässige Hypervigilanz, Anstrengungen zur Gewährleistung der Sicherheit beanspruchen beträchtlich Zeit und Energie und umfassen evtl. ausgedehnte Sicherheitsvorkehrungen, deutlich zurückhaltendes Verhalten während des Interviews

16. Übertriebene Schreckreaktionen

Frequenz

Erlebten Sie in der vergangenen Woche starke Schreckreaktionen auf laute, unerwartete Geräusche (z.B. Fehlzündungen bei Autos, Feuerwerk, Türenschlagen) oder auf Dinge, die Sie sahen (z.B. eine Bewegung im Augenwinkel)? Ist das anders als vor dem Ereignis? Wie häufig kam das vor?

☐ 0   nie

☐ 1   einmal

☐ 2   zwei- bis dreimal

☐ 3   vier- bis fünfmal

☐ 4   täglich oder fast täglich

Intensität

Wie stark waren diese Schreckreaktionen im schlimmsten Fall?

☐ 0   keine Schreckreaktion

☐ 1   wenig: minimale Schreckreaktion

☐ 2   mässig: deutliche Schreckreaktion, fühlt sich schreckhaft, nervös

☐ 3   schwer: ausgeprägte Schreckreaktion, anhaltende Erregung nach anfänglicher Schreckreaktion

☐ 4   extrem: übermässige Schreckreaktion, offensichtliches Bewältigungsverhalten (zieht z.B. den Kopf ein)

17. Physiologische Reaktionen bei Konfrontation mit Ereignissen, die einem Aspekt des traumatischen Ereignisses ähneln oder es symbolisieren

Frequenz

Erlebten Sie in der vergangenen Woche irgendwelche körperlichen Reaktionen, wenn Sie mit Situationen konfrontiert waren, die Sie an das Ereignis erinnerten? (Auf Symptome wie Herzrasen, Zittern, Schwitzen oder Muskelverspannung hören, aber dem Patienten nicht suggerieren) Wie häufig kam das vor?

☐ 0   nie

☐ 1   einmal

☐ 2   zwei- bis dreimal

☐ 3   vier- bis fünfmal

☐ 4   täglich oder fast täglich

Intensität

Wie stark waren diese körperlichen Reaktionen im schlimmsten Fall?

☐ 0   keine körperliche Reaktion

☐ 1   wenig: minimale körperliche Reaktion

☐ 2   mässig: deutliche körperliche Reaktion, berichtet über leichte Beschwerden

☐ 3   schwer: ausgeprägte körperliche Reaktion, berichtet über starke Beschwerden

☐ 4   extrem: dramatische körperliche Reaktion, anhaltende Erregung

9.1.6 Life Events (LUNST)

Einleitende Bemerkungen für den Patienten:

Im folgenden Gespräch geht es um Belastungen, die Sie möglicherweise in den letzten Monaten gehabt haben und um Kontakte zu anderen Menschen. Einiges, was gefragt wird, hat ein wenig privaten Charakter. Ich möchte aber betonen, dass alle Ihre Angaben absolut vertraulich behandelt werden.

Im Alltagsleben gibt es Ereignisse, die einen seelisch stark belasten oder sogar vorübergehend aus der Bahn werfen können. Ich lese Ihnen gleich eine Liste solcher möglicher Ereignisse vor. Sagen Sie mir bitte jeweils, welche Ereignisse **während den letzten beiden Jahren** (T1; T2 & T3: im letzten halben Jahr) eingetreten sind. Also von heute an zurückgerechnet zwei Jahre.

Instruktion für den Interviewer:

Es kann vorkommen, dass das gleiche Ereignis bei den Fragen 1 - 14 mehr als einmal angegeben wird, z.B. Unfall (Frage 1), der mit einer seelischen Krise (Frage 5) einhergeht. In solchen Fällen jedesmal eintragen.

1. Haben Sie eine schwere Krankheit gehabt, d.h. eine Krankheit, Operation oder einen Unfall, wo Sie länger als eine Woche im Bett waren oder ins Spital mussten?

Ereignis vorgekommen?

❏ ja ❏ nein ❏ weiss nicht (Falls ja: Für diese und jede folgende Frage die zwei Zusatzfragen stellen)

Wieviel Kraft hat Sie das gekostet?					Wie stark belastet Sie das heute noch?				
sehr viel	viel	mittelmässig	ein bisschen	gar nicht	sehr stark	stark	mittelmässig	ein bisschen	gar nicht
❏	❏	❏	❏	❏	❏	❏	❏	❏	❏

2. Hat jemand in Ihrer eigenen Familie eine schwere Krankheit gehabt?

Ereignis vorgekommen?

❏ ja ❏ nein ❏ weiss nicht

Wieviel Kraft hat Sie das gekostet?					Wie stark belastet Sie das heute noch?				
sehr viel	viel	mittelmässig	ein bisschen	gar nicht	sehr stark	stark	mittelmässig	ein bisschen	gar nicht
❏	❏	❏	❏	❏	❏	❏	❏	❏	❏

3. (Nur für Frauen bis ca. 45 Jahre oder Männer mit entspr. Partnerin) Hat sich bei Ihnen bzw. Ihrer Partnerin eine Schwangerschaft oder Geburt ereignet, evtl. eine Fehlgeburt oder Totgeburt?

Ereignis vorgekommen?

❏ ja ❏ nein ❏ weiss nicht

Wieviel Kraft hat Sie das gekostet?					Wie stark belastet Sie das heute noch?				
sehr viel	viel	mittelmässig	ein bisschen	gar nicht	sehr stark	stark	mittelmässig	ein bisschen	gar nicht
❏	❏	❏	❏	❏	❏	❏	❏	❏	❏

4. Ist bei Ihnen eine grössere seelische Krise aufgetreten, z.B. starke Ängste, Schlafstörungen oder ähnliches?

Ereignis vorgekommen?

☐ ja   ☐ nein   ☐ weiss nicht

Wieviel Kraft hat Sie das gekostet?					Wie stark belastet Sie das heute noch?				
sehr viel	viel	mittel-mässig	ein biss-chen	gar nicht	sehr stark	stark	mittel-mässig	ein biss-chen	gar nicht
☐	☐	☐	☐	☐	☐	☐	☐	☐	☐

5. Hat jemand in Ihrer Familie, Ihrem engsten Freundes- und Verwandtenkreis eine grössere seelische Krise gehabt?

Ereignis vorgekommen?

☐ ja   ☐ nein   ☐ weiss nicht

Wieviel Kraft hat Sie das gekostet?					Wie stark belastet Sie das heute noch?				
sehr viel	viel	mittel-mässig	ein biss-chen	gar nicht	sehr stark	stark	mittel-mässig	ein biss-chen	gar nicht
☐	☐	☐	☐	☐	☐	☐	☐	☐	☐

6. Ist jemand aus Ihrer Familie, Ihrem engsten Freundes- und Verwandtenkreis in diesem Zeitraum gestorben?

Ereignis vorgekommen?

☐ ja   ☐ nein   ☐ weiss nicht

Wieviel Kraft hat Sie das gekostet?					Wie stark belastet Sie das heute noch?				
sehr viel	viel	mittel-mässig	ein biss-chen	gar nicht	sehr stark	stark	mittel-mässig	ein biss-chen	gar nicht
☐	☐	☐	☐	☐	☐	☐	☐	☐	☐

7. Haben Sie begonnen oder aufgehört zu arbeiten?

Ereignis vorgekommen?

☐ ja   ☐ nein   ☐ weiss nicht

Wieviel Kraft hat Sie das gekostet?					Wie stark belastet Sie das heute noch?				
sehr viel	viel	mittel-mässig	ein biss-chen	gar nicht	sehr stark	stark	mittel-mässig	ein biss-chen	gar nicht
☐	☐	☐	☐	☐	☐	☐	☐	☐	☐

8. Hat sich Ihre Wohnsituation entscheidend geändert?

Ereignis vorgekommen?

☐ ja   ☐ nein   ☐ weiss
nicht

Wieviel Kraft hat Sie das gekostet?					Wie stark belastet Sie das heute noch?				
sehr viel	viel	mittel-mässig	ein biss-chen	gar nicht	sehr stark	stark	mittel-mässig	ein biss-chen	gar nicht
☐	☐	☐	☐	☐	☐	☐	☐	☐	☐

9. Hat es einen Abbruch einer engen, wichtigen Beziehung für Sie gegeben, z.B. Trennung oder Scheidung vom Partner?

Ereignis vorgekommen?

☐ ja   ☐ nein   ☐ weiss
nicht

Wieviel Kraft hat Sie das gekostet?					Wie stark belastet Sie das heute noch?				
sehr viel	viel	mittel-mässig	ein biss-chen	gar nicht	sehr stark	stark	mittel-mässig	ein biss-chen	gar nicht
☐	☐	☐	☐	☐	☐	☐	☐	☐	☐

10. Hat es in Ihrer Familie oder mit Ihrem engsten Freunden Auseinandersetzungen gegeben?

Ereignis vorgekommen?

☐ ja   ☐ nein   ☐ weiss
nicht

Wieviel Kraft hat Sie das gekostet?					Wie stark belastet Sie das heute noch?				
sehr viel	viel	mittel-mässig	ein biss-chen	gar nicht	sehr stark	stark	mittel-mässig	ein biss-chen	gar nicht
☐	☐	☐	☐	☐	☐	☐	☐	☐	☐

11. (Falls Kinder vorhanden) Ist bei einem Ihrer Kinder etwas vorgekommen, was Sie stark betroffen hat, z.B. Schulschwierigkeiten, Drogen, Delikte, unerwünschte Freunde ...?

Ereignis vorgekommen?

☐ ja   ☐ nein   ☐ weiss
nicht

Wieviel Kraft hat Sie das gekostet?					Wie stark belastet Sie das heute noch?				
sehr viel	viel	mittel-mässig	ein biss-chen	gar nicht	sehr stark	stark	mittel-mässig	ein biss-chen	gar nicht
☐	☐	☐	☐	☐	☐	☐	☐	☐	☐

12. (Falls Kinder vorhanden) Ist eines Ihrer Kinder bei Ihnen ausgezogen?

Ereignis vorgekommen?

❑ ja   ❑ nein   ❑ weiss
                            nicht

Wieviel Kraft hat Sie das gekostet?   Wie stark belastet Sie das heute noch?

sehr viel	viel	mittel-mässig	ein biss-chen	gar nicht	sehr stark	stark	mittel-mässig	ein biss-chen	gar nicht
❑	❑	❑	❑	❑	❑	❑	❑	❑	❑

13. Sind Sie von einem Menschen, der für Sie wichtig ist, sehr enttäuscht oder gekränkt worden?

Ereignis vorgekommen?

❑ ja   ❑ nein   ❑ weiss
                            nicht

Wieviel Kraft hat Sie das gekostet?   Wie stark belastet Sie das heute noch?

sehr viel	viel	mittel-mässig	ein biss-chen	gar nicht	sehr stark	stark	mittel-mässig	ein biss-chen	gar nicht
❑	❑	❑	❑	❑	❑	❑	❑	❑	❑

14. Hat es sonst in den letzten zwei Jahren irgend ein für Sie wichtiges belastendes Ereignis gegeben, das bisher noch nicht angesprochen wurde?

Ereignis vorgekommen?   Wenn ja, welches?

❑ ja   ❑ nein   ❑ weiss   ....
                            nicht

Wieviel Kraft hat Sie das gekostet?   Wie stark belastet Sie das heute noch?

sehr viel	viel	mittel-mässig	ein biss-chen	gar nicht	sehr stark	stark	mittel-mässig	ein biss-chen	gar nicht
❑	❑	❑	❑	❑	❑	❑	❑	❑	❑

9.1.7 Soziales Netz, soziale Unterstützung und chronischer Alltagsstress (LUNST)

Bei den folgenden Fragen geht es um Ihre Beziehungen zu Familienangehörigen, Nachbarn und Freunden.

Engste Familienmitglieder

Ne1 Wieviele Verwandte haben Sie, zu denen Sie eine nähere und gut Beziehung haben?

keine .... ☐
eine(n) oder zwei .... ☐
3 - 5 .... ☐
6 - 9 .... ☐
10 und mehr .... ☐

Un2 Was glauben Sie, wieviel können Ihnen Verwandte praktisch helfen im Fall, dass Sie es nötig haben, z.B. mit Arbeit oder Ratschlägen?

sehr viel .... ☐
viel .... ☐
mittelmässig .... ☐
ein bisschen .... ☐
gar nicht.................................... ☐
will in keinem Fall solche Hilfe .... ☐
weiss nicht / keine Angabe........ ☐

Un3 Was glauben Sie, wie weit sind Ihre Verwandten persönlich für Sie da im Fall, dass Sie es nötig haben, z.B. mit Verständnis und Zeit zum Reden?

sehr stark.................................. ☐
stark .... ☐
mittelmässig .... ☐
ein bisschen .... ☐
gar nicht.................................... ☐
will in keinem Fall solche Hilfe .... ☐
weiss nicht / keine Angabe........ ☐

St4 Wie stark fühlen Sie sich durch Verwandte belastet, z.B. wegen Verpflichtungen, Schwierigkeiten oder Sorgen?

sehr stark.................................. ☐
stark .... ☐
mittelmässig .... ☐
ein bisschen .... ☐
gar nicht.................................... ☐
weiss nicht / keine Angabe........ ☐

Feste Partnerschaft

Un5 Wie weit ist Ihr Partner persönlich für Sie da, mit Verständnis und Zeit zum Reden, wenn Sie ihn nötig haben?

sehr stark.................................. ☐
stark .... ☐
mittelmässig .... ☐
ein bisschen .... ☐
gar nicht.................................... ☐
will in keinem Fall solche Hilfe .... ☐
weiss nicht / keine Angabe........ ☐

Un6 Wieviel hilft Ihnen Ihr Partner praktisch, mit Arbeit oder Ratschlägen, wenn Sie es nötig haben?

sehr viel .... ☐
viel .... ☐
mittelmässig .... ☐
ein bisschen .... ☐
gar nicht.................................... ☐
will in keinem Fall solche Hilfe .... ☐
weiss nicht / keine Angabe........ ☐

176

St7 Wie stark fühlen Sie sich durch Ihren Partner belastet,
z.B. wegen Schwierigkeiten oder Sorgen?

sehr stark................................☐
stark ....☐
mittelmässig............................☐
ein bisschen ....☐
gar nicht..................................☐
weiss nicht / keine Angabe........☐

Kinder

St8 Wie stark fühlen Sie sich durch Ihre Kinder belastet, z.B.
wegen Schwierigkeiten oder Sorgen?

sehr stark................................☐
stark ....☐
mittelmässig............................☐
ein bisschen ....☐
gar nicht..................................☐
weiss nicht / keine Angabe........☐

Un9 Was glauben Sie, wieviel können Ihnen Ihre Kinder - nur
die über 15 Jahre - praktisch helfen im Fall, dass Sie es
nötig haben, z.B. mit Arbeit oder Ratschlägen?

sehr viel..................................☐
viel ....☐
mittelmässig............................☐
ein bisschen ....☐
gar nicht..................................☐
will in keinem Fall solche Hilfe ....☐
weiss nicht / keine Angabe........☐

Un10 Was glauben Sie, wie weit sind Ihre Kinder - wieder nur
die über 15 Jahre - persönlich für Sie da im Fall, dass Sie
es nötig haben, z.B. mit Verständnis und Ratschlägen?

sehr stark................................☐
stark ....☐
mittelmässig............................☐
ein bisschen ....☐
gar nicht..................................☐
will in keinem Fall solche Hilfe ....☐
weiss nicht / keine Angabe........☐

Nachbarschaft

Ne11 Mit wieviel Leuten im Quartier / in der Siedlung / im Dorf
reden Sie während einer Woche (im Durchschnitt des
letzten Monats)?

mit niemandem.......................☐
mit 1 - 2.................................☐
mit 3 - 5.................................☐
mit 6 - 9.................................☐
mit 10 und mehr Leuten...........☐
weiss nicht / keine Angabe........☐

Ne12 Gibt es Nachbarn, mit denen Sie engeren Kontakt haben?

ja...☐
nein..☐
weiss nicht / keine Angabe........☐

Un13 Wieviel können Ihnen Ihre Nachbarn praktisch helfen im
Fall, dass Sie es nötig haben, z.B. mit Arbeit oder Ratschlägen?

sehr viel..................................☐
viel ....☐
mittelmässig............................☐
ein bisschen ....☐
gar nicht..................................☐
will in keinem Fall solche Hilfe ....☐
weiss nicht / keine Angabe........☐

Un14 Was glauben Sie, wie weit sind Ihre Nachbarn persönlich für Sie da im Fall, dass Sie es nötig haben, z.B. mit Verständnis und Zeit zum Reden?

sehr stark .... ☐
stark .... ☐
mittelmässig .... ☐
ein bisschen .... ☐
gar nicht .... ☐
will in keinem Fall solche Hilfe .... ☐
weiss nicht / keine Angabe .... ☐

St15 Wie stark fühlen Sie sich durch Nachbarn belastet, z.B. wegen Schwierigkeiten oder Sorgen?

sehr stark .... ☐
stark .... ☐
mittelmässig .... ☐
ein bisschen .... ☐
gar nicht .... ☐
weiss nicht / keine Angabe .... ☐

Freunde und Freundinnen

Ne16 Wie viele nahe Freunde und Freundinnen haben Sie?

keine .... ☐
1 oder 2 .... ☐
3 - 5 .... ☐
6 - 9 .... ☐
10 und mehr nahe Freunde ...... ☐
weiss nicht / keine Angabe .... ☐

Un17 Wieviel können Ihnen Freunde praktisch helfen im Fall, dass Sie es nötig haben, z.B. mit Arbeit oder Ratschlägen?

sehr viel .... ☐
viel .... ☐
mittelmässig .... ☐
ein bisschen .... ☐
gar nicht .... ☐
will in keinem Fall solche Hilfe .... ☐
weiss nicht / keine Angabe .... ☐

Un18 Was glauben Sie, wie weit sind Ihre Freunde und Freundinnen persönlich für Sie da im Fall, dass Sie es nötig haben, z.B. mit Verständnis und Zeit zum Reden?

sehr stark .... ☐
stark .... ☐
mittelmässig .... ☐
ein bisschen .... ☐
gar nicht .... ☐
will in keinem Fall solche Hilfe .... ☐
weiss nicht / keine Angabe .... ☐

St19 Jeder Mensch muss sich manchmal über andere ärgern, z.B. wegen Meinungsverschiedenheiten, Streitereien, Quälereien, Intrigen.

Wie stark müssen Sie sich gegenwärtig über andere Menschen ärgern?

sehr stark .... ☐
stark .... ☐
mittelmässig .... ☐
ein bisschen .... ☐
gar nicht .... ☐
weiss nicht / keine Angabe .... ☐

Aktivitäten in Vereinen und Gruppen

Ne20 Machen Sie mit in Vereinen oder Gruppen?

ja .... ☐
nein .... ☐
weiss nicht / keine Angabe .... ☐

Ne21 Falls ja, in wievielen?

total in: _____ Vereinen / Gruppen

Arbeitskollegen

Ne22 Haben Sie Arbeitskollegen / -kolleginnen?

ja...□
nein..□
weiss nicht / keine Angabe........□

Un23 Wieviel können Ihnen Ihre Arbeitskollegen und -kolle-
ginnen praktisch helfen im Fall, dass Sie es nötig haben,
z.B. mit Arbeit oder Ratschlägen (Hilfe für den privaten
Bereich)?

sehr viel..................................□
viel ....□
mittelmässig............................□
ein bisschen ....□
gar nicht..................................□
will in keinem Fall solche Hilfe ....□
weiss nicht / keine Angabe........□

Un24 Was glauben Sie, wie weit sind Ihre Arbeitskollegen und
-kolleginnen persönlich für Sie da im Fall, dass Sie es
nötig haben, z.B. mit Verständnis und Zeit zum Reden
(für private Anliegen)?

sehr stark................................□
stark ....□
mittelmässig............................□
ein bisschen ....□
gar nicht..................................□
will in keinem Fall solche Hilfe ....□
weiss nicht / keine Angabe........□

St25 Wie stark fühlen Sie sich durch Ihre Arbeit belastet, z.B.
wegen Schwierigkeiten oder Sorgen?

sehr stark................................□
stark ....□
mittelmässig............................□
ein bisschen ....□
gar nicht..................................□
weiss nicht / keine Angabe........□

9.2 Ergänzendes Datenmaterial

9.2.1 Drop-outs

Tabelle 34: Drop-outs im Vergleich mit der untersuchten Stichprobe der Studie bezüglich soziodemographischer, prätraumatischer, unfallbezogener und posttraumatischer Merkmale.

Variable	Drop-outs (N=15)	Studie (N=106)	Test		df	p
Geschlecht (N)						
männlich	12	79				
weiblich	3	27	Fisher's Exact Test			.76
Alter (Jahre)						
Mittelwert	35.3	37.9				
Standardabweichung	14.2	13.1	t-Test	t=.71	119	.48
Nationalität (N)						
Schweiz / Liechtenstein	11	88				
andere Länder	4	18	Fisher's Exact Test			.47
Zivilstand (N)						
ledig	11	44				
verheiratet	4	48				
geschieden	0	14	χ^2-Test	χ^2=5.97	2	.051
Wohnsituation (N)						
allein	5	21				
mit anderen	10	85	Fisher's Exact Test			.31
Bildung (höchste erreichte Stufe)						
Mittelwert	3.7	3.6				
Standardabweichung	1.3	1.5	t-Test	t=-.13	119	.89
Beschäftigungssituation (N)						
voll erwerbstätig/Ausbildung	12	84				
teilzeit erwerbstätig	2	16				
nicht erwerbstätig	1	6	Fisher's Exact Test [a]			1.00
Biogr. protektive Faktoren						
Mittelwert	5.7	5.4				
Standardabweichung	0.9	1.2	t-Test	t=-.92	119	.36
Biographische Risikofaktoren						
Mittelwert	2.8	2.7				
Standardabweichung	1.9	2.0	t-Test	t=-.19	119	.85

Anmerkungen: Alle aufgeführten Variablen sind zu T1 erhoben worden.
Mann-Whitney U-Tests führen zu den gleichen Resultaten wie die t-Tests (bzgl. Signifikanzniveau $p \leq .05$).
[a] voll und teilzeit erwerbstätig zusammen als Kategorie vs. nicht erwerbstätig.
Fortsetzung der Tabelle auf nächster Seite.

Tabelle 34: Fortsetzung.

Variable	Drop-outs (N=15)	Studie (N=106)	Test		df	p
Life Events (letzte 2 Jahre vor dem Unfall)						
Mittelwert	2.3	3.4				
Standardabweichung	2.0	2.2	t-Test	t=1.87	119	.06
Belastung durch Life Events						
Mittelwert	3.4	5.7				
Standardabweichung	3.7	5.3	t-Test	t=1.59	119	.12
Soziales Netz						
Mittelwert	8.9	9.5				
Standardabweichung	2.7	2.8	t-Test	t=.87	119	.38
Chronischer Alltagsstress						
Mittelwert	1.8	3.3				
Standardabweichung	2.0	3.1	t-Test	t=1.86	119	.07
Art des Unfalls (N)						
Verkehr	11	64				
Arbeit	1	13				
Haushalt	0	6				
Sport / Freizeit	3	23	Fisher's Exact Test [b]			.46
ISS						
Mittelwert	21.0	21.9				
Standardabweichung	9.7	9.9	t-Test	t=.32	119	.75
GCS						
Mittelwert	14.7	14.4				
Standardabweichung	0.9	1.4	t-Test	t=-.67	119	.51
Bewusstsein einer tödlichen Bedrohung (N)						
ja	13	80				
nein / weiss nicht	2	26	Fisher's Exact Test			.52
Selbsteinschätzung des Unfallschweregrades						
Mittelwert (N)	4.1 (11)	4.2 (103)				
Standardabweichung	0.9	0.9	t-Test	t=.34	112	.74
Selbsteinschätzung der Erholungsfähigkeit						
Mittelwert (N)	4.7 (11)	4.3 (102)				
Standardabweichung	0.4	0.8	t-Test	t=-3.37	22.9	.07

Anmerkungen: Alle aufgeführten Variablen sind zu T1 erhoben worden.

Mann-Whitney U-Tests führen zu den gleichen Resultaten wie die t-Tests (bzgl. Signifikanzniveau $p \leq .05$).

N nach Mittelwert in Klammer sind angegeben, wenn N<15 (Drop-outs), resp. N<106 (Studie).

[b] Verkehr und Sport / Freizeit zusammen als Kategorie vs. Arbeit und Haushalt zusammen.

Fortsetzung der Tabelle auf nächster Seite.

Tabelle 34: Fortsetzung.

Variable	Drop-outs (N=15)	Studie (N=106)	Test	df	p
Posttraumatische Belastungs-störung (N)					
Vollbild / subsyndromal	2	27			
keine	13	79	Fisher's Exact Test		.52
Clinician-Administered PTSD Scale (CAPS-2)					
Mittelwert	14.7	18.9			
Standardabweichung	12.0	15.1	t-Test	t=1.03	119	.31
IES Intrusion					
Mittelwert (N)	4.7 (11)	8.7 (104)			
Standardabweichung	8.9	9.5	t-Test	t=1.31	113	.19
IES Vermeidung					
Mittelwert (N)	4.6 (11)	7.0 (103)			
Standardabweichung	5.9	7.2	t-Test	t=1.05	112	.30
SCL Global Severity Index 90					
Mittelwert (N)	.38 (11)	.53 (106)			
Standardabweichung	.53	.41	t-Test	t=1.05	115	.30
FKV Depressive Verarbeitung					
Mittelwert (N)	1.5 (11)	1.6 (102)			
Standardabweichung	0.4	0.6	t-Test	t=.34	111	.73
FKV Aktives problem-orientiertes Coping					
Mittelwert (N)	3.1 (11)	3.1 (104)			
Standardabweichung	0.8	1.0	t-Test	t=-.05	113	.96
FKV Ablenkung und Selbstaufbau					
Mittelwert (N)	2.6 (11)	2.7 (103)			
Standardabweichung	0.6	0.9	t-Test	t=.53	112	.60
FKV Religiosität und Sinnsu-che					
Mittelwert (N)	2.1 (11)	2.7 (102)			
Standardabweichung	0.6	0.7	t-Test	t=2.62	111	<.05
FKV Bagatellisierung und Wunschdenken					
Mittelwert (N)	1.6 (11)	1.7 (104)			
Standardabweichung	0.8	0.7	t-Test	t=.33	113	.74
Sense of Coherence (SOC)					
Mittelwert (N)	5.6 (11)	5.3 (103)			
Standardabweichung	0.6	0.7	t-Test	t=-1.41	112	.16

Anmerkungen: Alle aufgeführten Variablen sind zu T1 erhoben worden.
Mann-Whitney U-Tests führen zu den gleichen Resultaten wie die t-Tests (bzgl. Signifikanzniveau p≤.05).
N nach Mittelwert in Klammer sind angegeben, wenn N<15 (Drop-outs), resp. N<106 (Studie).

9.2.2 Korrelationen zwischen den in der Studie eingesetzten Skalen

Tabelle 35: Korrelationen aller Skalen zum Messzeitpunkt T1

	CAPS	IESIN	IESAV	GSI90	LEA	LEBC	SONE	ALLST	FKVDEP	FKVAKT	FKVABL	FKVREL	FKVBAG
IESIN	.61												
IESAV	.38	.69											
GSI90	.61	.67	.55										
LEA	.30	.04	-.14	.09									
LEBC	.45	.23	.04	.28	.82								
SONE	-.14	.06	-.10	-.21	-.14	-.12							
ALLST	.40	.09	.15	.22	.33	.50	-.15						
FKVDEP	.44	.52	.52	.74	.02	.14	-.19	.09					
FKVAKT	.24	.27	.30	.29	.01	.06	-.07	.14	.20				
FKVABL	.20	.35	.41	.38	-.02	.10	-.01	.03	.26	.50			
FKVREL	.21	.38	.39	.33	-.13	-.03	-.08	-.01	.37	.38	.48		
FKVBAG	.18	.37	.30	.33	.05	.16	.07	-.07	.39	.14	.27	.20	
SOC	-.32	-.25	-.30	-.35	-.23	-.24	.33	-.18	-.46	.03	-.02	-.20	-.21

Anmerkungen: Pearson Korrelationskoeffizienten, N = 102
2-seitige Signifikanz: |r| ≥ .20 (p ≤ .05), |r| ≥ .26 (p ≤ .01), |r| ≥ .33 (p ≤ .001)

CAPS	Clinician-Administered PTSD Scale	ALLST	Chronischer Alltagsstress
IESIN	IES Intrusion	FKVDEP	FKV Depressive Verarbeitung
IESAV	IES Vermeidung	FKVAKT	FKV Aktives problemorientiertes Coping
GSI90	SCL Global Severity Index 90	FKVABL	FKV Ablenkung und Selbstaufbau
LEA	Anzahl Life Events	FKVREL	FKV Religiosität und Sinnsuche
LEBC	Belastung durch Life Events	FKVBAG	FKV Bagatellisierung und Wunschdenken
SONE	Soziales Netz	SOC	Sense of Coherence

9.2.3 Somatische und psychosoziale Befunde

Tabelle 36: Messzeitpunkt T1: Zusammenstellung verschiedener Variablen mit den wichtigsten Kennwerten für die gesamte Stichprobe.

Variable	Mittelwert	Standar-dabw.	Minimum	Maximum	N
Einschätzung der Erholungsfähigkeit					
Selbsteinschätzung (Patient)	4.27	.80	1.0	5.0	102
Leiter der Intensivstation	4.12	.75	2.0	5.0	99
IPS-Pflegepersonal	4.06	.70	1.3	5.0	102
Studienärztin	4.49	.60	2.7	5.0	106
Clinician-Admin. PTSD Scale (CAPS-2)	18.87	15.15	0.0	79.0	106
Impact of Event Scale (IES) Gesamtscore	15.55	14.81	0.0	63.0	96
IES Intrusion	8.61	9.23	0.0	35.0	96
IES Vermeidung	6.94	6.99	0.0	34.0	96
SCL Global Severity Index 90	.56	.41	0.0	2.2	96
Anzahl Life Events	3.39	2.18	0.0	9.0	106
Belastung durch Life Events	5.69	5.32	0.0	26.0	106
Soziales Netz	9.54	2.79	2.0	15.0	106
Soziale Unterstützung	24.47	8.68	2.0	48.0	106
Chronischer Alltagsstress	3.33	3.09	0.0	13.0	106
FKV Depressive Verarbeitung	1.61	.58	1.0	4.0	95
FKV Aktives problemorientiertes Coping	3.12	.96	1.0	5.0	97
FKV Ablenkung und Selbstaufbau	2.75	.85	1.0	4.8	96
FKV Religiosität und Sinnsuche	2.76	.70	1.0	4.8	95
FKV Bagatellisierung und Wunschdenken	1.66	.73	1.0	3.7	96
Sense of Coherence (SOC)	154.78	21.30	99.0	199.0	96

Anmerkung: Bei den Selbstratingskalen (IES, SCL-GSI 90, FKV-Subskalen, SOC) bezieht sich das N auf diejenigen Patienten, die zu allen drei Messzeitpunkten die entsprechenden Items ausgefüllt haben.

Tabelle 37: Messzeitpunkt T2: Zusammenstellung verschiedener Variablen mit den wichtigsten Kennwerten für die gesamte Stichprobe.

Variable	Mittelwert	Standar-dabw.	Minimum	Maximum	N
PASAT	37.30	22.57	3.0	90.0	60
Functional Independence Measure (FIM)	3.90	.31	1.1	4.0	106
Clinician-Admin. PTSD Scale (CAPS-2)	11.64	13.61	0.0	57.0	106
Impact of Event Scale (IES) Gesamtscore	10.79	12.90	0.0	62.0	96
IES Intrusion	5.20	7.49	0.0	35.0	96
IES Vermeidung	5.59	6.38	0.0	28.0	96
SCL Global Severity Index 90	.37	.43	0.0	2.1	96
Anzahl Life Events	2.47	1.83	0.0	8.0	106
Belastung durch Life Events	4.55	5.27	0.0	26.0	106
Soziales Netz	9.00	3.16	2.0	15.0	106
Soziale Unterstützung	22.68	7.46	10.0	42.0	106
Chronischer Alltagsstress	2.58	2.68	0.0	11.0	106
FKV Depressive Verarbeitung	1.60	.70	1.0	4.0	95
FKV Aktives problemorientiertes Coping	2.76	.97	1.0	5.0	97
FKV Ablenkung und Selbstaufbau	2.51	.90	1.0	4.6	96
FKV Religiosität und Sinnsuche	2.61	.80	1.0	4.6	95
FKV Bagatellisierung und Wunschdenken	1.53	.67	1.0	4.0	96
Sense of Coherence (SOC)	149.52	22.12	94.0	195.0	96

Anmerkung: Bei den Selbstratingskalen (IES, SCL-GSI 90, FKV-Subskalen, SOC) bezieht sich das N auf diejenigen Patienten, die zu allen drei Messzeitpunkten die entsprechenden Items ausgefüllt haben. Beim PASAT bezieht es sich auf die Mitmachenden zu sowohl T2 als auch T3.

Tabelle 38: Messzeitpunkt T3: Zusammenstellung verschiedener Variablen mit den wichtigsten Kennwerten für die gesamte Stichprobe.

Variable	Mittelwert	Standar-dabw.	Minimum	Maximum	N
PASAT	24.93	17.91	0.0	80.0	60
Functional Independence Measure (FIM)	3.93	.18	2.6	4.0	106
Clinician-Admin. PTSD Scale (CAPS-2)	13.30	15.04	0.0	64.0	106
Impact of Event Scale (IES) Gesamtscore	8.49	11.15	0.0	42.0	96
IES Intrusion	4.51	6.71	0.0	27.0	96
IES Vermeidung	3.98	5.90	0.0	24.0	96
SCL Global Severity Index 90	.37	.46	0.0	3.0	96
HADS Angst	4.11	3.84	0.0	17.0	98
HADS Depressivität	3.40	3.53	0.0	16.0	98
Anzahl Life Events	2.44	1.99	0.0	8.0	106
Belastung durch Life Events	4.52	5.63	0.0	23.0	106
Soziales Netz	8.96	3.10	2.0	15.0	106
Soziale Unterstützung	23.92	7.92	8.0	48.0	106
Chronischer Alltagsstress	2.45	2.82	0.0	13.0	106
FKV Depressive Verarbeitung	1.61	.69	1.0	4.0	95
FKV Aktives problemorientiertes Coping	2.56	1.03	1.0	4.8	97
FKV Ablenkung und Selbstaufbau	2.45	.97	1.0	4.8	96
FKV Religiosität und Sinnsuche	2.55	.75	1.0	4.4	95
FKV Bagatellisierung und Wunschdenken	1.46	.62	1.0	4.3	96
Sense of Coherence (SOC)	150.54	23.60	86.0	200.7	96

Anmerkung: Bei den Selbstratingskalen (IES, SCL-GSI 90, FKV-Subskalen, SOC) bezieht sich das N auf diejenigen Patienten, die zu allen drei Messzeitpunkten die entsprechenden Items ausgefüllt haben. Beim PASAT bezieht es sich auf die Mitmachenden zu sowohl T2 als auch T3.

9.2.4 Korrelationen

Tabelle 39: Korrelationen der seit T1 unveränderten und der zum Messzeitpunkt T3 neu erhobenen Variablen mit der HADS-Subskala Angst.

Variable	N	r	p
Verletzungsmerkmale und Heilungsverlauf			
T1 Injury Severity Score ISS	98	-.16	n. s.
T1 Glasgow Coma Scale GCS	98	-.05	n. s.
T1 Retrograde Amnesie	98	-.06	n. s.
T1 Leichtes Schädelhirntrauma (Kommotio)	98	-.03	n. s.
T1 Tage auf der Intensivstation	96	.02	n. s.
T3 Tage im Akutspital (im 1. Jahr)	98	.03	n. s.
T3 Tage in der Rehabilitationsklinik (im 1. Jahr)	98	.15	n. s.
T3 Tage in Akutspital und Rehabilitationsklinik zusammen	98	.10	n. s.
T3 Tage Arbeitsunfähigkeit seit dem Unfall (im 1. Jahr)	94	.19	n. s.
T3 Functional Independence Measure FIM	98	-.09	n. s.
T3 Körperliche Behinderung (1 Jahr nach Unfall)	98	.24	p<.05
T3 Schmerzen (1 Jahr nach Unfall)	98	.36	p<.001
Soziodemographische Merkmale			
T1 Alter	98	-.06	n. s.
T1 Bildung (höchste erreichte Stufe)	98	-.12	n. s.
T1 Ausländische Nationalität	98	.02	n. s.
Prätraumatische Variablen			
T1 Biographische protektive Faktoren	98	-.20	n. s.
T1 Biographische Risikofaktoren	98	.45	p<.001
T1 Ausgefallene Arbeitstage infolge Krankheit (im Jahr vor Unfall)	96	.01	n. s.
Posttraumatische Variablen (1 Jahr nach dem Unfall)			
T3 Life Events (im letzten halben Jahr)	98	.35	p<.001
T3 Belastung durch Life Events	98	.41	p<.001
T3 Soziales Netz	98	-.19	n. s.
T3 Chronischer Alltagsstress	98	.37	p<.001
T3 Selbsteinschätzung des Unfallschweregrades	96	.16	n. s.
T3 Selbsteinschätzung der bisherigen Erholung	96	-.28	p<.01
T3 IES Intrusion	98	.54	p<.001
T3 IES Vermeidung	98	.51	p<.001
T3 SCL Global Severity Index 90	97	.76	p<.001
T3 FKV Depressive Verarbeitung	98	.59	p<.001
T3 FKV Aktives problemorientiertes Coping	98	.14	n. s.
T3 FKV Ablenkung und Selbstaufbau	98	.35	p<.001
T3 FKV Religiosität und Sinnsuche	98	.16	n. s.
T3 FKV Bagatellisierung und Wunschdenken	97	.43	p<.001
T3 Sense of Coherence SOC	98	-.57	p<.001

Anmerkung: Rangkorrelationskoeffizienten nach Spearman, 2-seitige Signifikanz

Tabelle 40: Korrelationen der seit T1 unveränderten und der zum Messzeitpunkt T3 neu erhobenen Variablen mit der HADS-Subskala Depressivität.

Variable	N	r	p
Verletzungsmerkmale und Heilungsverlauf			
T1 Injury Severity Score ISS	98	-.17	n. s.
T1 Glasgow Coma Scale GCS	98	-.03	n. s.
T1 Retrograde Amnesie	98	.00	n. s.
T1 Schädelhirntrauma	98	.00	n. s.
T1 Tage auf der Intensivstation	96	-.01	n. s.
T3 Tage im Akutspital (im 1. Jahr)	98	.18	n. s.
T3 Tage in der Rehabilitationsklinik (im 1. Jahr)	98	.20	p<.05
T3 Tage in Akutspital und Rehabilitationsklinik zusammen	98	.25	p<.05
T3 Tage Arbeitsunfähigkeit seit dem Unfall (im 1. Jahr)	94	.33	p<.01
T3 Functional Independence Measure FIM	98	-.27	p<.01
T3 Körperliche Behinderung (1 Jahr nach Unfall)	98	.37	p<.001
T3 Schmerzen (1 Jahr nach Unfall)	98	.29	p<.01
Soziodemographische Merkmale			
T1 Alter	98	-.01	n. s.
T1 Bildung (höchste erreichte Stufe)	98	-.06	n. s.
T1 Ausländische Nationalität	98	.31	p<.01
Prätraumatische Variablen			
T1 Biographische protektive Faktoren	98	-.22	p<.05
T1 Biographische Risikofaktoren	98	.25	p<.05
T1 Ausgefallene Arbeitstage infolge Krankheit (im Jahr vor Unfall)	96	.10	n. s.
Posttraumatische Variablen (1 Jahr nach dem Unfall)			
T3 Life Events	98	.29	p<.01
T3 Belastung durch Life Events	98	.40	p<.001
T3 Soziales Netz	98	-.19	n. s.
T3 Chronischer Alltagsstress	98	.31	p<.01
T3 Selbsteinschätzung des Unfallschweregrades	96	.18	n. s.
T3 Selbsteinschätzung der Erholung bisher	96	-.42	p<.001
T3 IES Intrusion	98	.31	p<.01
T3 IES Vermeidung	98	.43	p<.001
T3 SCL Global Severity Index 90	97	.69	p<.001
T3 FKV Depressive Verarbeitung	98	.61	p<.001
T3 FKV Aktives problemorientiertes Coping	98	.17	n. s.
T3 FKV Ablenkung und Selbstaufbau	98	.41	p<.001
T3 FKV Religiosität und Sinnsuche	98	.13	n. s.
T3 FKV Bagatellisierung und Wunschdenken	97	.50	p<.001
T3 Sense of Coherence SOC	98	-.46	p<.001

Anmerkung: Rangkorrelationskoeffizienten nach Spearman, 2-seitige Signifikanz

9.2.5 Gruppenvergleich

Tabelle 41: "Highly Symptomatic Group" (HSG) im Vergleich mit der "Less Symptomatic Group" (LSG) bezüglich soziodemographischer und unfallbezogener Merkmale.

Variable	HSG (N=36)	LSG (N=70)	Test	df	p
Geschlecht (N)					
männlich	22	57			
weiblich	14	13	χ^2-Test χ^2=4.15	1	<.05
Alter (Jahre)					
Mittelwert	37.0	38.3			
Standardabweichnung	9.9	14.6	t-Test t=.54	96.0	.59
Nationalität (N)					
Schweiz / Liechtenstein	28	60			
andere Länder	8	10	χ^2-Test χ^2=.57	1	.45
Zivilstand (N)					
ledig	11	33			
verheiratet	18	30			
geschieden	7	7	χ^2-Test χ^2=3.44	2	.18
Wohnsituation (N)					
allein	8	13			
mit anderen	28	57	χ^2-Test χ^2=.04	1	.85
Bildung (höchste erreichte Stufe)					
Mittelwert	3.4	3.7			
Standardabweichung	1.5	1.4	t-Test t=.99	104	.32
Beschäftigungssituation (N)					
voll erwerbstätig/Ausbildung	28	56			
teilzeit erwerbstätig	8	8			
nicht erwerbstätig	0	6	Fisher's Exact Test [a]		.09
Art der Berufstätigkeit (N)					
vorw. handwerklich	25	45			
vorw. geistig	11	25	χ^2-Test χ^2=.10	1	.75

Anmerkungen: Alle aufgeführten Variablen sind zu T1 erhoben worden.
Mann-Whitney U-Tests führen zu den gleichen Resultaten wie die t-Tests (bzgl. Signifikanzniveau p≤.05).
[a] voll und teilzeit erwerbstätig zusammen als Kategorie vs. nicht erwerbstätig.

Fortsetzung der Tabelle auf nächster Seite.

Tabelle 41: Fortsetzung.

Variable	HSG (N=36)	LSG (N=70)	Test	df	p
Art des Unfalls (N)					
Verkehr	24	40			
Arbeit	5	8			
Haushalt	0	6			
Sport / Freizeit	7	16	χ^2-Test [b] χ^2=.98	2	.61
ISS					
Mittelwert	21.9	21.8			
Standardabweichung	10.9	9.4	t-Test t=-.06	104	.96
GCS					
Mittelwert	14.2	14.5			
Standardabweichung	1.6	1.3	t-Test t=1.01	104	.32
Retrograde Amnesie (N)					
ja	12	28			
nein	24	42	χ^2-Test χ^2=.21	1	.65
Leichtes Schädelhirntrauma (N)					
ja	14	30			
nein	22	40	χ^2-Test χ^2=.03	1	.85
Subjektive Bewusstlosigkeit (N)					
ja	26	43			
nein	10	27	χ^2-Test χ^2=.79	1	.37

Anmerkungen: Alle aufgeführten Variablen sind zu T1 erhoben worden.
Mann-Whitney U-Tests führen zu den gleichen Resultaten wie die t-Tests (bzgl. Signifikanzniveau $p \leq .05$).
[b] Verkehr vs. Arbeit und Haushalt zusammen als Kategorie vs. Sport / Freizeit.

Tabelle 42: Univariate Varianzanalysen mit Messwiederholungen: Mittelwerte und Standardabweichungen (sofern bekannt) sowie ungewichtete Mittelwerte im Verlauf über die drei Messzeitpunkte, nach Symptomgruppe und Geschlecht getrennt.

SCL Global Severity Index 90

	T1		T2		T3		T1-T3 [a]	
	M	SD	M	SD	M	SD	M	N
HSG männlich	0.78	0.50	0.66	0.60	0.71	0.78	0.72	19
HSG weiblich	0.87	0.45	0.67	0.52	0.59	0.37	0.71	13
LSG männlich	0.44	0.31	0.22	0.23	0.21	0.23	0.29	51
LSG weiblich	0.36	0.22	0.27	0.26	0.30	0.30	0.31	13
HSG [b]	0.83		0.67		0.65		0.72	32
LSG [b]	0.40		0.24		0.25		0.30	64
Männer [b]	0.61		0.44		0.46		0.50	70
Frauen [b]	0.61		0.47		0.44		0.51	26
Total [b]	0.61		0.46		0.45		0.51	96

Belastung durch Life Events

	T1		T2		T3		T1-T3 [a]	
	M	SD	M	SD	M	SD	M	N
HSG männlich	7.57	6.55	6.07	5.20	6.75	5.10	6.80	22
HSG weiblich	10.54	4.90	8.93	7.58	10.18	8.55	9.88	14
LSG männlich	3.99	4.12	2.96	4.20	2.48	3.96	3.15	57
LSG weiblich	4.77	4.32	4.19	3.56	3.62	3.56	4.19	13
HSG [b]	9.05		7.50		8.46		8.34	36
LSG [b]	4.38		3.58		3.05		3.67	70
Männer [b]	5.78		4.52		4.62		4.97	79
Frauen [b]	7.65		6.56		6.90		7.04	27
Total [b]	6.72		5.54		5.76		6.00	106

Anmerkungen: M = Mittelwert, SD = Standardabweichung
HSG = Highly Symptomatic Group, LSG = Less Symptomatic Group
[a] Mittelwert über die drei Messzeitpunkte
[b] durch N ungewichteter Mittelwert
Fortsetzung der Tabelle auf nächster Seite

Tabelle 42: Fortsetzung

Soziales Netz

	T1		T2		T3		T1-T3 [a]	
	M	SD	M	SD	M	SD	M	N
HSG männlich	10.09	2.45	9.91	2.74	9.36	3.23	9.79	22
HSG weiblich	8.07	2.64	7.93	3.87	7.50	2.74	7.83	14
LSG männlich	9.72	2.96	8.89	3.21	9.28	3.12	9.30	57
LSG weiblich	9.38	2.43	9.08	2.66	8.46	2.96	8.97	13
HSG [b]	9.08		8.92		8.43		8.81	36
LSG [b]	9.55		8.99		8.87		9.14	70
Männer [b]	9.91		9.40		9.32		9.54	79
Frauen [b]	8.73		8.50		7.98		8.40	27
Total [b]	9.32		8.95		8.65		8.97	106

FKV Depressive Verarbeitung

	T1		T2		T3		T1-T3 [a]	
	M	SD	M	SD	M	SD	M	N
HSG männlich	1.87	0.72	1.91	0.65	2.11	0.86	1.96	19
HSG weiblich	1.95	0.62	2.22	0.97	1.95	0.69	2.04	11
LSG männlich	1.50	0.50	1.43	0.61	1.41	0.53	1.45	52
LSG weiblich	1.36	0.44	1.31	0.39	1.40	0.56	1.36	13
HSG [b]	1.91		2.07		2.03		2.00	30
LSG [b]	1.43		1.37		1.40		1.40	65
Männer [b]	1.69		1.67		1.76		1.71	71
Frauen [b]	1.65		1.76		1.67		1.70	24
Total [b]	1.67		1.72		1.71		1.70	95

Anmerkungen: M = Mittelwert, SD = Standardabweichung
HSG = Highly Symptomatic Group, LSG = Less Symptomatic Group
[a] Mittelwert über die drei Messzeitpunkte
[b] durch N ungewichteter Mittelwert
Fortsetzung der Tabelle auf nächster Seite

Tabelle 42: Fortsetzung

FKV Aktives problemorientiertes Coping

	T1		T2		T3		T1-T3 [a]	
	M	SD	M	SD	M	SD	M	N
HSG männlich	3.26	1.08	3.02	1.02	2.68	0.99	2.99	19
HSG weiblich	3.34	1.03	2.72	1.02	2.05	1.02	2.70	13
LSG männlich	3.06	0.91	2.68	0.93	2.62	1.03	2.79	52
LSG weiblich	2.97	0.94	2.72	1.04	2.66	1.02	2.78	13
HSG [b]	3.30		2.87		2.37		2.85	32
LSG [b]	3.01		2.70		2.64		2.79	65
Männer [b]	3.16		2.85		2.65		2.89	71
Frauen [b]	3.15		2.72		2.35		2.74	26
Total [b]	3.16		2.79		2.50		2.82	97

FKV Ablenkung und Selbstaufbau

	T1		T2		T3		T1-T3 [a]	
	M	SD	M	SD	M	SD	M	N
HSG männlich	2.84	0.78	3.04	0.69	2.94	0.81	2.94	19
HSG weiblich	2.60	0.65	2.40	0.71	2.30	0.97	2.43	12
LSG männlich	2.87	0.90	2.48	0.95	2.31	0.94	2.55	52
LSG weiblich	2.28	0.78	1.95	0.82	2.40	1.17	2.21	13
HSG [b]	2.72		2.72		2.62		2.69	31
LSG [b]	2.57		2.22		2.36		2.38	65
Männer [b]	2.86		2.76		2.62		2.75	71
Frauen [b]	2.44		2.18		2.35		2.32	25
Total [b]	2.65		2.47		2.49		2.53	96

Anmerkungen: M = Mittelwert, SD = Standardabweichung
HSG = Highly Symptomatic Group, LSG = Less Symptomatic Group
[a] Mittelwert über die drei Messzeitpunkte
[b] durch N ungewichteter Mittelwert

Fortsetzung der Tabelle auf nächster Seite

Tabelle 42:   Fortsetzung

FKV Religiosität und Sinnsuche

	T1		T2		T3		T1-T3 [a]	
	M	SD	M	SD	M	SD	M	N
HSG männlich	2.81	0.82	2.79	0.67	2.63	0.75	2.74	19
HSG weiblich	2.78	0.71	2.82	1.14	2.47	1.11	2.69	11
LSG männlich	2.79	0.70	2.45	0.80	2.41	0.68	2.55	52
LSG weiblich	2.54	0.46	2.80	0.57	3.03	0.50	2.79	13
HSG [b]	2.79		2.80		2.55		2.72	30
LSG [b]	2.67		2.63		2.72		2.67	65
Männer [b]	2.80		2.62		2.52		2.65	71
Frauen [b]	2.66		2.81		2.75		2.74	24
Total [b]	2.73		2.71		2.64		2.69	95

FKV Bagatellisierung und Wunschdenken

	T1		T2		T3		T1-T3 [a]	
	M	SD	M	SD	M	SD	M	N
HSG männlich	1.91	0.82	1.96	0.78	1.93	0.92	1.94	19
HSG weiblich	1.56	0.70	1.69	0.70	1.36	0.52	1.54	13
LSG männlich	1.66	0.71	1.39	0.58	1.33	0.42	1.46	51
LSG weiblich	1.44	0.66	1.33	0.49	1.36	0.57	1.38	13
HSG [b]	1.74		1.83		1.64		1.74	32
LSG [b]	1.55		1.36		1.35		1.42	64
Männer [b]	1.78		1.68		1.63		1.70	70
Frauen [b]	1.50		1.51		1.36		1.46	26
Total [b]	1.64		1.59		1.50		1.58	96

Anmerkungen: M = Mittelwert, SD = Standardabweichung
HSG = Highly Symptomatic Group, LSG = Less Symptomatic Group
[a] Mittelwert über die drei Messzeitpunkte
[b] durch N ungewichteter Mittelwert
Fortsetzung der Tabelle auf nächster Seite

Tabelle 42: Fortsetzung

Sense of Coherence

	T1		T2		T3		T1-T3 [a]	
	M	SD	M	SD	M	SD	M	N
HSG männlich	5.25	0.73	4.88	0.90	4.79	1.07	4.97	19
HSG weiblich	4.91	0.54	4.86	0.80	4.80	0.73	4.86	12
LSG männlich	5.42	0.73	5.27	0.72	5.38	0.69	5.36	52
LSG weiblich	5.51	0.83	5.37	0.53	5.40	0.64	5.43	13
HSG [b]	5.08		4.87		4.79		4.92	31
LSG [b]	5.47		5.32		5.39		5.39	65
Männer [b]	5.34		5.08		5.08		5.16	71
Frauen [b]	5.21		5.12		5.10		5.14	25
Total [b]	5.27		5.10		5.09		5.15	96

Anmerkungen: M = Mittelwert, SD = Standardabweichung
HSG = Highly Symptomatic Group, LSG = Less Symptomatic Group
[a] Mittelwert über die drei Messzeitpunkte
[b] durch N ungewichteter Mittelwert

10. Literaturverzeichnis

Alexander DA (1993) Burn victims after a major disaster: reactions of patients and their care-givers. Burns 19: 105-109

Allen SN (1994) Psychological assessment of post-traumatic stress disorder. Psychometrics, current trends, and future directions. Psychiatric Clinics of North America 17: 327-349

Amir M, Kaplan Z, Efroni R, Levine Y, Benjamin J, Kotler M (1997) Coping styles in post-traumatic stress disorder (PTSD) patients. Journal of Personality and Individual Differences 23: 399-405

Andersson AL, Dahlback LO, Allebeck P (1994) Psychosocial consequences of traffic accidents: a two year follow-up. Scand. J. Soc. Med. 22: 299-332

Antonovsky A (1979) Health, stress and coping. Jossey Bass, San Francisco

Antonovsky A (1987) Unraveling the mystery of health. How people manage stress and stay well. Jossey Bass, San Francisco

Antonovsky A (1993) The structure and properties of the sense of coherence scale. Social Science and Medicine 36: 725-733

APA (1952) Diagnostic and statistical manual of mental disorders, 1. edn. American Psychiatric Association, Washington DC

APA (1968) Diagnostic and statistical manual of mental disorders, 2. edn. American Psychiatric Association, Washington DC

APA (1980) Diagnostic and statistical manual of mental disorders, 3. edn. American Psychiatric Association, Washington DC

APA (1987) Diagnostic and statistical manual of mental disorders, 3., revised edn. American Psychiatric Association, Washington DC

APA (1994) Diagnostic and statistical manual of mental disorders, 4. edn. American Psychiatric Association, Washington DC

Baker SP, O'Neill B (1976) The injury severity score: An update. Journal of Trauma 16: 882-885

Baker SP, O'Neill B, Haddon W (1974) The injury severity score: A method for describing patients with multiple injuries and evaluating emergency care. Journal of Trauma 14: 187-196

Bandura A (1977) Self-efficacy: Toward a unifying theory of behavioral change. Psychological Review 84: 191-215

Barton KA, Blanchard EB, Hickling EJ (1996) Antecedents and consequences of acute stress disorder among motor vehicle accident victims. Behaviour Research and Therapy 34: 805-813

Basoglu M, Paker M, Paker O, Ozmen E, Marks I, Incesu C, Sahin D, Sarimurat N (1994) Psychological effects of torture: a comparison of tortured with nontortured political activists in Turkey. American Journal of Psychiatry 151: 76-81

Bensing J, van den Brink A, de Bakker D (1992) General practitioner (M/F). The small difference with the large consequences (published in Dutch). Med. Contact 29/30: 879-883

Berkman LF (1995) The role of social relations in health promotion. Psychosomatic Medicine 57: 245-254

Berkman LF, Syme L (1979) Social networks, host resistance, and mortality: A nine-year follow-up study of Alameda County residents. American Journal of Epidemiology 109: 186-204

bfu (1996) Das Unfallgeschehen im Jahr 2010. bfu-Report Nr. 30. Schweizerische Beratungsstelle für Unfallverhütung, Bern

Blake DD, Weathers FW, Nagy L, Kaloupek DG, Gusmann FD, Charney DS, Keane TM (1995) The development of a Clinician-Administered PTSD Scale. Journal of Traumatic Stress 8: 75-90

Blake DD, Weathers FW, Nagy L, Kaloupek DG, Klauminzer G, Charney DS, Keane TM (1990) A clinician rating scale for assessing current and lifetime PTSD: The CAPS-1. The Behavior Therapist 18: 187-188

Blanchard EB, Hickling EJ, Barton KA, Taylor AE, Loos WR, Jones-Alexander J (1996a) One-year prospective follow-up of motor vehicle accident victims. Behaviour Research and Therapy 34: 775-786

Blanchard EB, Hickling EJ, Buckley TC, Taylor AE, Vollmer A, Loos WR (1996b) Psychophysiology of posttraumatic stress disorder related to motor vehicle accidents: replication and extension. Journal of Consulting and Clinical Psychology 64: 742-751

Blanchard EB, Hickling EJ, Forneris CA, Taylor AE, Buckley TC, Loos WR, Jaccard J (1997) Prediction of remission of acute posttraumatic stress disorder in motor vehicle accident victims. Journal of Traumatic Stress 10: 215-234

Blanchard EB, Hickling EJ, Mitnick N, Taylor AE, Loos WR, Buckley TC (1995a) The impact of severity of physical injury and perception of life threat in the development of post-traumatic stress disorder in motor vehicle accident victims. Behaviour Research and Therapy 33: 529-534

Blanchard EB, Hickling EJ, Taylor AE (1991) The psychophysiology of motor vehicle accident related posttraumatic stress disorder. Biofeedback Self Regulation 16: 449-458

Blanchard EB, Hickling EJ, Taylor AE, Forneris CA, Loos W, Jaccard J (1995b) Effects of varying scoring rules of the Clinician-Administered PTSD Scale (CAPS) for the diagnosis of post-traumatic stress disorder in motor vehicle accident victims. Behaviour Research and Therapy 33: 471-475

Blanchard EB, Hickling EJ, Taylor AE, Loos WR (1995c) Psychiatric morbidity associated with motor vehicle accidents. Journal of Nervous and Mental Disease 183: 495-504

Blanchard EB, Hickling EJ, Taylor AE, Loos WR, Gerardi RJ (1994) Psychological morbidity associated with motor vehicle accidents. Behaviour Research and Therapy 32: 283-290

Blanchard EB, Hickling EJ, Vollmer AJ, Loos WR, Buckley TC, Jaccard J (1995d) Short-term follow-up of post-traumatic stress symptoms in motor vehicle accident victims. Behaviour Research and Therapy 33: 369-377

Bleich A, Koslowsky M, Dolev A, Lerer B (1997) Post-traumatic stress disorder and depression, an analysis of comorbidity. British Journal of Psychiatry 170: 479-482

Brady KT (1997) Posttraumatic stress disorder and comorbidity: recognizing the many faces of PTSD. Journal of Clinical Psychiatry 9: 12-15

Breslau N, Davis GC, Andreski B, Peterson E (1991) Traumatic events and posttraumatic stress disorder in an urban population of young adults. Archives of General Psychiatry 48: 216-222

Breslau N, Davis GC, Andreski P, Peterson EL, Schultz LR (1997a) Sex differences in posttraumatic stress disorder. Archives of General Psychiatry 54: 1044-8

Breslau N, Davis GC, Peterson EL, Schultz L (1997b) Psychiatric sequelae of posttraumatic stress disorder in women. Archives of General Psychiatry 54: 81-87

Breslau N, Kessler RC, Chilcoat HD, Schultz LR, Davis GC, Andreski P (1998) Trauma and posttraumatic stress disorder in the community - The 1996 Detroit Area Survey of Trauma. Archives of General Psychiatry 55: 626-632

Briggs AC (1993) A case of delayed post-traumatic stress disorder with 'organic memories' accompanying therapy. British Journal of Psychiatry 163: 828-830

Brom D, Kleber RJ, Hofman MC (1993) Victims of traffic accidents: incidence and prevention of post-traumatic stress disorder. Journal of Clinical Psychology 49: 131-140

Bryant RA, Harvey AG (1996) Initial posttraumatic stress responses following motor vehicle accidents. Journal of Traumatic Stress 9: 223-234

Bryant RA, Harvey AG (1998) Relationship between acute stress disorder and posttraumatic stress disorder following mild traumatic brain injury. American Journal of Psychiatry 155: 625-9

Buckelew SP, Baumstark KE, Frank RG, Hewett JE (1990) Adjustment following spinal cord injury. Rehabilitation Psychology 35: 101-109

Buckley TC, Blanchard EB, Hickling EJ (1996) A prospective examination of delayed onset PTSD secondary to motor vehicle accidents. Journal of Abnormal Psychology 105: 617-625

Buddeberg C (1992) Brustkrebs, psychische Verarbeitung und somatischer Verlauf. Schattauer, Stuttgart

Buddeberg C, Laederach K (1998) Psychophysiologie. In: Buddeberg C, Willi J (eds) Psychosoziale Medizin. Springer, Berlin, pp 301-360

Bulman RJ, Wortman CB (1977) Attributions of blame and coping in the "real world": severe accident victims react to their lot. Journal of Personality and Social Psychology 35: 351-363

Burstein A (1985) How common is delayed posttraumatic stress disorder? (letter). American Journal of Psychiatry 142: 887

Callahan LF, Pincus T (1995) The Sense of Coherence scale in patients with rheumatoid arthritis. Arthritis Care Res. 8: 28-35

Carlier IV, Gersons BP (1995) Partial posttraumatic stress disorder (PTSD): the issue of psychological scars and the occurrence of PTSD symptoms. J-Nerv-Ment-Dis 183: 107-9

Cederblad M, Dahlin L, Hagnell O, Hansson K (1995) Coping with life-span crises in a group at risk for mental and behavioral disorders: From the Lundby study. Acta Psychiatrica Scandinavica 91: 322-330

Chamberlain K, Petrie K, Azariah R (1992) The role of optimism and sense of coherence in predicting recovery following surgery. Psychology and Health 7: 301-310

Champion HR, Frey CF, Sacco WJ (1986) Major trauma outcome study in quality assurance 64th Annual Meeting, Committee on Trauma, American College of Surgeons, Fort Lauderdale, Fla

Cobb S (1976) Social support as a moderator of life stress. Psychosomatic Medicine 5: 300-314

Cook JD, Bickman L (1990) Social support and psychological symptomatology following a natural disaster. Journal of Traumatic Stress 3: 541-556

Cornes P (1992) Return to work of road accident victims claiming compensation for personal injury. Injury 23: 256-260

Cui XJ, Vaillant GE (1996) Antecedents and consequences of negative life events in adulthood: a longitudinal study [see comments]. American Journal of Psychiatry 153: 21-26

Dahl S (1989) Acute response to rape - a PTSD variant. Acta Psychiatrica Scandinavica 80, supplementum 355: 56-62

Dahl S (1993) Rape - a hazard to health. Oxford University Press, Oxford

Dahlmann W (1993) Psychological sequelae of accidents. Symptoms are seldom recognized. Fortschr. Med. 111: 234-238

Dalgard OS, Bjork S, Tambs K (1995) Social support, negative life events and mental health. British Journal of Psychiatry 166: 29-34

Davidson JRT, Hughes D, Blazer DG, George LK (1991) Post-traumatic stress disorder in the community: An epidemiological study. Psychological Medicine 21: 713-721

Davis CG, Lehmann DR, Silver RC, Wortman CB, Ellard JH (1996) Self-blame following a traumatic event: the role of perceived avoidability. Personality and Social Psychology Bulletin 22: 557-567

Delahanty DL, Herberman HB, Craig KJ, Hayward MC, Fullerton CS, Ursano RJ, Baum A (1997) Acute and chronic distress and posttraumatic stress disorder as a function of responsibility for serious motor vehicle accidents. Journal of Consulting and Clinical Psychology 65: 560-567

Derogatis LR (1986) SCL-90 R: Administration, scoring and procedure manual-II for the revised version. Clinical Psychometric Research, Towson

Dikmen S, McLean A, Temkin N (1986) Neuropsychological and psychological consequences of minor head injury. Journal of Neurology, Neurosurgery and Psychiatry 49: 1227-1232

Egle UT, Hoffmann SO, Steffens M (1997) Psychosocial risk factors and protective factors in childhood as predisposition to psychic disorders in adulthood. Current state of research. Nervenarzt 68: 683-695

Erichsen JE (1866) On railway and other injuries of the nervous system. Walton & Maberly, London

Eriksson NG, Lundin T (1996) Early traumatic stress reactions among Swedish survivors of the m/s Estonia disaster. British Journal of Psychiatry 169: 713-716

Feinstein A, Dolan R (1991) Predictors of post-traumatic stress disorder following physical trauma: an examination of the stressor criterion. Psychological Medicine 21: 85-91

Ferring D, Filipp S-H (1991) Die Skala zur Erfassung von Erlebnisbelastungsreaktionen: Reliabilität, Validität und Stabilität. Universität Trier, FBI-Psychologie

Ferring D, Filipp S-H (1994) Teststatistische Überprüfung der Impact of Event-Skala: Befunde zu Reliabilität und Stabilität. Diagnostica 40: 344-362

Flannery RB, Flannery GJ (1990) Sense of coherence, life stress, and psychological distress: A prospective methodological inquiry. Journal of Clinical Psychology 46: 415-420

Folkman S (1984) Personal control and stress and coping process: a theoretical analysis. Journal of Personality and Social Psychology 46: 839-852

Folkman S, Lazarus RS (1988) Manual for the Ways of Coping Questionnaire. Consulting Psychologists Press, Palo Alto

Frank RG, Umlauf RL, Wonderlich SA, Askanazi GS, Buckelew SP, Elliott TR (1987) Differences in coping styles among persons with spinal cord injury: A cluster-analytic approach. Journal of Consulting and Clinical Psychology 55: 727-731

Franke G (1992) Eine weitere Überprüfung der Symptom-Check-Liste (SCL-90 R) als Forschungsinstrument. Diagnostica 38: 160-167

Franke G (1995) SCL-90-R. Die Symptomliste von Derogatis - Deutsche Version - Manual. Beltz Test GmbH, Göttingen

Frenz AW, Carrey MP, Jorgensen RS (1993) Psychometric evaluation of Antonovsky's Sense of Coherence scale. Psychological Assessment 5: 145-153

Frommberger U, Stieglitz RD, Nyberg E, Straub S, Berger M (1998) Der Einfluss des "Kohärenzgefühls" auf die Entwicklung posttraumatischer Belastungsstörungen nach Verkehrsunfällen. In: Schüffel W, Brucks U, Johnen R, Köllner V, Lamprecht F, Schnyder U (eds) Handbuch der Salutogenese - Konzept und Praxis. Ullstein Medical, Wiesbaden, pp 337-340

Goldberg L, Gara MA (1990) A typology of psychiatric reactions to motor vehicle accidents. Psychopathology 23: 15-20

Green B (1994) Psychosocial research in traumatic stress: an update. Journal of Traumatic Stress 7: 341-362

Green MM, McFarlane AC, Hunter CE, Griggs WM (1993) Undiagnosed post-traumatic stress disorder following motor vehicle accidents. Medical Journal of Australia 159: 529-534

Gronwall DMA (1977) Paced auditory serial-addition task: a measure of recovery from concussion. Perceptual and motor skills 44: 367-373

Gronwall DMA, Wrightson P (1981) Memory and information processing after closed head injury. Journal of Neurology, Neurosurgery and Psychiatry 44: 889-895

Grunert BK, Devine CA, Matloub HS, Sanger JR, Yousif NJ, Anderson RC, Roell SM (1992a) Psychological adjustment following work-related hand injury: 18-month follow-up. Annals of Plastic Surgery 29: 537-542

Grunert BK, Devine CA, Smith CJ, Matloub HS, Sanger JR, Yousif NJ (1992b) Graded work exposure to promote work return after severe hand trauma: a replicated study. Annals of Plastic Surgery 29: 532-536

Haefliger J, Schnyder U (1997) Zum Phänomen der Latenz in der Psychotraumatologie, unter spezieller Berücksichtigung des Unfalltraumas. Schweizerische Zeitschrift für Sozialversicherung und berufliche Vorsorge 41: 283-296

Hagström R (1995) The acute psychological impact on survivors following a train accident. Journal of Traumatic Stress 8: 391-402

Hamilton BB, Granger CV, Sherwin FS, Zielezny M, Tashman JS (1987) A uniform national data system for medical rehabilitation. In: Fuhrer MJ (ed) Rehabilitation outcomes: analysis and measurement. Paul H. Brookes, Baltimore

Harrington R (1996) The "railway spine" diagnosis and victorian responses to PTSD. Journal of Psychosomatic Research 40: 11-14

Hawley DJ, Wolfe F, Cathey MA (1992) The Sense of Coherence questionnaire in patients with rheumatoid arthritis. Journal of Rheumatology 19: 1912-1918

Heim E (1988) Coping und Adaptivität: Gibt es geeignetes oder ungeeignetes Coping? Psychotherapie, Psychosomatik, Medizinische Psychologie 38: 8-18

Heim E (1998) Coping - Erkenntnisstand der 90er Jahre. Psychotherapie, Psychosomatik, Medizinische Psychologie 48: 321-337

Heim E, Augustiny K, Blaser A, Schaffner L (1991) Berner Bewältigungsformen BEFO, Handbuch. Hans Huber, Bern

Heinemann AW, Bulka M, Smetak S (1988) Attributions and disability acceptance following traumatic injury: A replication and extension. Rehabilitation Psychology 33: 195-206

Helzer JE, Robins LN, McEvoy L (1987) Post-traumatic stress disorder in the general population, findings of the Epidemiologic Catchment Area Survey. New England Journal of Medicine 317: 1630-1634

Herman JL (1993) Sequelae of prolonged and repeated trauma: evidence for a complex posttraumatic syndrome (DESNOS). In: Davidson JRT, Foa EB (eds) Posttraumatic stress disorder: DSM-IV and beyond. American Psychiatric Press, Washington, DC, pp 213-228

Herrmann C (1997) International experiences with the Hospital Anxiety and Depression Scale - a review of validation data and clinical results. Journal of Psychosomatic Research 42: 17-41

Hickling EJ, Blanchard EB (1992) Post-traumatic stress disorder and motor vehicle accidents. Journal of Anxiety Disorders 6: 285-291

Hickling EJ, Blanchard EB, Silverman DJ, Schwarz SP (1992) Motor vehicle accidents, headaches and posttraumatic stress disorder: assessment findings in a consecutive series. Headache 32: 147-151

Hirsig R (1996) Statistische Methoden in den Sozialwissenschaften: eine Einführung im Hinblick auf computergestützte Datenanalysen mit SPSS für Windows. Seismo, Zürich

Hoffmann SO, Hochapfel G (1995) Neurosenlehre, psychotherapeutische und psychosomatische Medizin., 5. edn. Schattauer, Göttingen New York

Horowitz MJ, Wilner N, Alvarez W (1979) Impact of Event Scale: A measure of subjective stress. Psychosomatic Medicine 41: 209-218

Johnston MV, Findley TW, DeLuca J, Katz RT (1991) Measurement tools with application to brain injury. American Journal of Physical Medicine & Rehabilitation 70: S114-S130

Kalimo R, Vouri J (1991) Work factors and health: the predictive role of pre-employment experiences. Journal of Occupational Psychology 64: 97-115

Karasek R, Theorell T (1990) Healthy work - stress, productivity, and the reconstruction of working life. Basic Books, New York

Kessler RC, Sonnega A, Bromet E, Hughes M, Nelson CB (1995) Posttraumatic stress disorder in the national comorbidity study. Archives of General Psychiatry 52: 1048-1060

Klaghofer R, Brähler E (1998) Die Symptom-Checkliste von Derogatis - Deutsche Version. Zeitschrift für Differentielle und Diagnostische Psychologie (accepted for publication)

Kobasa SC (1979) Stressful life events, personality and health: An inquiry into hardiness. Journal of Personality and Social Psychology 37: 1-11

Kommission für die Statistik der Unfallversicherung (1997) Taschenstatistik UVG. Schweizerische Unfallversicherungsanstalt (SUVA), Luzern

Kushner MG, Riggs DS, Foa EB, Miller SM (1993) Perceived controllability and the development of posttraumatic stress disorder (PTSD) in crime victims. Behaviour Research and Therapy 31: 105-110

Langius A, Bjorwell H (1993) Coping ability and functional status in a Swedish population sample. Scandinavian Journal of Caring Sciences 7: 3-10

Lazarus RS (1993) Coping theory and research: past, present, and future. Psychosomatic Medicine 55: 234-247

Lazarus RS, Folkman S (1984) Stress, appraisal and coping. Springer, New York

Lazarus RS, Launier R (1981) Stressbezogene Transaktion zwischen Person und Umwelt. In: Nitsch JR, Allmer H (eds) Stress: Theorien, Untersuchungen, Massnahmen. Huber, Bern, pp 213-259

Lee PW, Ho ES, Tsang AK, Cheng JC, Leung PC, Cheng YH, Lieh Mak F (1985) Psychosocial adjustment of victims of occupational hand injuries. Social Science and Medicine 20: 493-497

Leventhal H, Benyamini Y, Brownlee S, Diefenbach M, Leventhal EA, Patrick-Miller L, Robitaille C (1997) Illness representations: theoretical foundations. In: Petrie KJ, Weinman JA (eds) Perceptions of health and illness. Current research and applications. Harwood Academic Publishers, Amsterdam, pp 19-45

Levin HS, Mattis S, Ruff RM, Eisenberg HM, Marshall LF, Tabbador K, High WM, Frankowski RF (1987) Neurobehavioural outcome following minor head injury, a three-center study. Journal of Neurosurgery 66: 234-243

Lezak-Deutsch M (1983) Neuropsychological assessment. Oxford University Press, Oxford

Lim LC (1991) Delayed emergence of post-traumatic stress disorder. Singapore Medical Journal 32: 92-93

Maercker A, Schützwohl M (1997) Long-term effects of political imprisonment: A group comparison study. Social Psychiatry and Psychiatric Epidemiology 32: 435-442

Malt U (1988) The long-term psychiatric consequences of accidental injury. A longitudinal study of 107 adults. British Journal of Psychiatry 153: 810-818

Malt U, Myhrer T, Blikra G, Høivik B (1987) Psychopathology and accidental injuries. Acta Psychiatrica Scandinavica 76: 261-271

Malt UF (1992) Coping with accidental injury. Psychiatric Medicine 10: 135-147

Malt UF, Blikra G, Høivik B (1989) The three-year biopsychosocial outcome of 551 hospitalized accidentally injured adults. Acta Psychiatrica Scandinavica. Supplementum 355: 84-93

Malt UF, Olafsen OM (1992) Psychological appraisal and emotional response to physical injury: a clinical, phenomenological study of 109 adults. Psychiatric Medicine 10: 117-134

Malt UF, Schnyder U, Weisæth L (1996) ICD-10 mental and behavioral consequences of traumatic stress. In: Lieh Mak F, Nadelson CC (eds) International review of psychiatry. American Psychiatric Press, Washington DC, pp 151-176

Malt UF, Ugland OM (1989) A long-term psychosocial follow-up study of burned adults. Acta Psychiatrica Scandinavica. Supplementum 355: 94-102

March JS (1993) What constitutes a stressor? The "Criterion A" issue. In: Davidson JRT, Foa EB (eds) Posttraumatic stress disorder: DSM-IV and beyond. American Psychiatric Press, Washington D.C.

Marmot MG (1994) Work and other factors influencing coronary health and sickness absence. Work and Stress 8: 191-201

Mayou R, Bryant B, Duthie R (1993) Psychiatric consequences of road traffic accidents. British Medical Journal 307: 647-651

Mayou R, Simkin S, Threlfall J (1991) The effects of road traffic accidents on driving behaviour. Injury 22: 365-368

Mayou R, Tyndel S, Bryant B (1997) Long-term outcome of motor vehicle accident injury. Psychosomatic Medicine 59: 578-84

McFall ME, Smith DE, Roszell DK, Tarver DJ, Malas KL (1990) Convergent validity of measures of PSD in Vietnam combat veterans. American Journal of Psychiatry 147: 645-648

McMillan TM (1991) Post-traumatic stress disorder and severe head injury. British Journal of Psychiatry 159: 431-433

McMillan TM (1996) Post-traumatic stress disorder following minor and severe closed head injury: 10 single cases. Brain Injury 10: 749-758

Moore AD, Bombardier CH, Brown PB, Patterson DR (1994) Coping and emotional attributions following spinal cord injury. International Journal of Rehabilitation Research 17: 39-48

Muthny FA (1989) Freiburger Fragebogen zur Krankheitsverarbeitung. Manual. Beltz, Weinheim

Muthny FA (1990) Krankheitsverarbeitung: Hintergrundtheorien, klinische Erfassung und empirische Ergebnisse. Springer, Berlin

Norris FH (1992) Epidemiology of trauma: frequency and impact of different potentially traumatic events on different demographic groups. Journal of Consulting and Clinical Psychology 60: 409-418

Perry S, Difede J, Musngi G, Frances AJ, Jacobsberg L (1992) Predictors of posttraumatic stress disorder after burn injury. American Journal of Psychiatry 149: 931-935

Petrie K, Brook R (1992) Sense of coherence, self-esteem, depression and hopelessness as correlates of reattempting suicide. British Journal of Clinical Psychology 31: 293-300

Pitman RK, Altmen B, Macklin ML (1989) Prevalence of post-traumatic stress disorder in wounded Vietnam veterans. American Journal of Psychiatry 146: 667-669

Powers PS, Cruse CW, Daniels S, Stevens B (1994) Posttraumatic stress disorder in patients with burns. Journal of Burn Care and Rehabilitation 15: 147-153

Resnick HS, Kilpatrick DG, Dansky BS, Saunders BE, Best CL (1993) Prevalence of civilian trauma and posttraumatic stress disorder in a representative national sample of women. Journal of Consulting and Clinical Psychology 61: 984-991

Rogner O, Frey D, Havemann D (1987) Der Genesungsverlauf von Unfallpatienten aus kognitionspsychologischer Sicht. Zeitschrift für Klinische Psychologie 16: 11-28

Rotter JB (1966) Generalized expectancies for internal versus external control of reinforcement. Psychological Monographs 80

Ryff CD, Singer B (1996) Psychological well-being: Meaning, measurement, and implications for psychotherapy research. Psychotherapy and Psychosomatics 65: 14-23

Sack M, Künsebeck H-W, Lamprecht F (1996) Sense of Coherence and psychosomatic outcome: An empirical investigation on salutogenesis. Psychotherapie, Psychosomatik, Medizinische Psychologie 47: 149-155

Saravay SM, Lavin M (1994) Psychiatric comorbidity and length of stay in the general hospital. Psychosomatics 35: 233-252

Schaefer C, Coyne JC, Lazarus RS (1981) The health-related functions of social support. Journal of Behavioral Medicine 4: 381-402

Scheier MF, Carver CS (1985) Optimism, coping, and health: assessment and implications of generalized outcome expectancies. Health Psychology 3: 219-247

Schlenger WE, Kulka RA, Fairbank JA, Hough RL, Jordan BK, Marmar CR, Weiss DS (1992) The prevalence of post-traumatic stress disorder in the vietnam generation: a multimethod, multisource assessment of psychiatric disorder. Journal of Traumatic Stress 5: 333-363

Schnyder U (1999) Posttraumatische Störungen. In: Senf W, Broda M (eds) Praxis der Psychotherapie, ein integratives Lehrbuch für Psychoanalyse und Verhaltenstherapie. Thieme, Stuttgart

Schnyder U, Büchi S, Mörgeli HP, Sensky T, Klaghofer R (1999) The Sense of Coherence - a mediator between disability and handicap? Psychotherapy and Psychosomatics 68: 102-110

Schnyder U, Buddeberg C (1996) Psychosocial aspects of accidental injuries - an overview. Langenbecks Archiv für Chirurgie 381: 125-131

Schnyder U, Malt UF (1998) Acute stress response patterns to accidental injuries. Journal of Psychosomatic Research 45: 419-424

Schottenfeld RS, Cullen MR (1985) Occupation-induced posttraumatic stress disorders. American Journal of Psychiatry 142: 198-202

Shalev AY, Freedman S, Peri T, Brandes D, Sahar T, Orr SP, Pitman RK (1998) Prospective study of posttraumatic stress disorder and depression following trauma. American Journal of Psychiatry 155: 630-637

Shalev AY, Peri T, Canetti L, Schreiber S (1996) Predictors of PTSD in injured trauma survivors: a prospective study. American Journal of Psychiatry 153: 219-225

Sholomskas DE, Steil JM, Plummer JK (1990) The spinal cord injured revisited: The relationship between self-blame, other-blame and coping. Journal of Applied Social Psychology 20: 548-574

Siegrist J (1996) Soziale Krisen und Gesundheit. Hogrefe, Göttingen

Siegrist J, Dittmann KH (1983) Inventar zur Erfassung lebensverändernder Ereignisse (ILE). ZUMA - Handbuch sozialwissenschaftlicher Skalen. Informationszentrum Sozialwissenschaften, Bonn

Solomon SD, Davidson JR (1997) Trauma: prevalence, impairment, service use, and cost. Journal of Clinical Psychiatry 9: 5-11

Solomon SD, Smith EM (1994) Social support and perceived controls as moderators of responses to dioxin and flood exposure. In: Ursano RJ, McCaughey BG, Fullerton CS (eds) Individual and community responses to trauma and disaster: the structure of human chaos. Cambridge University Press, New York

Solomon Z, Margalit C, Waysman M, Bleich A (1991) In the shadow of the Gulf war: psychological distress, social support and coping among Israeli soldiers in a high risk area. Isr. J. Med. Sci. 27: 687-695

Spuhler T, Hehlen P, Thoma J (1993) Unfälle. In: Weiss W (ed) Gesundheit in der Schweiz. Seismo, Zürich, pp 347-354

Spurrell MT, McFarlane AC (1993) Post-traumatic stress disorder and coping after a natural disaster. Social Psychiatry and Psychiatric Epidemiology 28: 194-200

Stein MB, Walker JR, Hazen AL, Forde DR (1997) Full and partial posttraumatic stress disorder: findings from a community survey. American Journal of Psychiatry 154: 1114-1119

Strain JJ, Hammer JS, Fulop G (1994) APM task force on psychosocial interventions in the general hospital inpatient setting. Psychosomatics 35: 253-262

Strain JJ, Lyons JS, Hammer JS, Fahs M, Lebovits A, Paddison PL, Snyder S, Strauss E, Burton R, Nuber G, Abernathy T, Sacks H, Nordlie J, Sacks C (1991) Cost offset from a psychiatric consultation-liaison intervention with elderly hip fracture patients. American Journal of Psychiatry 148: 1044-1049

Suter C, Meyer-Fehr PC (1991) Methodenstudie zur Zweitbefragung über soziale Unterstützung und Gesundheit: Reliabilität, Validität, Stabilität und Veränderungen der zentralen Skalen. Abteilung für Psychosoziale Medizin, Psychiatrische Poliklinik, Universitätsspital, Zürich

Teasdale G, Jennett B (1974) Assessment of coma and impaired conciousness: A practical scale. Lancet 2: 81

van den Bout J, van Son Schoones N, Schipper J, Groffen C (1988) Attributional cognitions, coping behavior, and self-esteem in inpatients with severe spinal cord injuries. Journal of Clinical Psychology 44: 17-22

van der Kolk BA (1997) The psychobiology of posttraumatic stress disorder. Journal of Clinical Psychiatry 9: 16-24

van der Kolk BA, McFarlane AC, Weisæth L (1996) Traumatic stress: the effects of overwhelming experience on mind, body, and society. Guilford Press, New York

van Velsen C, Gorst-Unsworth C, Turner S (1996) Survivors of torture and organized violence: demography and diagnosis. Journal of Traumatic Stress 9: 181-193

Vollrath M (1997) Stressbewältigung und Persönlichkeit. Swiss Journal of Psychology 56: 3-19

Weathers FW, Litz BT (1994) Psychometric properties of the Clinician-Administered PTSD Scale, CAPS-1. PTSD Research Quarterly 5: 2-6

Weathers FW, Litz BT, Keane TM, Herman DS, Steinberg HR, Huska JA, Kraemer HC (1996) The utility of the SCL-90-R for the diagnosis of war-zone related posttraumatic stress disorder. Journal of Traumatic Stress 9: 111-128

Weinman JA, Petrie KJ (1997) Perceptions of health and illness. In: Petrie KJ, Weinman JA (eds) Perceptions of health and illness. Current research and applications. Harwood Academic Publishers, Amsterdam, pp 1-17

Weis J, Müller S, Koch U (1993) Psychische Verarbeitung einer Unfallverletzung und ihre Bedeutung für die psychosoziale Rehabilitation. Praxis der Klinischen Verhaltensmedizin und Rehabilitation 6: 118-123

Weisæth L (1989) Importance of high response rates in traumatic stress research. Acta Psychiatrica Scandinavica. Supplementum 355: 131-137

Weiss DS, Marmar C, Schlenger WE, Fairbank JA (1992) The prevalence of lifetime and partial post-traumatic stress disorder in Vietnam theater veterans. Journal of Traumatic Stress 5: 365-376

Weiss DS, Marmar CR (1997) The Impact of Event Scale - revised. In: Wilson JP, Keane TM (eds) Assessing psychological trauma and PTSD. Guilford Press, New York, pp 399-411

WHO (1992) The ICD-10 classification of mental and behavioural disorders. Clinical descriptions and diagnostic guidelines. World Health Organization, Geneva

WHO (1993) The ICD-10 classification of mental and behavioural disorders. Diagnostic criteria for research. World Health Organization, Geneva

Williams RB, Barefoot JC, Califf RM, Haney TL (1992) Prognostic importance of social and economic resources among medicaly treated patients with angiographically documented coronary artery disease. Journal of the American Medical Association 267: 520-524

Wilson JP, Keane TM (1997) Assessing psychological trauma and PTSD. Guilford Press, New York

Winfield I, George LK, Swartz M, Blazer DG (1990) Sexual assault and psychiatric disorders among a community sample of women. American Journal of Psychiatry 147: 335-341

Wrightson P, Gronwall DMA (1981) Time of work and symptoms after minor head injury. Injury 12: 445-454

Zigmond AS, Snaith RP (1983) The Hospital Anxiety and Depression Scale. Acta Psychiatrica Scandinavica 67: 361-370

Zschocke MA, Muthny FA (1996) Krankheitsverarbeitung bei Patienten mit malignem Melanom in verschiedenen Krankheitsphasen. Psychomed 8: 83-88